看護学生のための

解剖生理

第2版

編著 江連和久
村田栄子

看護学生のための
よくわかるBOOKs

メヂカルフレンド社

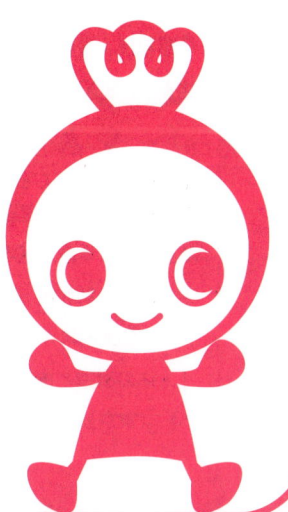

編著者略歴 profile

江連 和久（えづれ かずひさ）
前埼玉医科大学保健医療学部看護学科 教授

東京大学教養学部基礎科学科卒業、東京大学大学院医学系研究科卒業（医学博士、1978年）。東京都神経科学総合研究所において2006年まで研究活動。専門は神経生理学、特に呼吸中枢の神経機構。この間、看護専門学校や看護短期大学の非常勤講師を務め、2006年4月から2014年3月まで埼玉医科大学保健医療学部教授。看護学科における「人体の構造と機能」の講義および実習を担当。著書に『脳神経科学』（三輪書店、2003年、分担執筆）など。

村田 栄子（むらた えいこ）
前埼玉医科大学保健医療学部臨床検査学科 教授

埼玉医科大学附属医学技術専門学校卒業（臨床検査技師）、日本女子大学卒業、埼玉医科大学解剖学教室助手・講師・助教授（医学博士、1991年）。途中ベルリン自由大学に留学。研究は肉眼解剖と消化管の組織化学。2006年4月から2021年3月まで埼玉医科大学保健医療学部教授。保健医療学部各学科における「人体の構造と機能」の講義および実習を担当。著書に『組織学総論；細胞・組織の基礎から病態の理解へ』（東京農工大学出版会、2010年、共著）など。

はじめに

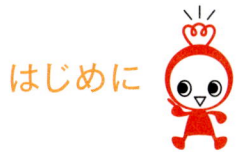

　この本を手に取っている皆さんが望むのは、解剖生理学の知識を身につけたい、わかるようになりたい、あるいは看護師国家試験対策のために再学習したい、ということだと思います。

　ところで、解剖生理学（人体の構造と機能）は難しいし、苦手だという学生さんが多いのはなぜでしょう？ 解剖学では骨や筋や血管の名前など覚えることが多すぎるし、読めない漢字も出てくるし、生理学ではなぜそうなるのかという説明がわからないし、抽象的な電気現象や化学反応などが出てくるし、それよりも何よりも学習範囲が広くてうんざり、といったところでしょうか。それにはまったく同感です。でもなかには、解剖生理学が大好きな学生さんも大勢います。そういう皆さんは、自分の身体の仕組みを初めて学習して、すばらしい、子どもの頃から疑問に思っていたことが解決した、もっと知りたくなった、などと口々に言います。共通するのは、私たちの身体の仕組みに対する感動とそれを知ることの喜びです。では、どうしたら解剖生理学が好きになり、学習が進むのでしょうか──。

　私たちは、わかるようになると好きになります。ですから、まずわかるようになることから始める必要があります。先生に質問したり参考書を調べたり、なるほどそうだったのかということがわかるまで、努力して学習することです。一点を突破すると視界が開けます。看護師は人を看る職業です。それを目指す皆さんは、ヒトの身体についていろいろ知りたくなるはずです。

　そういう皆さんの力になりたいと考え、雑誌『Clinical Study』の2010年の5月臨時増刊号『看護学生のための解剖生理よくわかるBOOK』を単行本化したものがこの本の第1版です。増刊号は、一冊で解剖生理学の全範囲を網羅し、ページ数を限定して内容を厳選したこと、冒頭のカラー人体マップ、イラストを多用して要点を簡潔に説明したことなどが好評でした。単行本化にあたっては、本文（PART II）はイラストを追加するとともにフルカラー化し、また説明内容も整理しました。大きな変更点はドリルのページ（PART III）を新設したことです。単に本文の内容の繰り返しではなく、本文とは別の観点から学べるよう、また時には少々深い知識も得られるよう問題の内容・配置を工夫しました。

　さらにこの本の特徴は、看護師国家試験における「人体の構造と機能」の出題基準に準拠していることです。PART II、PART IIIを構成する16の章は、出題基準の大項目そのもので、中項目と小項目もほぼそっくりカバーしています。第2版の編集にあたっては、平成26年版の出題基準に準拠しました。

　解剖生理学を初めて学ぶ新入生も、国家試験が気になる上級生も、教科書に加えてこの本も参考にしてみてください。ドリルにもぜひチャレンジしてください。解剖生理が好きになるかもしれません。

2014年11月　江連和久　村田栄子

看護学生のための 解剖生理

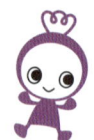
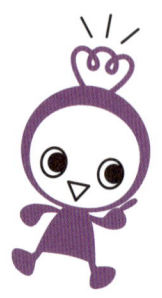

PART I　カラー人体マップ

- ① 体腔と内臓 …………………… 2
- ② 体循環（動脈）………………… 3
- ③ 体循環（静脈）………………… 4
- ④ リンパ系 ……………………… 5
- ⑤ 中枢神経（脳）………………… 6
- ⑥ 末梢神経 ……………………… 7
- ⑦ 自律神経系 …………………… 8
- ⑧ 全身の骨格系 ………………… 9
- ⑨ 全身の骨格筋 ………………… 10
- ⑩ 消化器系、泌尿器系 ………… 11
- ⑪ 体幹の正中矢状断と水平断 … 12

PART II　器官・系統別 解剖生理BOOK

第1章　細胞・組織 …………………… 14
　1 細胞の構造
　2 遺伝子と遺伝情報
　3 組 織

第2章　生体リズムと恒常性（ホメオスタシス）… 22
　1 生体リズム
　2 内部環境の恒常性

第3章　運動系 ………………………… 25
　1 骨 格
　2 関 節
　3 骨格筋
　4 運動の神経性調節

第4章　神経系 ………………………… 41
　1 神経細胞と神経組織
　2 中枢神経系
　3 末梢神経系

第5章　感覚器系 ……………………… 57
　1 体性感覚
　2 視 覚
　3 聴 覚
　4 平衡感覚
　5 味 覚
　6 嗅 覚
　7 内臓感覚

第6章　循環系 ………………………… 70
　1 心 臓
　2 血管系
　3 リンパ系

第7章　血 液 ………………………… 84
　1 血液の成分と機能
　2 止血機構
　3 血液型

CONTENTS

- 第8章 体液 …………………… 92
  - 1 体液の構成
  - 2 体液の調節

- 第9章 生体の防御機構 …………… 96
  - 1 生体防御
  - 2 非特異的生体防御機構
  - 3 特異的生体防御反応（免疫系）

- 第10章 呼吸器系 ………………… 105
  - 1 気道
  - 2 肺
  - 3 呼吸

- 第11章 消化器系 ………………… 117
  - 1 咀嚼・嚥下
  - 2 消化と吸収

- 第12章 代謝 ……………………… 130
  - 1 栄養とエネルギー代謝
  - 2 物質代謝

- 第13章 泌尿器系 ………………… 136
  - 1 尿の生成
  - 2 体液量の調節
  - 3 排尿

- 第14章 体温調節 ………………… 144
  - 1 体温
  - 2 体温の調節

- 第15章 内分泌系 ………………… 148
  - 1 ホルモンの種類
  - 2 ホルモン分泌の調節
  - 3 内分泌器官の構造とホルモンの機能

- 第16章 生殖と老化 ……………… 159
  - 1 女性の生殖器系
  - 2 男性の生殖器系
  - 3 受精と発生
  - 4 成長と老化

PART Ⅲ 器官・系統別 おさらい書き込みドリル

- 第1章 細胞・組織 …………………… 174
- 第2章 生体リズムと恒常性（ホメオスタシス）… 177
- 第3章 運動系 ………………………… 178
- 第4章 神経系 ………………………… 184
- 第5章 感覚器系 ……………………… 190
- 第6章 循環系 ………………………… 195
- 第7章 血液 …………………………… 200
- 第8章 体液 …………………………… 204
- 第9章 生体の防御機構 ……………… 206
- 第10章 呼吸器系 …………………… 209
- 第11章 消化器系 …………………… 214
- 第12章 代謝 ………………………… 220
- 第13章 泌尿器系 …………………… 222
- 第14章 体温調節 …………………… 226
- 第15章 内分泌系 …………………… 227
- 第16章 生殖と老化 ………………… 232

索引 ………………………………………… 237

design & DTP／タクトシステム株式会社　medical illustrator／北原 功　illustrator／ゆぜゆきこ

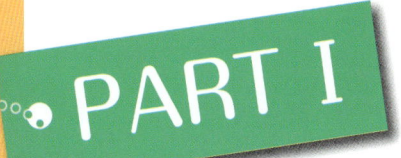

カラー人体マップ

まず、イメージしてみる。

図を眺めて、"ヒトのからだ"の中をイメージしてみよう！

PART I　カラー人体マップ

1 体腔と内臓

Check Up
- 頭蓋腔、脊柱管の中の器官を包んでいる膜を確認しよう ➡ see PART II 第4章
- 胸腔、腹腔の中の器官を包んでいる膜を確認しよう ➡ see PART II 第10章、第11章

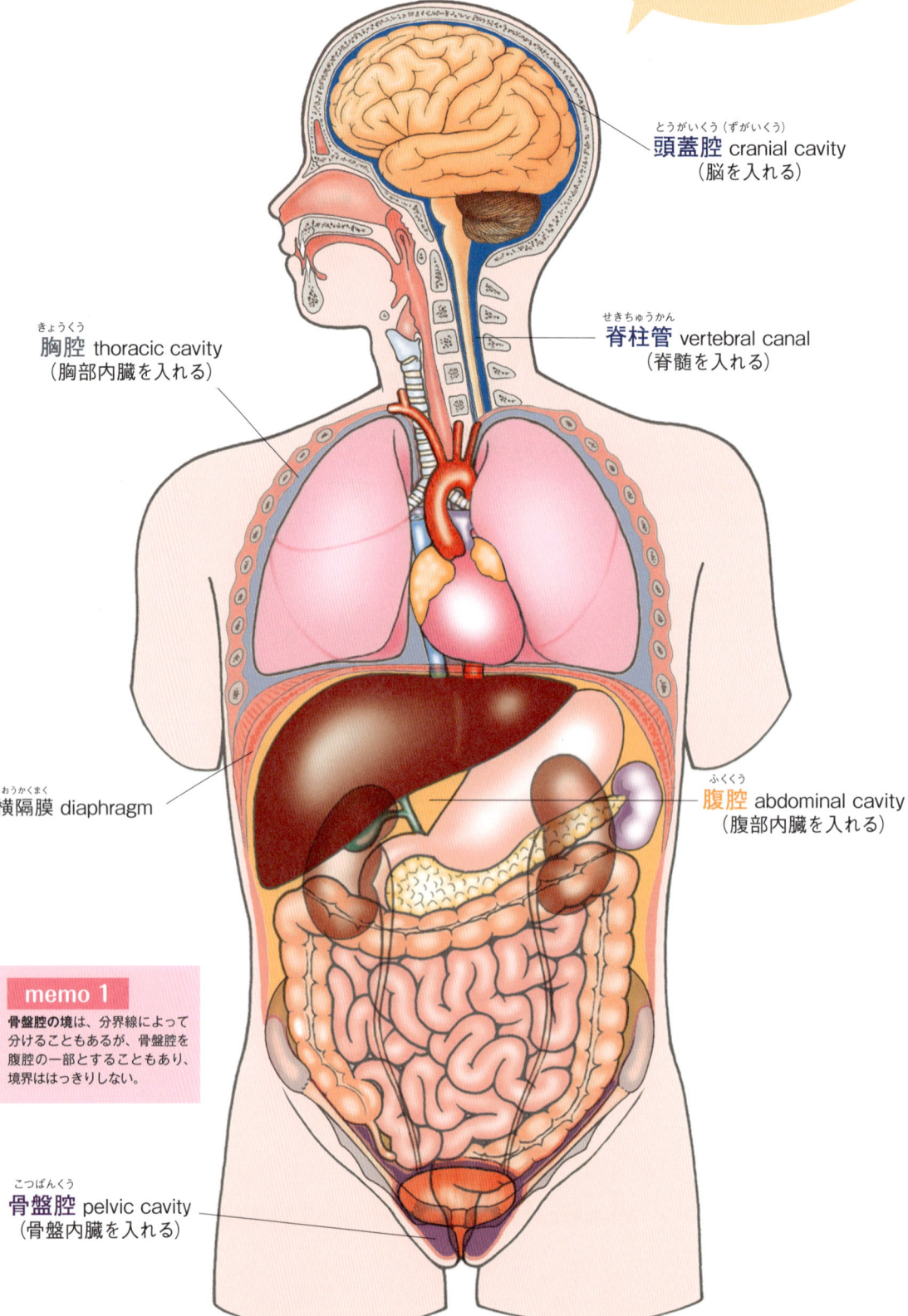

頭蓋腔 cranial cavity （脳を入れる）

脊柱管 vertebral canal （脊髄を入れる）

胸腔 thoracic cavity （胸部内臓を入れる）

横隔膜 diaphragm

腹腔 abdominal cavity （腹部内臓を入れる）

memo 1
骨盤腔の境は、分界線によって分けることもあるが、骨盤腔を腹腔の一部とすることもあり、境界ははっきりしない。

骨盤腔 pelvic cavity （骨盤内臓を入れる）

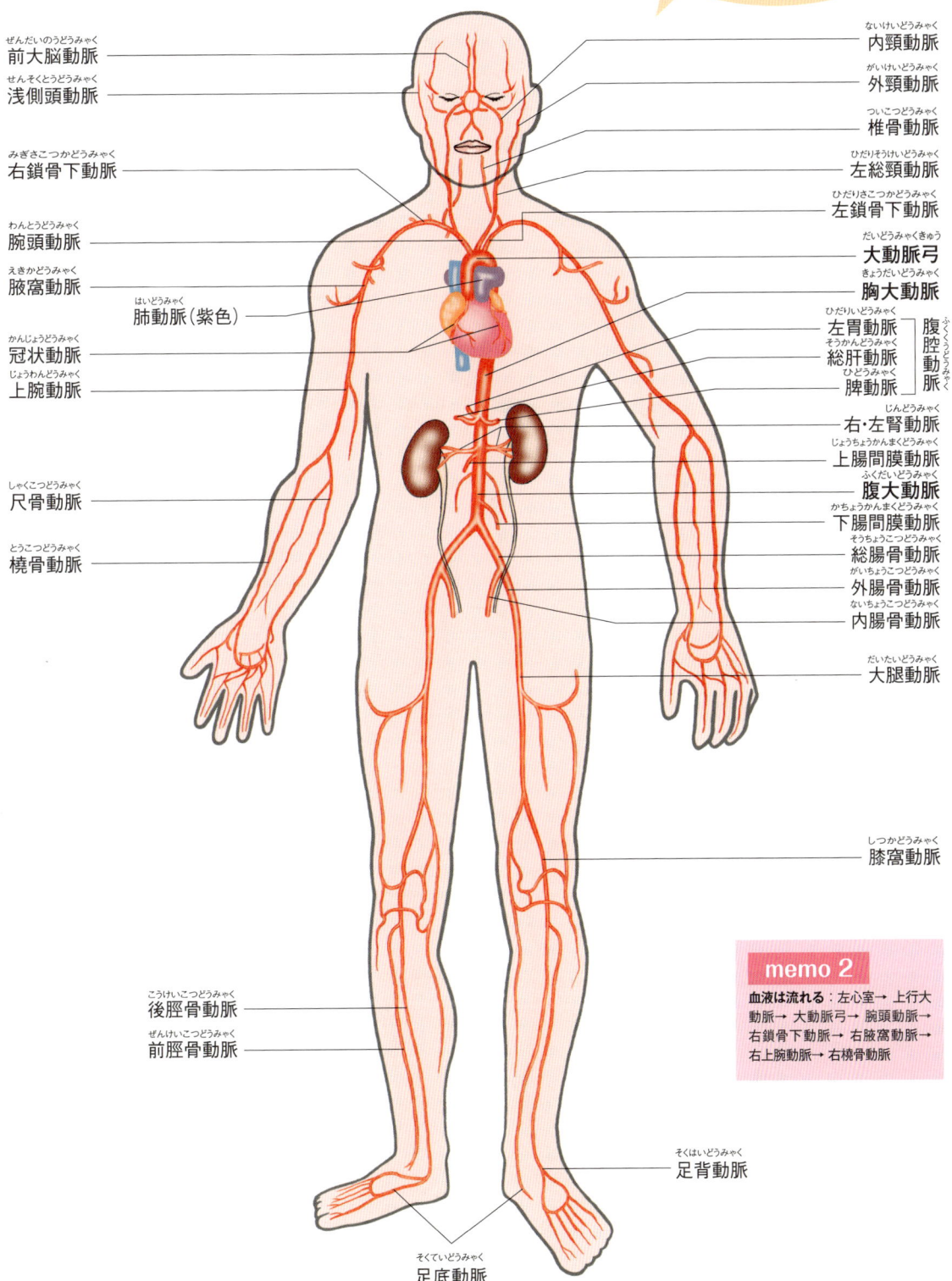

PART I カラー人体マップ

3 体循環（静脈）

Check Up
- 採血や静脈穿刺で使われる、皮静脈はどこか確認しよう ➡see PART Ⅱ 第6章
- 肝臓に入る門脈は、どこからの静脈を集めるのか確認しよう ➡see PART Ⅱ 第6章

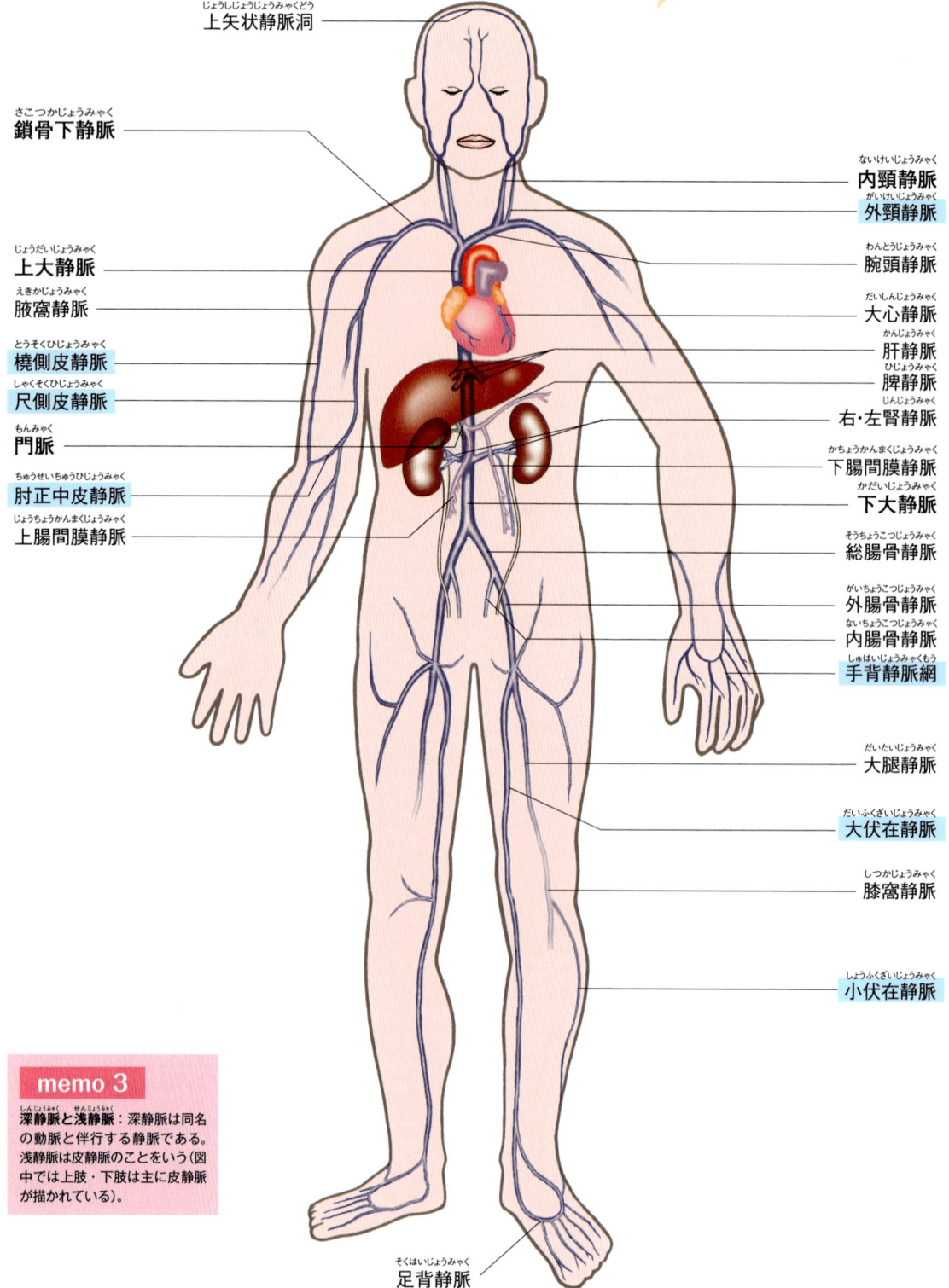

memo 3
深静脈と浅静脈：深静脈は同名の動脈と伴行する静脈である。浅静脈は皮静脈のことをいう（図中では上肢・下肢は主に皮静脈が描かれている）。

　　　　浅静脈（皮静脈）

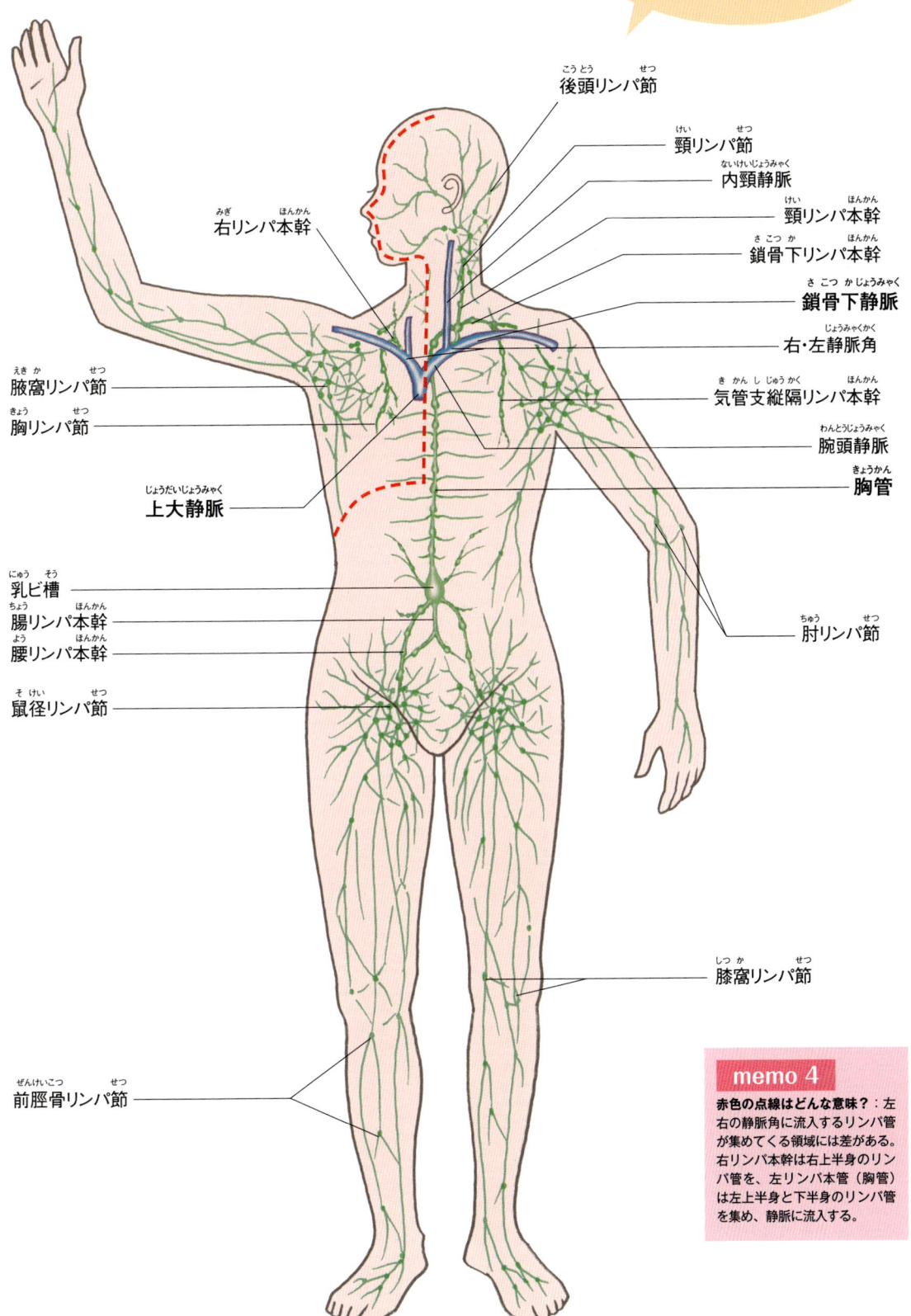

PART I　カラー人体マップ

5 中枢神経（脳）

Check Up
- 脳を区分すると、どのような部分に分けられるか確認しよう ➡ see PART II 第4章
- 脳に栄養を送る血管は何か確認しよう ➡ see PART II 第6章

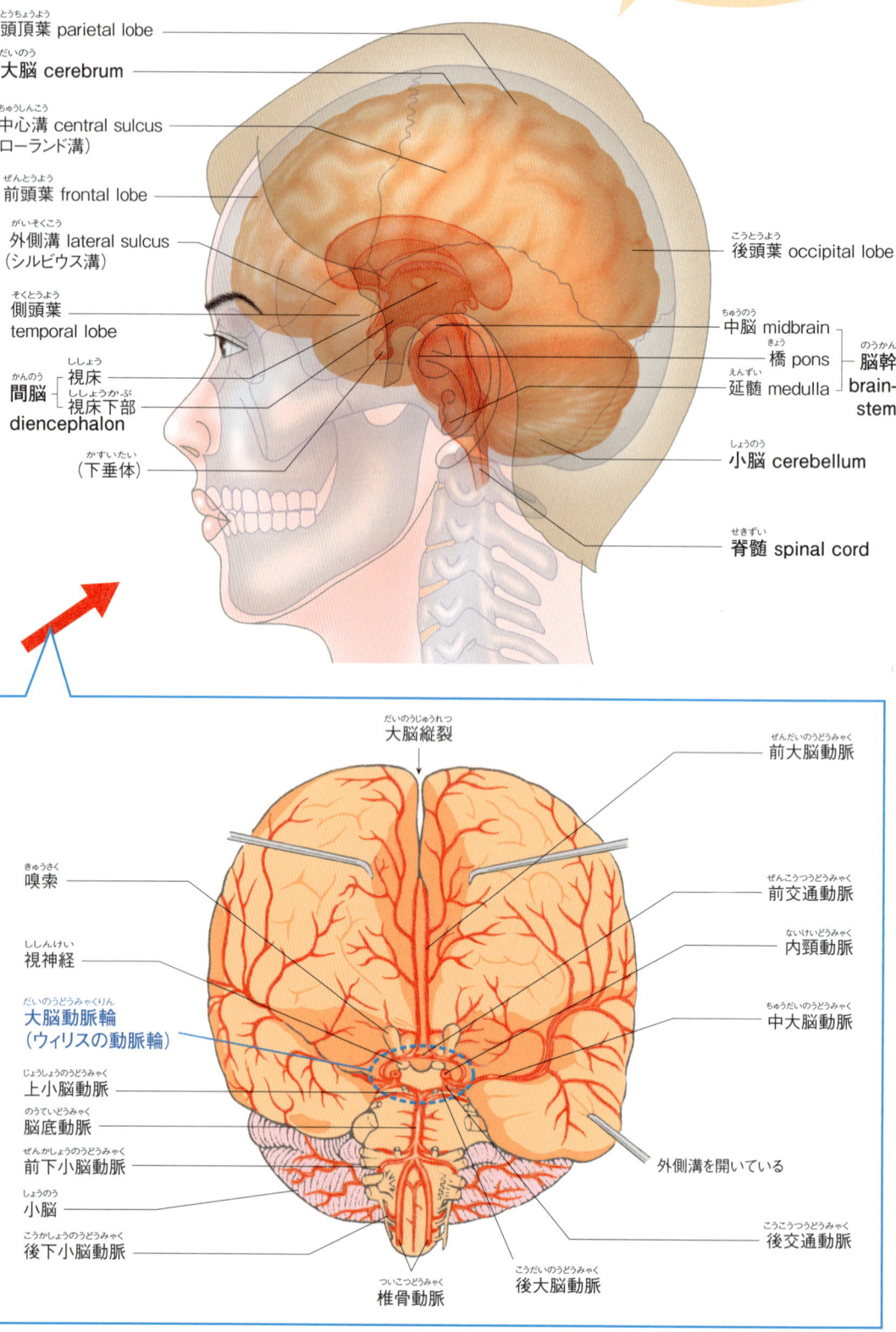

6 末梢神経 (まっしょうしんけい)

Check Up
- 脳神経12対の名称をあげてみよう！ ➡see PART Ⅱ 第4章
- 脊髄神経31対には、どのような神経叢があるか確認しよう ➡see PART Ⅱ 第4章

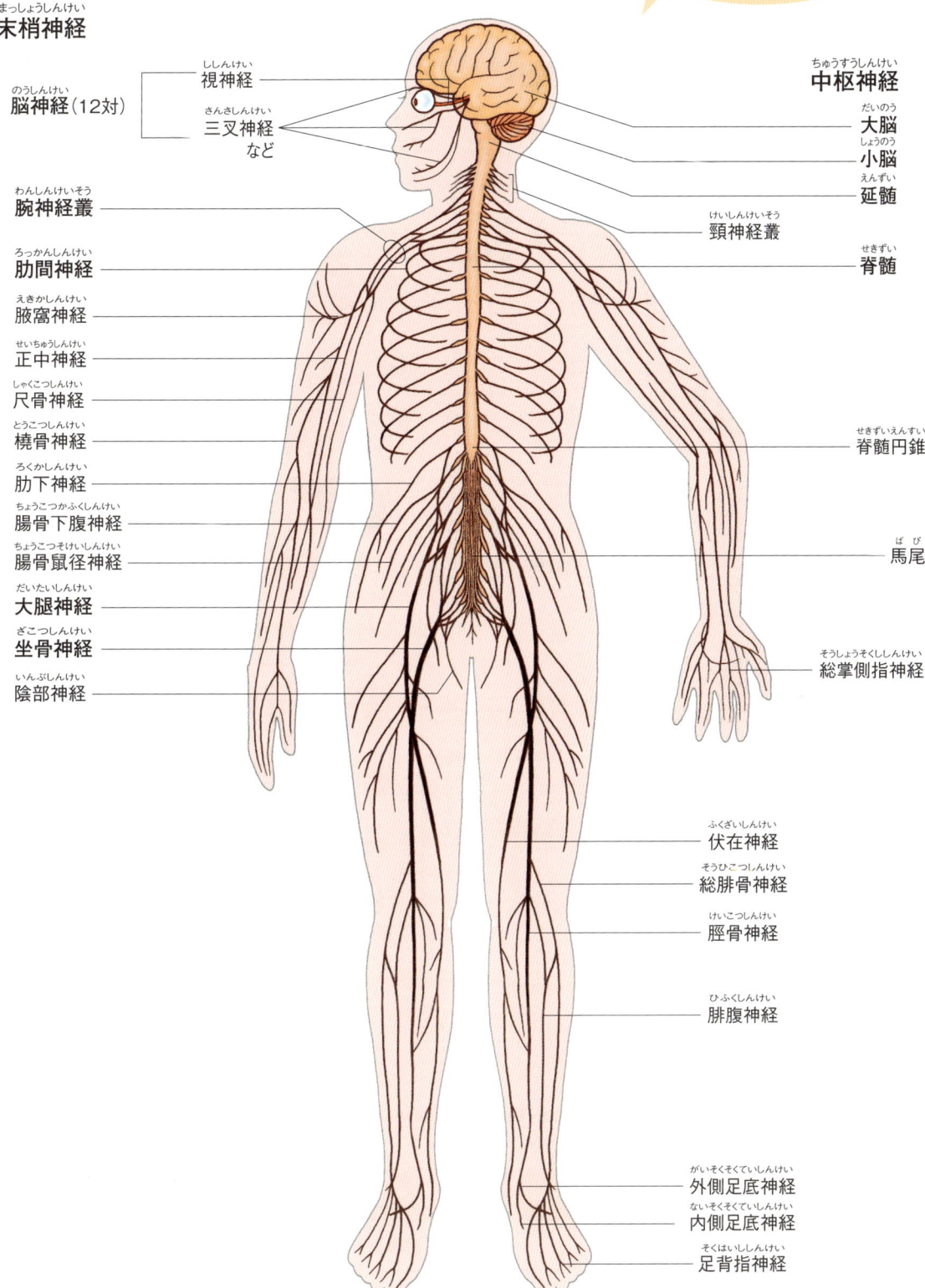

末梢神経
- 脳神経（12対）
  - 視神経
  - 三叉神経 など
- 腕神経叢
- 肋間神経
- 腋窩神経
- 正中神経
- 尺骨神経
- 橈骨神経
- 肋下神経
- 腸骨下腹神経
- 腸骨鼠径神経
- 大腿神経
- 坐骨神経
- 陰部神経

中枢神経
- 大脳
- 小脳
- 延髄
- 頸神経叢
- 脊髄
- 脊髄円錐
- 馬尾
- 総掌側指神経
- 伏在神経
- 総腓骨神経
- 脛骨神経
- 腓腹神経
- 外側足底神経
- 内側足底神経
- 足背指神経

7 自律神経系

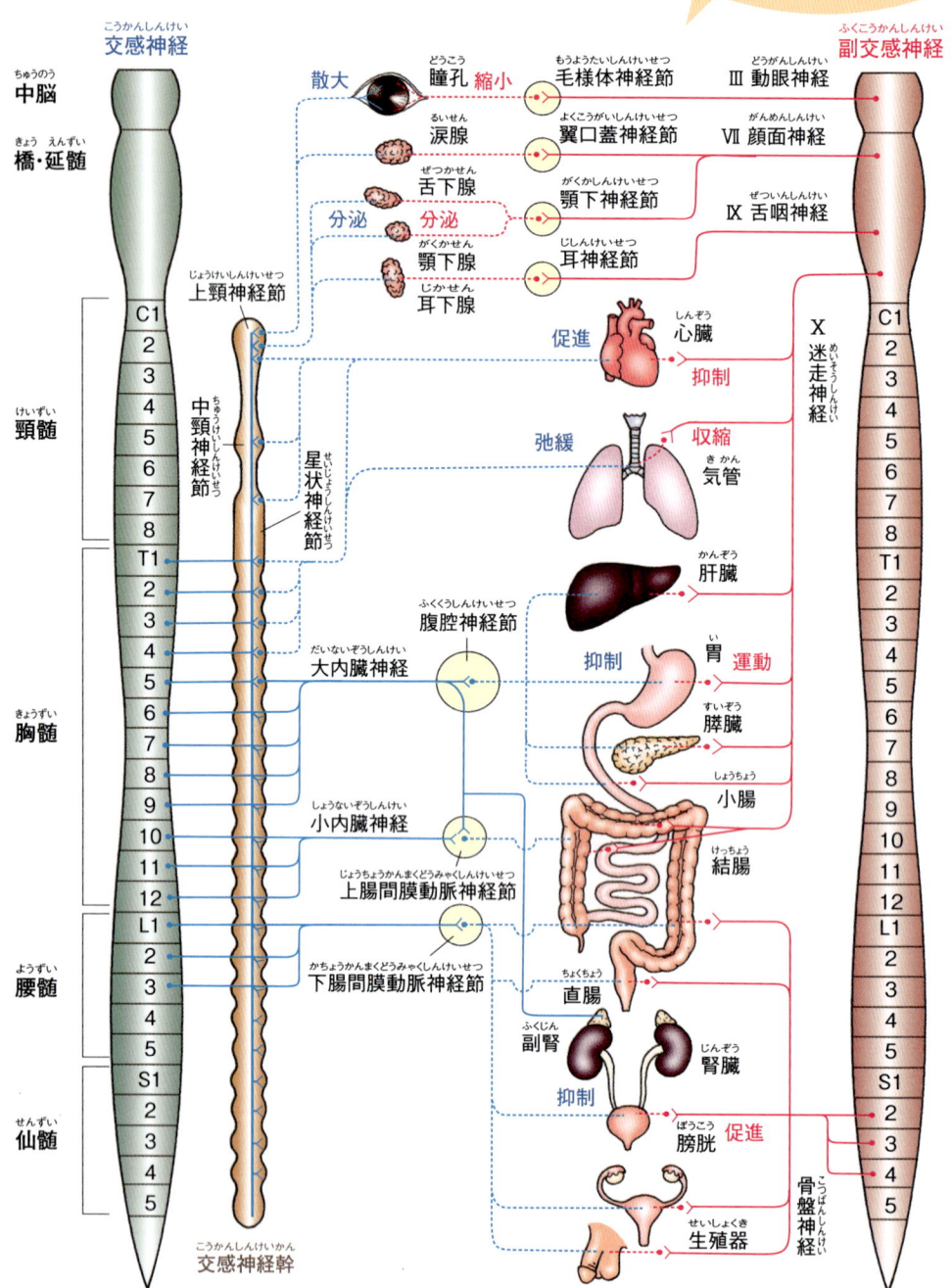

末梢血管・汗腺・立毛筋への投射は省略

● 交感神経と副交感神経の機能

神経＼臓器	眼	心臓	血管	消化管運動	気管	排尿排便	唾液	立毛筋	汗腺
交感神経	瞳孔散大	心拍数増加 収縮力増強	収縮（拡張）	抑制	弛緩	抑制	分泌	収縮	分泌
副交感神経	瞳孔縮小 水晶体厚化	心拍数減少化	―	促進	収縮	促進	分泌	―	―

8 全身の骨格系

> Check Up
> ・肩・肘・股・膝関節が、どのような運動をするか確認しよう ➡see PARTⅡ 第3章
> ・性差がみられる骨格はどこか確認しよう ➡see PARTⅡ 第3章

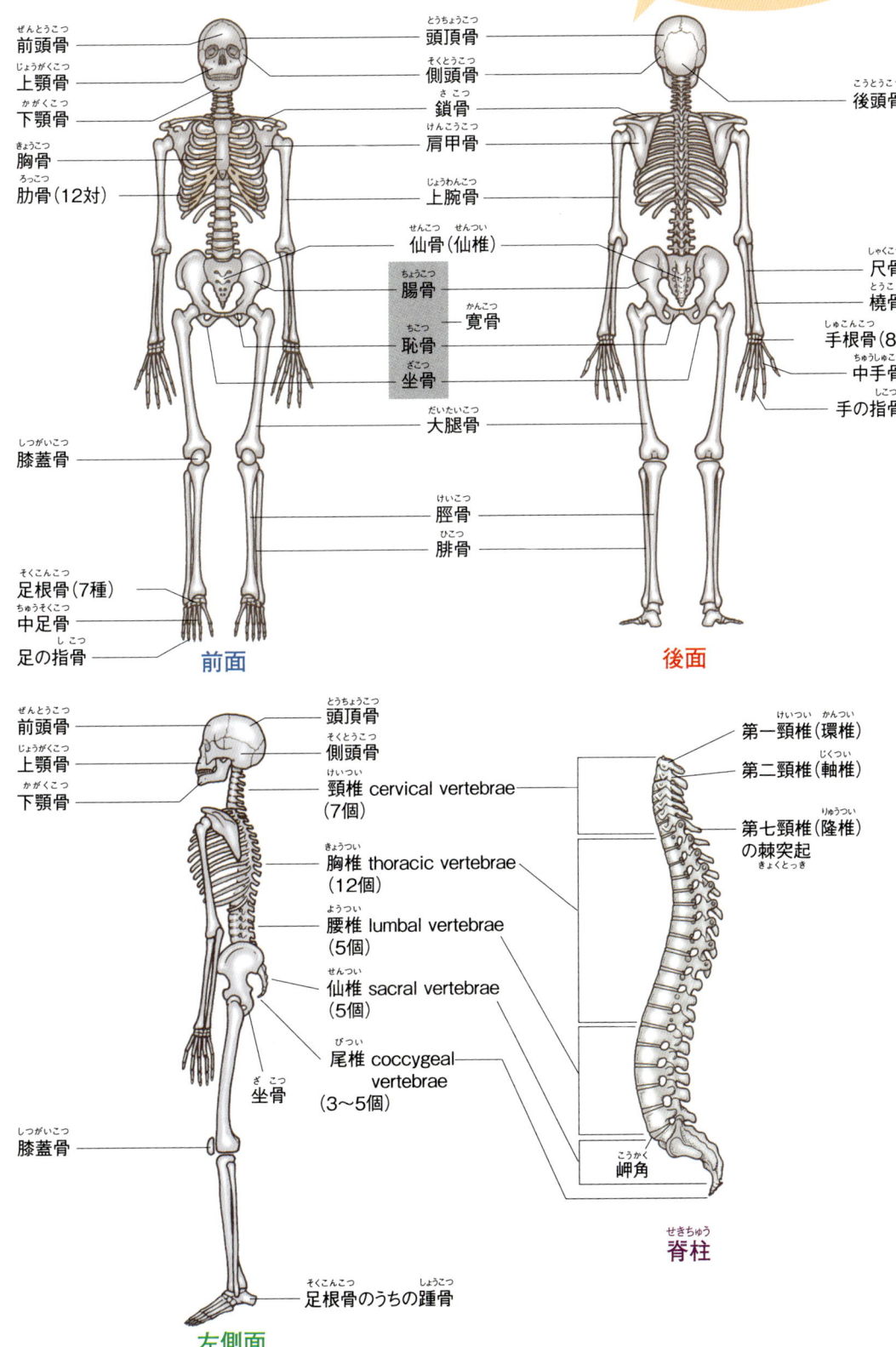

PART I　カラー人体マップ

9 全身の骨格筋(こっかくきん)

> **Check Up**
> - 皮筋とは何か確認しよう ➡ see PART Ⅱ 第3章
> - 上腕二頭筋、下腿三頭筋、大腿四頭筋の役割を確認しよう ➡ see PART Ⅱ 第3章

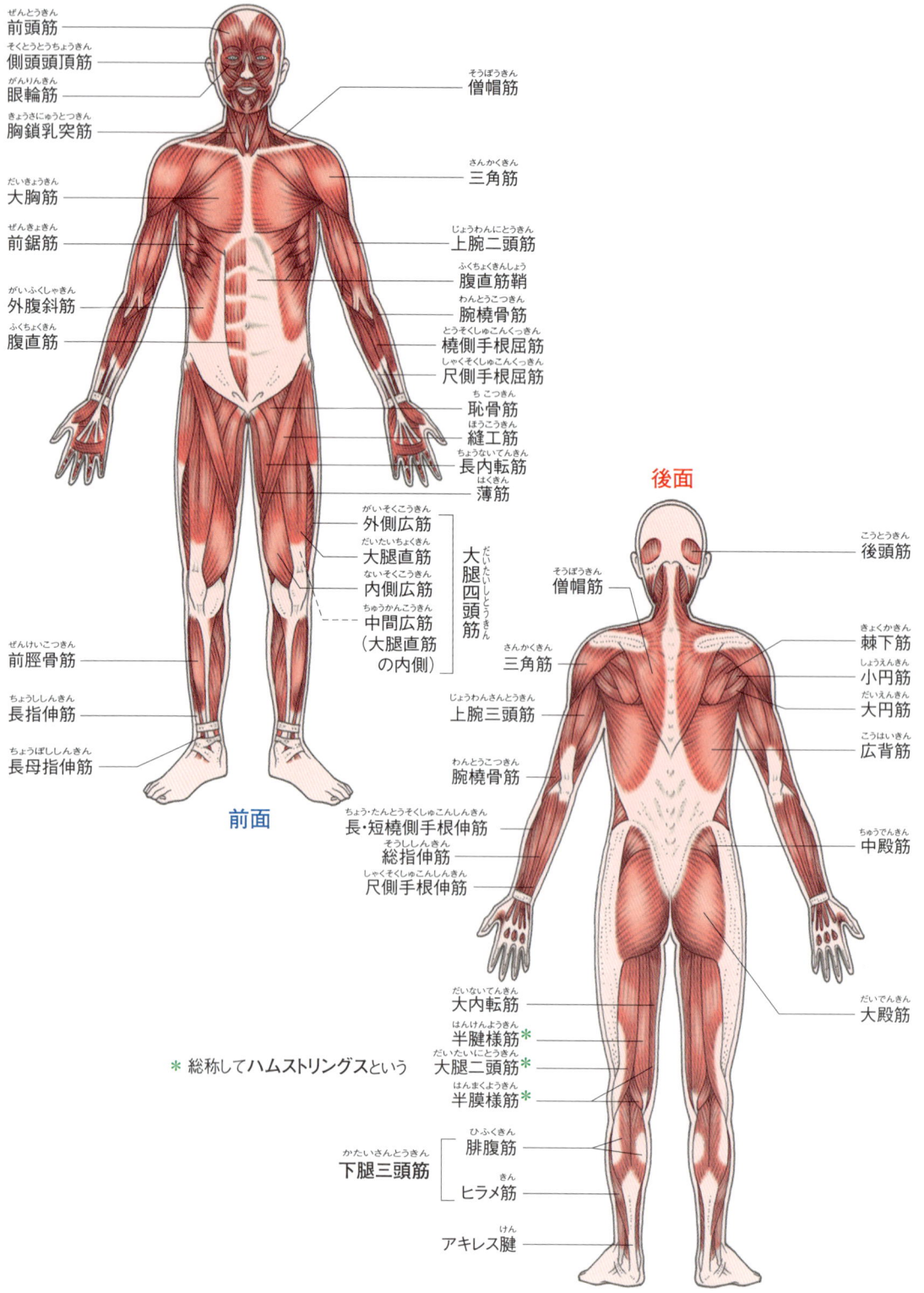

* 総称してハムストリングスという

10 消化器系、泌尿器系

Check Up
- 食物はどのような順で通過するか確認しよう → see PARTⅡ 第11章
- 尿はどこで何からできるか確認しよう → see PARTⅡ 第13章

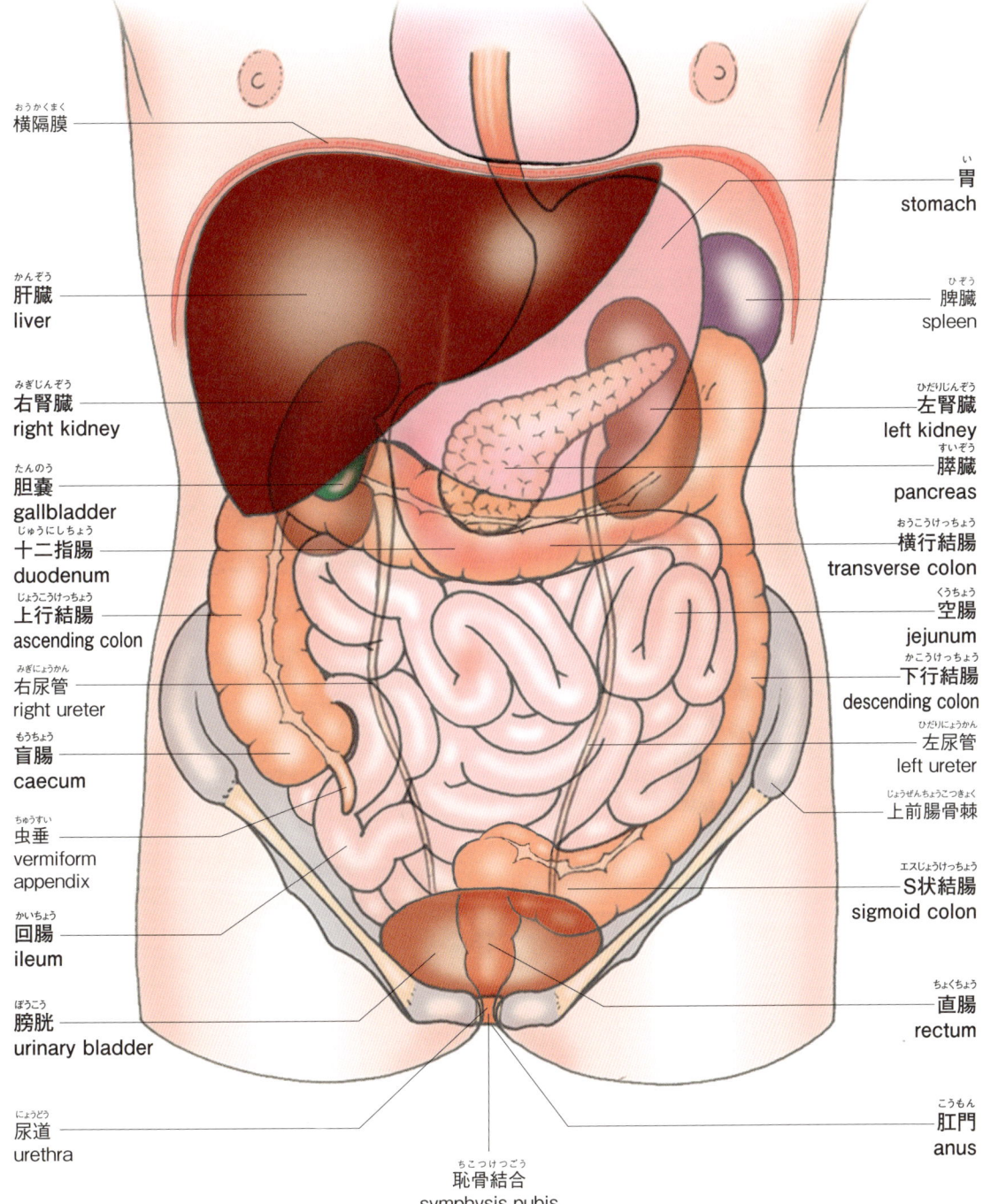

PART I　カラー人体マップ

11 体幹の正中矢状断と水平断

Check Up
網嚢とはどこをいうか確認しよう → see memo 5

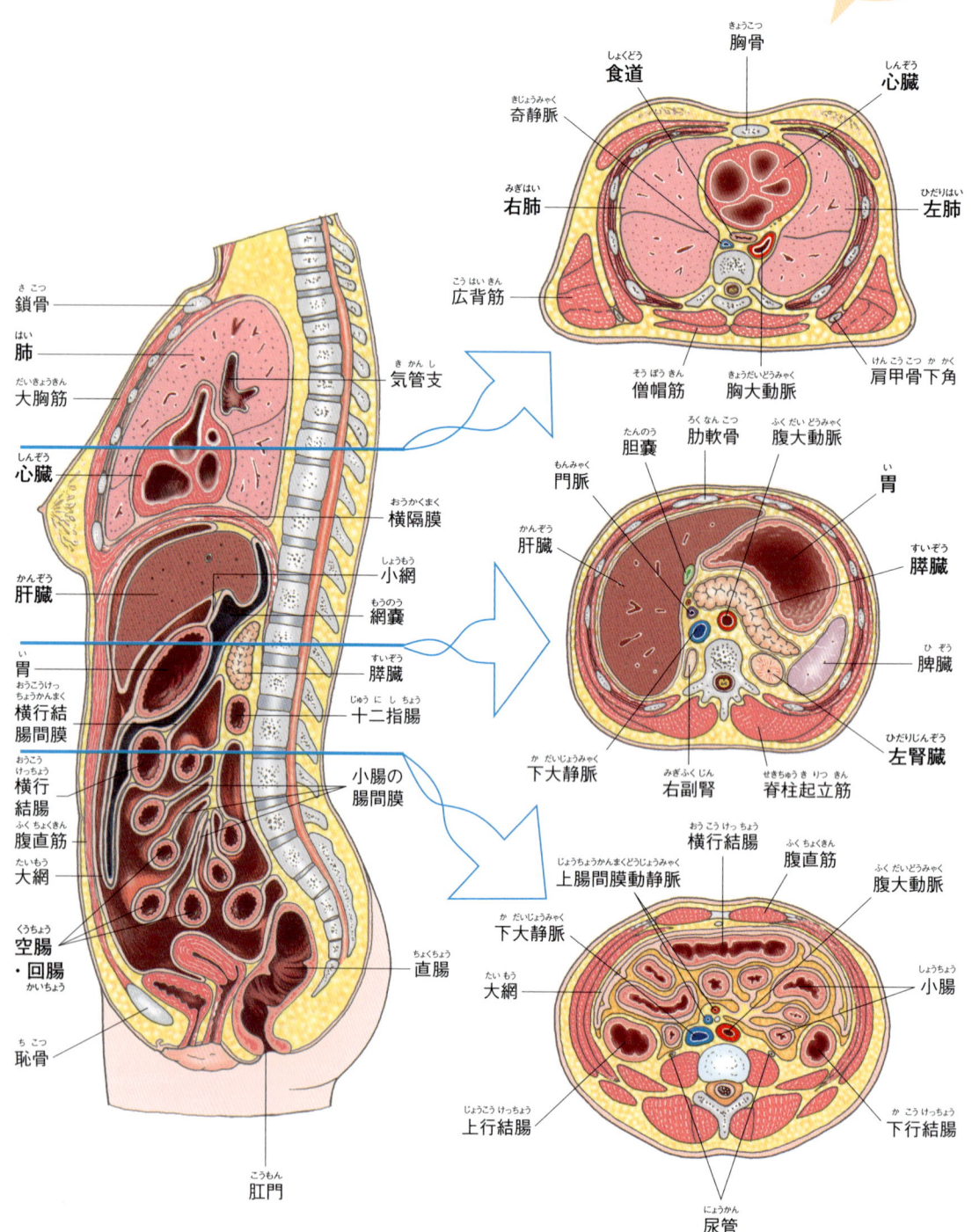

memo 5
腹膜は複雑・・・
・大網：胃の大彎からエプロンのように前垂れとなって横行結腸に付く。
・小網：肝臓と胃の小彎の間にある膜をいう。
・網嚢：胃の後ろ側の部分（黒色の部分）をいう。

器官・系統別 解剖生理BOOK

そして、イメージを深める。

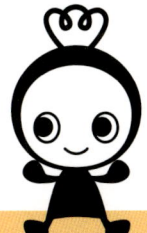

じっくり読んで、図をよく見て、
"ヒトのからだ"のイメージを深めよう！
内容は、看護師国家試験出題基準の
「人体の構造と機能」の項目に準拠しています。

第1章 細胞・組織

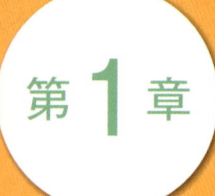

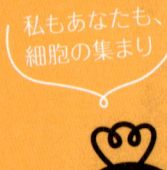
私もあなたも、細胞の集まり

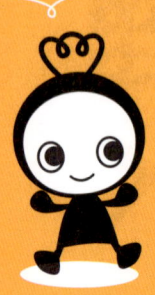

この章のPoint

- 細胞は、**細胞膜、細胞質、核**をもっています。細胞質には**細胞内小器官**や**細胞骨格**が含まれています。
- **細胞は生物の基本単位**で、細胞同士が連携して組織、器官、器官系、そして個体を形成します。
- 細胞は、**分裂**して**増殖**する仕組みや**遺伝子（DNA）を子孫に伝える**仕組みをもっています。
- DNAに含まれる遺伝情報は、**タンパク質の設計図**です。細胞にはタンパク質を合成する仕組みがあります。
- 組織には、**上皮組織、支持組織、筋組織、神経組織**の4種類があります。

1 細胞の構造

① 細胞膜と細胞質

●─ 人体の基本単位

ヒトの身体は、60兆個とも70兆個ともいわれる細胞の集まりです。個々の<u>細胞</u>は同一性を保つため、細胞膜で外界から自分を区切り、核や様々な<u>細胞内小器官</u>をもち、**生命の最小単位を構成しています**［図1－1］。

●─ 細胞膜

細胞膜はリン脂質を主体にした二重の単位膜で、**他の細胞や外界とコミュニケーションを図る手段**、たとえば受容体タンパクや膜輸送タンパクが組み込まれています。

●─ 細胞質

細胞質は体内の水分の40％を含み、流動的存在です。細胞質には細胞内小器官のほか、微小管などの<u>細胞骨格</u>が存在し、また脂肪滴やグリコゲン顆粒などを含む細胞もあります。

●─ 細胞膜を介した輸送

細胞は生きるために、栄養や酸素や老廃物を、細胞膜や細胞内小器官の**膜を介して輸送**しています。膜を介する物質の移動には、①物理化学の法則に従って受動的に移動する<u>拡散</u>や<u>濾過</u>、②エネルギーを使って自然の流れに逆行させる<u>能動輸送</u>があります。膜にはそれらの移動を助ける<u>チャネル</u>や<u>キャリアー</u>や<u>ポンプ</u>といわれる分子機構など

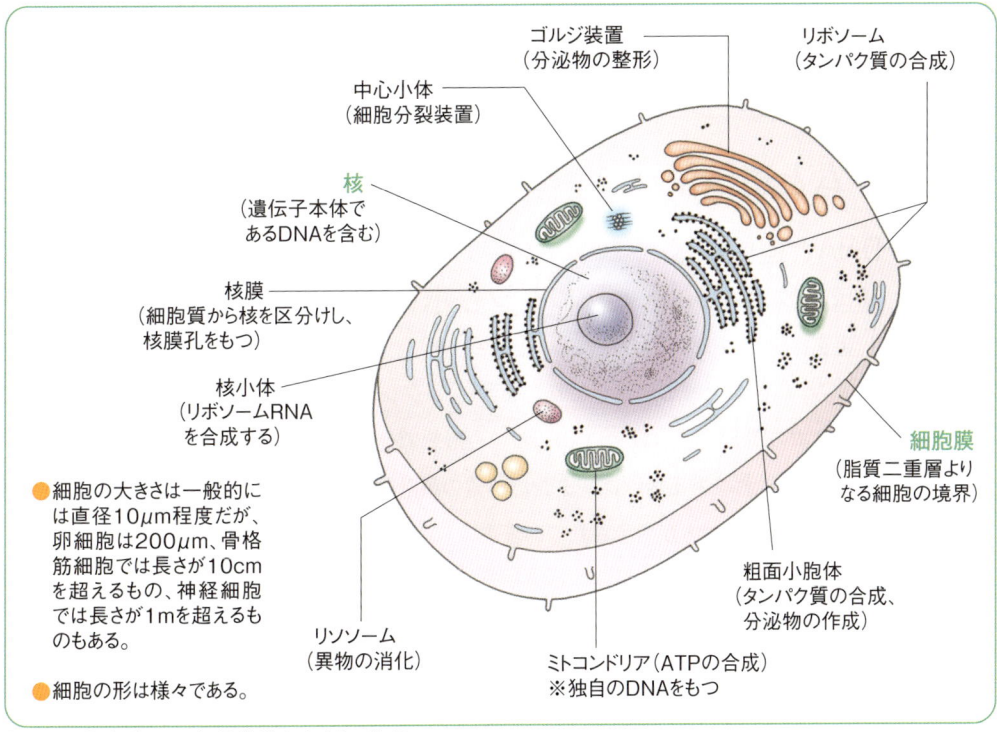

[図1-1] 細胞の一般的構造と各部の役割

が組み込まれています（**第8章**参照）。

❷ 核

ほとんどの細胞は**核**を一つもっています。核は**核膜**で仕切られ、中に**染色質**（ヒストンに巻きついたDNA）と**核小体**（仁ともいいます）をもっています。核小体は**リボソームRNA**の合成に関与しています。

❸ 細胞内小器官と細胞骨格

●細胞内小器官

細胞質には**リボソーム、小胞体、ゴルジ装置、ミトコンドリア、リソソーム、中心小体**などがあります。これらを細胞内小器官といいます。

●細胞骨格

細胞骨格を形成する実体は、**微小管、アクチンフィラメント、ミオシンフィラメント、中間径フィラメント**というタンパク質です。これらは細胞の形の保持や細胞自体の移動、また細胞内の物質輸送や細胞分裂のしかけなどとしてはたらいています。

2 遺伝子と遺伝情報

1 ゲノムと遺伝子

●―DNAと遺伝情報

遺伝子の本体は**DNA（デオキシリボ核酸）**という物質で、核の中に保存されています。DNAは長い分子（**アデニン（A）**、**グアニン（G）**、**シトシン（C）**、**チミン（T）**の4種の塩基のどれかを含む、ヌクレオチドという分子が並んでいます）で、通常は2本のDNAが**二重らせん**という形態で存在します［図1-2］。

DNAに含まれる遺伝情報は、タンパク質の設計図です。様々なタンパク質を合成するためのアミノ酸の並べ方が指示されています。

ヒトは、遺伝情報として母親からの1セットと父親からの1セット、計2セット保有しています。遺伝情報の1セット分を**ゲノム**といいます（細胞のもつ全遺伝情報をゲノムとよぶ新しい定義も定着しつつあります）。

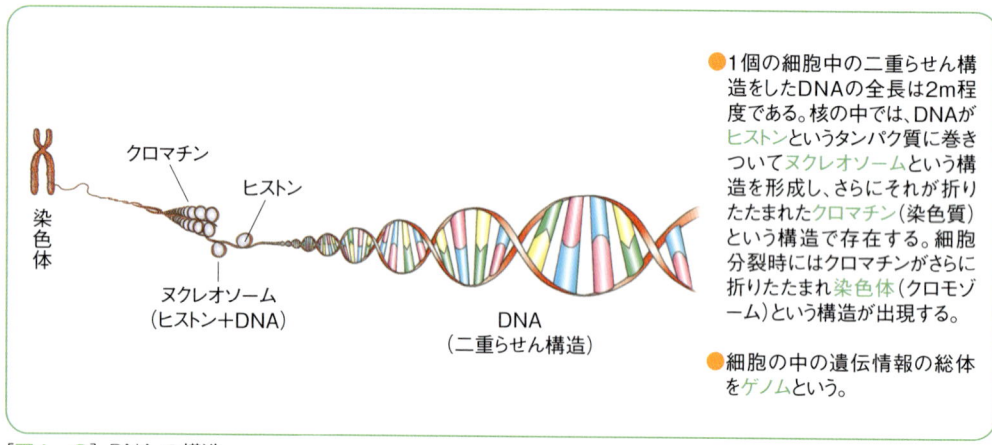

●1個の細胞中の二重らせん構造をしたDNAの全長は2m程度である。核の中では、DNAが**ヒストン**というタンパク質に巻きついて**ヌクレオソーム**という構造を形成し、さらにそれが折りたたまれた**クロマチン**（染色質）という構造で存在する。細胞分裂時にはクロマチンがさらに折りたたまれ**染色体**（クロモゾーム）という構造が出現する。

●細胞の中の遺伝情報の総体を**ゲノム**という。

［図1-2］DNAの構造

2 染色体の複製と有糸分裂

基本的にすべての細胞に同じ遺伝子（DNA）が含まれています。細胞分裂をするときにはDNAが複製され、分裂した両方の細胞に同じ遺伝子が分配されます。細胞分裂のときには、DNAが**染色体**という構造（光学顕微鏡を用いると見ることができます）をとります。**染色体は合計で46本あり、22組の常染色体（44本）と、1組（XX、あるいはXY）の性染色体（2本）からなります**。ここには、母親からのものと父親からのものが半数ずつ含まれています。

体細胞分裂ではDNAが複製され、46本の染色体（ゲノム2組分）が分裂した両方の細胞に元と同じように配分されます。**減数分裂**（精子や卵子をつくるときの分裂）では、母親と父親からの染色体を組み合わせた23本の染色体（ゲノム1組分）をもった細胞ができます。

　上記のような細胞分裂には、染色体や紡錘体（細胞骨格の要素である微小管よりなります）といった糸状構造が出現するため、**有糸分裂**といいます（無糸分裂は特殊な生物で例外的に起こるのみで、普通の細胞分裂は有糸分裂です）。

❸ タンパク合成

●─遺伝子とタンパク質の合成　[図1-3]

　核内のDNAに保存されているタンパク質の情報は、**メッセンジャーRNA**

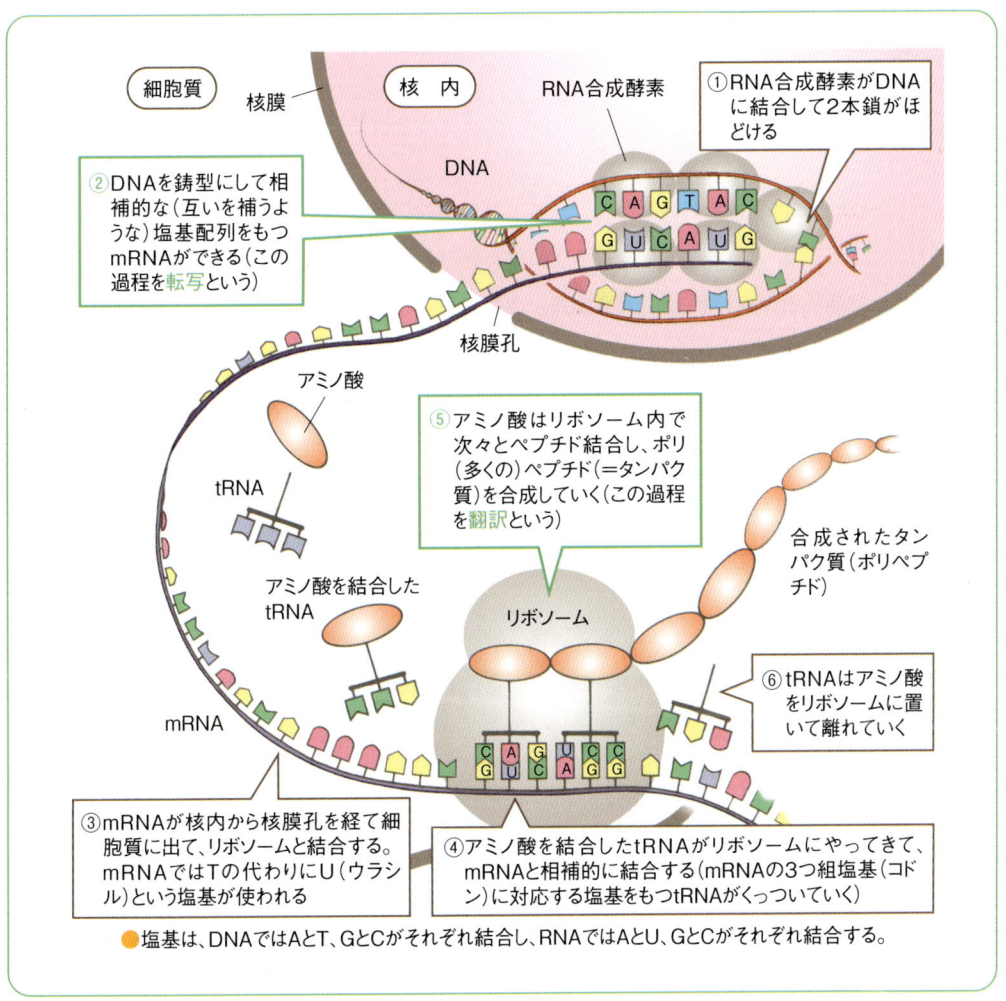

[図1-3] タンパク質の合成（遺伝情報の転写と翻訳）

（mRNA）によって核外に運ばれ、リボソームでタンパク質が合成されます。

　この過程ではまず、合成しようとするタンパク質の情報が書かれている部分のDNAの二重らせんがほどけます。そのDNAを鋳型にしてmRNAに情報が写し取られます（これを遺伝情報の**転写**といいます）。mRNAは核膜の孔を通って核外に出て、粗面小胞体の上や細胞質内にあるリボソームに到達します。すると**転移RNA**（トランスファーRNA；tRNA）によって運ばれてきたアミノ酸がmRNAの情報に従って順に結合し、タンパク質が合成されます（これを遺伝情報の**翻訳**といいます）。ちなみにリボソームにもリボソームRNAというRNAが組み込まれています。

3　組　織

　組織とは、同一の機能を有する細胞集団と細胞間質によって構成されるものです。**上皮組織、支持組織、筋組織、神経組織**の4つが基本的組織です。

❶ 上皮組織

　上皮組織は身体の外表面や、消化管などの内腔面をシートのように包んでいますが、場所やはたらきによって形が異なります。**はっきりとした方向性をもって基底膜の上に乗っており、細胞同士の接着が強く、細胞間質が少なく血管の侵入がない**のが上皮組織の特徴です［図1-4］。存在する場所により上皮・中皮・内皮と分けることもあります。また、形態による分類、機能による分類などもされます。唾液腺や肝臓など、分泌の機能をもつ腺も上皮組織です。

❷ 支持組織

　支持組織には、結合組織、軟骨組織、骨組織、血液とリンパが含まれます。**支持組織は細胞と組織の間をつなぎ、身体を支持しています**。細胞が少なく、間質に膠原線維（コラーゲンが主）や弾性線維（エラスチンが主）が存在します。

❸ 筋組織

　横紋をもつ**骨格筋**と**心筋**、横紋をもたない**平滑筋**に分けられます。また、**骨格筋は体性神経に支配されるので随意筋、心筋と平滑筋は自律神経に支配されるので不随意筋**ともよばれます。

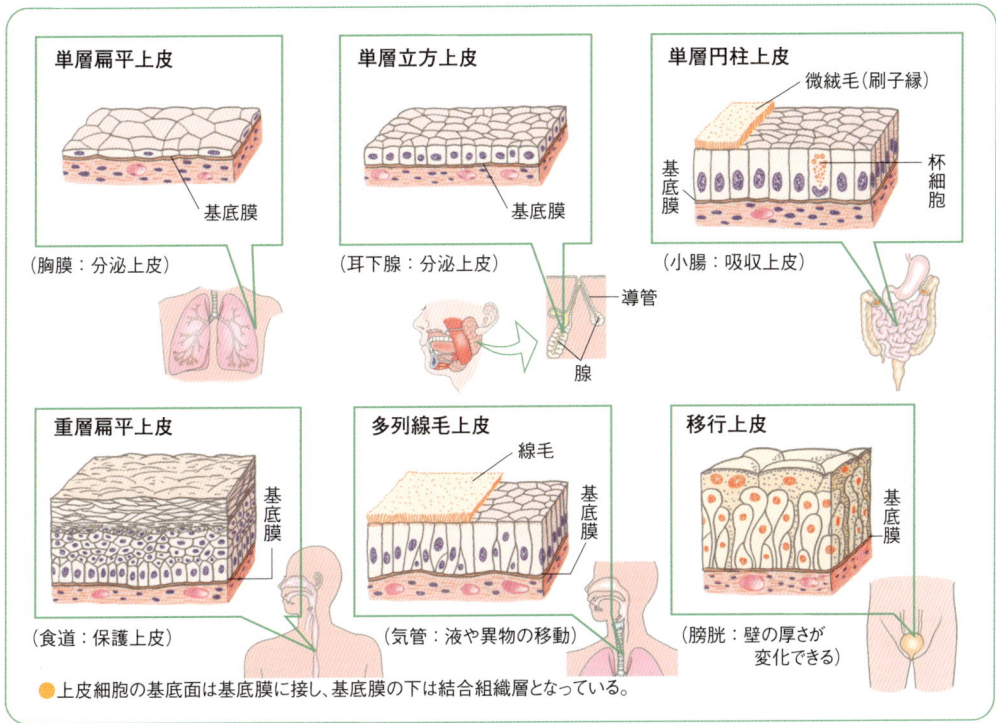

[図1-4] 上皮組織の形態

❹ 神経組織

神経組織には、**神経細胞**（ニューロン）と**神経膠細胞**（グリア細胞）があります（詳しくは**第4章**を見てください）。

神経細胞は情報を電気的に伝導します。細胞分裂はしません。一般的な神経細胞は細胞体と樹状突起、軸索（軸索突起）をもちます。神経膠細胞は、神経細胞の活動を支持したり栄養を供給したりします。細胞分裂はしますが、興奮は伝導しません。

❺ 器官と器官系

●器官

組織が2種類以上集まると、一定の機能を果たす**器官**が構成されます。たとえば血管は上皮組織、筋組織、支持組織からなり、また神経も分布しています。

●器官系

器官系とはある目的のために協調する器官群のことです。たとえば、心臓や血管など単独の器官では必要な目的を果たせませんが、両者がまとまれば心臓血管系（循環系）として身体に血液を送ることができます。

器官系には次のようなものがあります。外皮系、骨格系、筋系、神経系、感覚器系、内分

泌系、心臓血管系、リンパ系、呼吸器系、消化器系、泌尿器系、生殖器系です。

❻ 皮膚と膜

●─皮膚

皮膚はヒトの身体を物理的に、また生物化学的に保護する生体防御機構の最前線である（第9章参照）と同時に、感覚受容の場としてもはたらいています。

皮膚は、表皮、真皮、皮下組織からなります［図1−5］。

表皮：表皮は外胚葉から発生し、角化重層扁平上皮からなっています。表皮を構成する細胞には、ケラチノサイト（表皮角化細胞、90％を占める）、メラノサイト（メラニン色素産生細胞）、ランゲルハンス細胞（免疫に関係、抗原提示機能をもつ）、メルケル細胞（感覚受容細胞）、神経終末などがあります。

真皮：真皮は中胚葉から発生した密生結合組織です。乳頭層（真皮乳頭）と網状層があり、神経終末や血管、汗腺、脂腺が発達しています。

皮下組織：皮下組織は皮膚とその下の臓器や器官とをつなぐ疎性結合組織と脂肪組織に富み、外界からの衝撃、外力、温度変化による影響を緩和します。

皮膚の付属器：皮膚の付属器として、脂腺、汗腺、毛と毛包、爪があります。汗腺には、全身の皮膚に分布し体温調節にはたらく小汗腺（エクリン腺）と、腋窩や外耳道に分布し体臭と関係する大汗腺（アポクリン腺）とがあります。

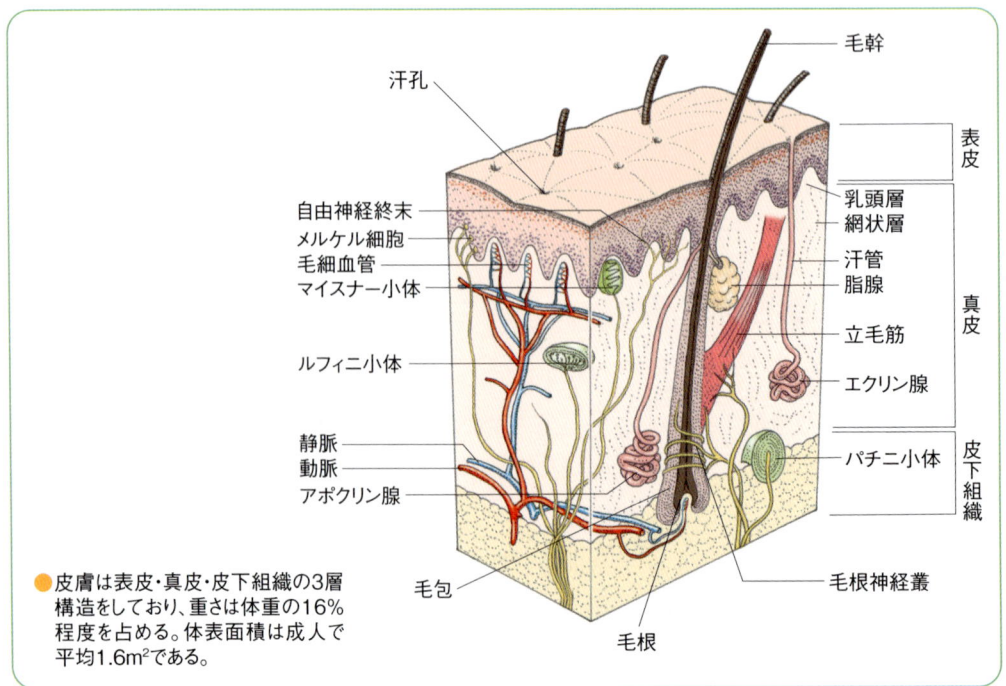

● 皮膚は表皮・真皮・皮下組織の3層構造をしており、重さは体重の16％程度を占める。体表面積は成人で平均1.6m²である。

［図1−5］皮膚の構造

● 粘 膜

粘膜は、気管や消化管のように体外に通じている中腔性器官の内腔側に存在します。粘膜は粘膜上皮、粘膜固有層、粘膜筋板、粘膜下組織の層構造をとり［図1−6］、表面は濡れています。粘膜の外側には筋層、外膜あるいは漿膜が包みます。

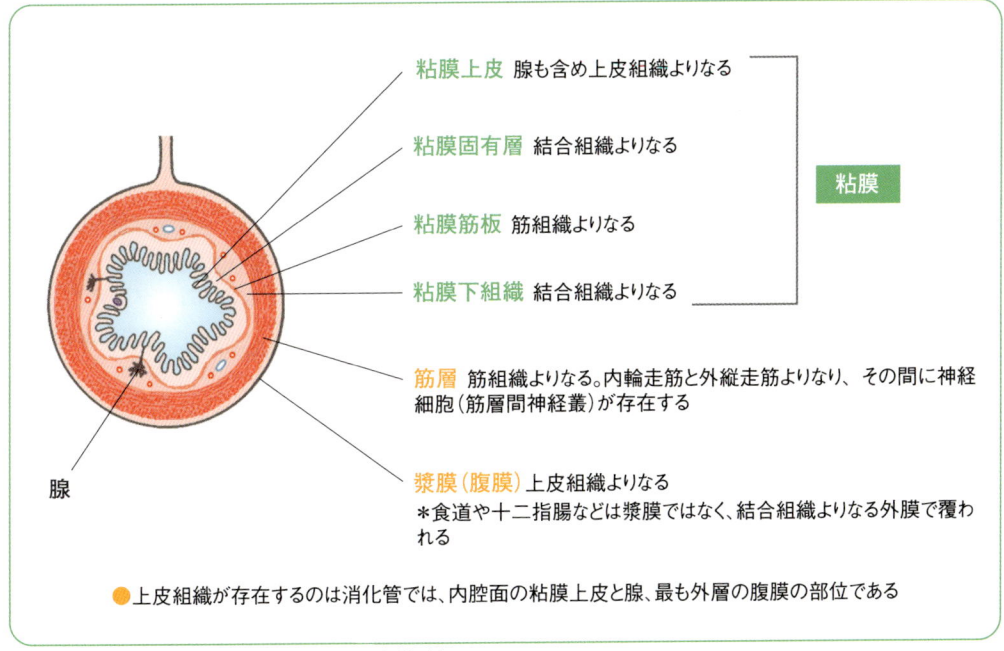

[図1−6] 粘膜の層構造（消化管の基本構造）

● 漿 膜

心膜、胸膜、腹膜を**漿膜**といいます（心膜は**第6章**を、胸膜は**第10章**を、腹膜は**第11章**をそれぞれ参照してください）。漿膜には、臓器の表面を覆う臓側漿膜と、壁に沿う壁側漿膜があり、これらは**ひと続きの膜（全体としては袋状をしています）を形成し、中には少量の漿液が入っています**。**動きのある臓器を覆っている**のが特徴で、漿膜を中皮ともいいます。

第2章 生体リズムと恒常性（ホメオスタシス）

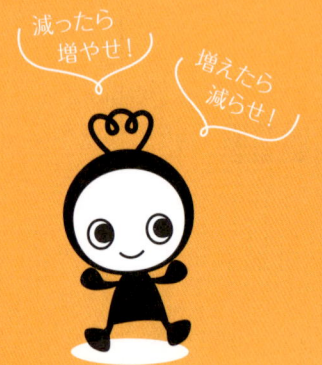

この章のPoint

- ヒトは、サーカディアンリズムという**約24時間周期のリズム**で生活します。
- リズムの起源は**視床下部**にある体内時計です。
- 細胞外液は細胞が生きるために最も重要な環境で、**内部環境**といいます。
- **外部環境が変化しても内部環境の恒常性を保つことが生体にとって最重要**な要請で、この生体内部環境の恒常性のことを**ホメオスタシス**といいます。
- ホメオスタシスには、**負のフィードバック**というメカニズムがはたらいています。

1 生体リズム

❶ サーカディアンリズム

　睡眠と覚醒に代表されるように、ヒトは約24時間のリズムで生活をします。昼間は起きていて、夜が来ると眠くなり、6～8時間程度の睡眠をとって朝になると目覚めるという24時間周期のリズムです。この24時間のリズムを**サーカディアンリズム**（概日リズム）といいます。成長ホルモンや、松果体から分泌されるメラトニンというホルモン、また体温などがサーカディアンリズムを示すことも、よく知られています［図2-1］。

❷ 体内時計

　サーカディアンリズムを刻む元は、視交叉上核（視床下部の一部）にある**体内時計**であることがわかっています。このリズムはヒトの遺伝子に書き込まれています。
　サーカディアンリズムの周期は、正確に24時間というわけではありません。外界の明暗や温度の変化から遮断した部屋で自由に寝起きすると、25時間程度が自然のリズムであることがわかります。つまり、**本来は25時間程度の体内時計が、通常の生活では、朝の光によって24時間のリズムに引き込まれている**のです［図2-2］。

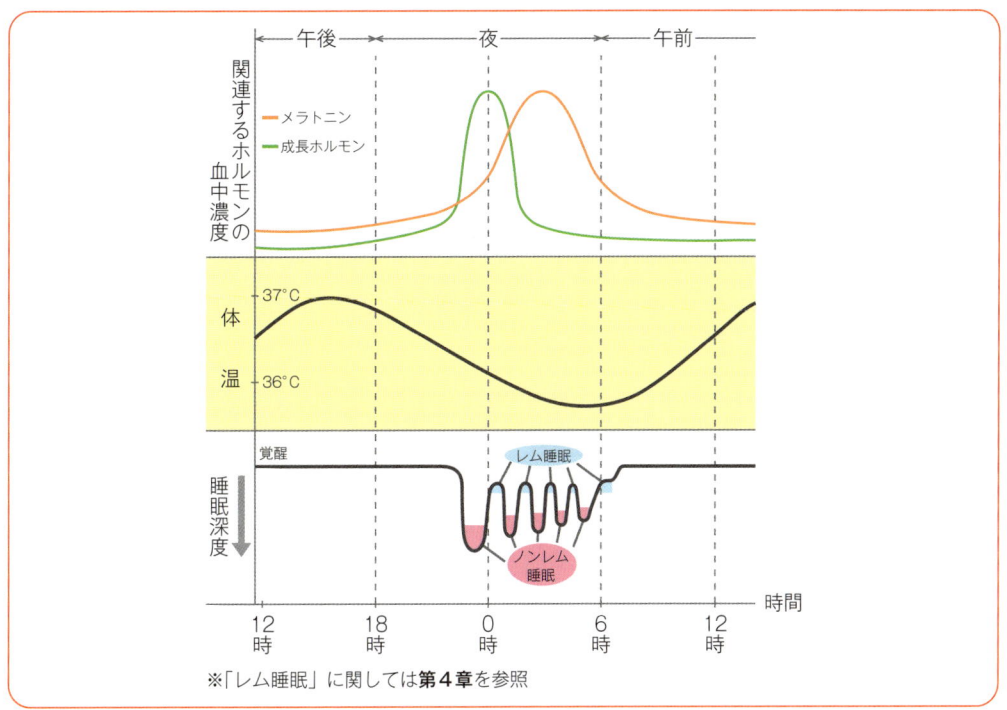

[図2-1] サーカディアンリズム

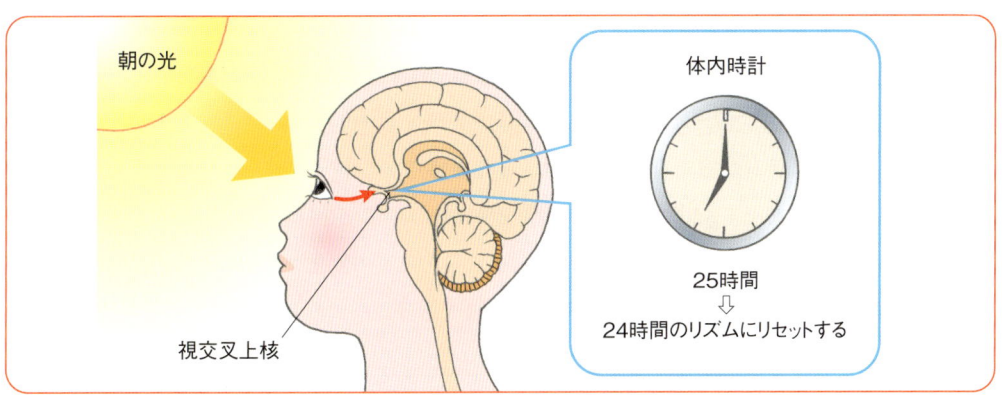

[図2-2] 体内時計

2 内部環境の恒常性

❶ 細胞外液

　細胞間隙を埋め、細胞を取り巻く液状成分を**間質液**といいます。間質液は血漿やリンパ液などとともに**細胞外液**［**図2-3**］とよばれます（**第8章**参照）。重量にして、ヒトの身体の約20％を占めます。細胞外液の化学的組成（電解質の組成、濃度など）や物理的性質（量、浸透圧、pH、温度など）は、細胞の活動および細胞の生死に決定的に重要な

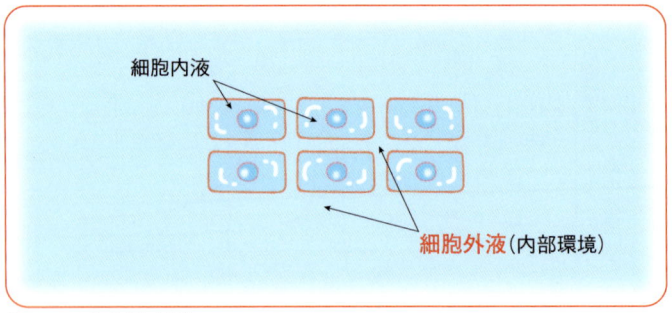

[図2-3] 細胞外液

役割を果たします。こうした細胞外液の性状は内部環境とよばれます。外界（外部環境）が変化しても、内部環境の恒常性を保つことが生体にとって最重要な要請です。この"生体内部環境の恒常性"のことをホメオスタシスといい、多くの生体機能はそのためにはたらきます。

❷ 恒常性維持機構

●─負のフィードバック

ホメオスタシスの維持には、負のフィードバックというメカニズムが重要です。負のフィードバックとは、変化が起こったらそれを打ち消すようにはたらく仕組みのこと、すなわち「減ったら増やし、増えたら減らす」システムです。

このシステムが機能するためには、変化を感知するセンサー（受容器）、その情報を受けて指令を出す調節中枢、指令を受け取って変化を打ち消す作業をする効果器が必要です［図2-4］。たとえるならば、部屋の温度の変化を感知し、室内の温度を一定に保つエアコンの仕組みに合い通じるものがあります。

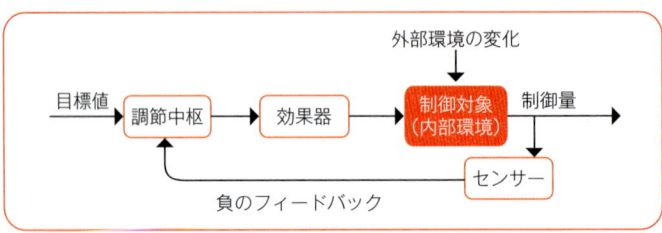

[図2-4] 負のフィードバックの仕組み

●─正のフィードバック

ところで、正のフィードバックという仕組みもあります。こちらは、変化が起こったらそれを増幅させるようにはたらく機構のことです。ホメオスタシス維持に逆行するため、生体ではほとんど使われない仕組みです。ただし、女性の排卵時と分娩時には、正のフィードバック機構が重要なはたらきをします（第15章、第16章参照）。

第3章 運動系

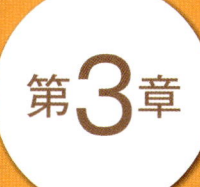

動物は、動く生き物です

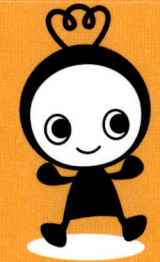

この章のPoint

- 運動に必要なものは、身体を支える**骨格**、動きをつくる**筋の収縮**、指令を出す**神経系**です。
- 骨は**カルシウム**と**膠原線維**を含む強靭な構造をしており、骨と靭帯は**関節**をつくり、**姿勢の保持**と**運動**の支柱となっています。
- 筋細胞は筋原線維の集合で、筋原線維は**アクチン**と**ミオシン**というタンパク質がつくるフィラメントの集合です。
- 筋は、**カルシウムイオン**と**ATP**の存在のもと、アクチンとミオシンの相互作用で収縮します。
- 運動には、意思に基づく**随意運動**と無意識の**反射運動**があり、**錐体路**は随意運動の神経経路です。

1 骨　格

❶ 骨の構造と機能

　全身には約200個の骨があり、長骨、短骨、扁平骨、不規則骨（不整骨）などに分類されます。長骨の場合、両端に**骨端**（近位・遠位）があり、中央を**骨幹**といいます［図3－1］。骨幹の端（**骨端軟骨**）は、ヒトの成長が止まるまで分裂を繰り返し骨化するため、骨端軟骨が長さの成長をさせます。

　骨組織は骨細胞と細胞間質からなる支持組織です。細胞間質は、カルシウムと膠原線維がハイドロキシアパタイト結晶となっています。骨は歯に次いで硬い組織です。

　骨質は**海綿質**と**緻密質**からなり、緻密質ではハバース管を中心にハバース層板をつくっています（層板構造）。骨質は破骨細胞と骨芽細胞により再構築（リモデリング）を行っています（1年間に20%程度の骨はつくり変えられています）［図3－1］。

　骨の周囲は**骨膜**（胚芽層と線維層）に包まれ、骨の太さの成長と骨の修復にあたっています。骨の中心には髄腔があり**骨髄**（第7章参照）が満たしています。

❷ 軟骨の構造と機能

　軟骨組織は、軟骨細胞と細胞間質からなる支持組織です。**硝子軟骨**（肋軟骨や関節軟

25

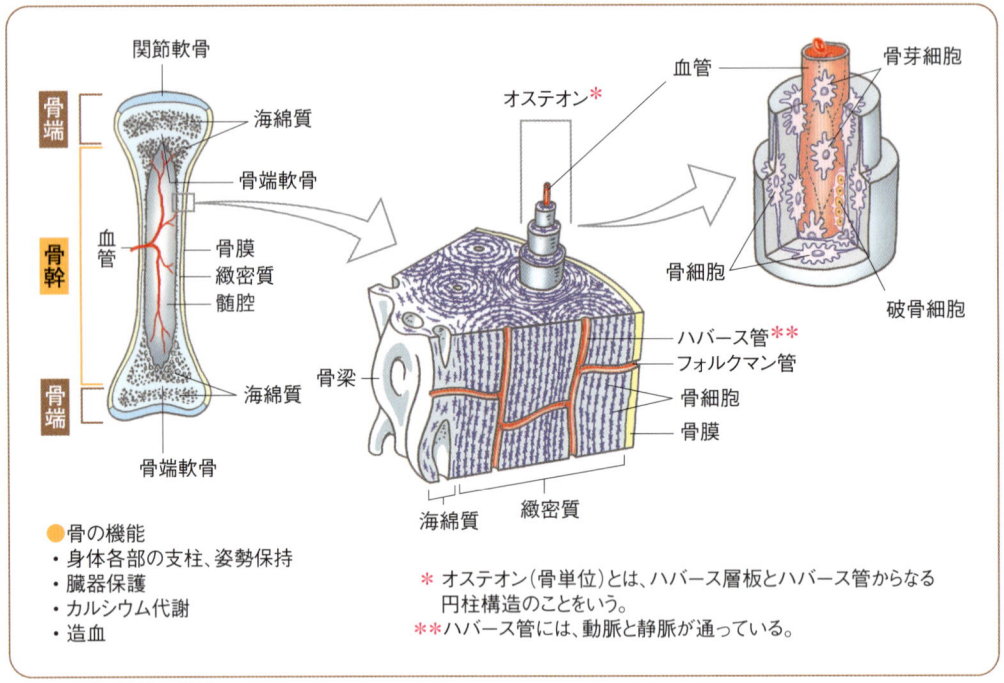

[図3-1] 長骨の構造

骨)、線維軟骨（椎間円板と恥骨結合）、弾性軟骨（耳介の軟骨）の3種類があります。軟骨は、圧力に対する抵抗力をもっています。

関節を形成する骨で、関節面となる骨端は関節軟骨が覆っています。関節軟骨は硝子軟骨で、弾力があり、水（70%）、膠原線維（20%）、プロテオグリカン（コンドロイチン硫酸、ケラタン硫酸など：10%）、軟骨細胞を含んでいます。

関節軟骨には血管の侵入がなく、摩耗などによって消耗すると再生が難しい場所です。

❸ 代謝障害

カルシウムやビタミンDの消化・吸収障害による代謝障害では、骨粗鬆症や骨軟化症になります。閉経後の女性におけるエストロゲン不足（第16章参照）は骨粗鬆症を引き起こすことも知られています。また、加齢などに伴う代謝低下によっても、軟骨の弾性がなくなり摩耗することで、変形性膝関節症などを引き起こします。

骨の成長を促す要因として成長ホルモンと思春期の性ホルモンがあり、これらのホルモンの分泌障害も骨の成長を阻害します。

❹ 脊柱

脊柱は、24個の椎骨と、仙骨、尾骨により構成されます（p.9「人体マップ8」参照）。

椎骨は椎体と椎弓により椎孔をつくり［図3−2］、椎孔は上下に連なって脊柱管となり、この中には脊髄が入っています。

椎骨は後ろに棘突起、左右に横突起、上下に関節突起を出し［図3−2］、上下の椎体の間にはクッションの役目をする椎間円板（線維軟骨）があります。

出生直後の脊柱は後彎の形をとりますが、首がすわる頃に頸部が、歩き始める頃に腰部が前彎を示すようになります。このように、脊柱はまっすぐなものではありません。

脊柱の動きは上下の椎間関節により制限されていますが、第1頸椎（環椎）と第2頸椎（軸椎）の間には椎間円板がないため、頭を回転させることができるのです。

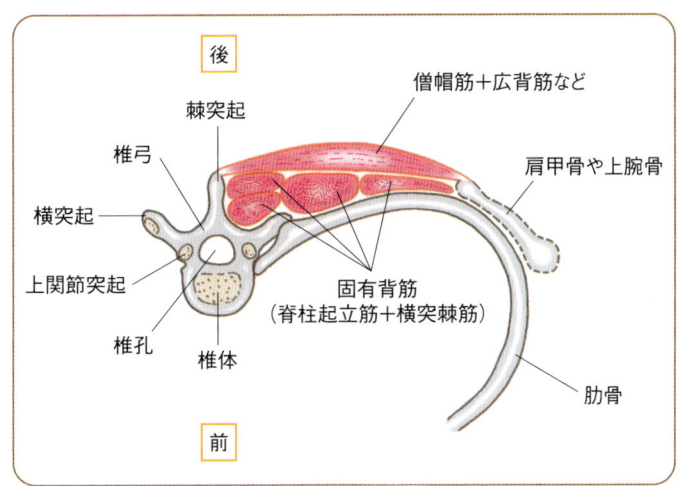

［図3−2］脊柱と背部の筋

❺ 四肢の骨

上肢は、上肢帯（鎖骨、肩甲骨）と自由上肢（上腕、前腕、手）に分けられます。上腕には上腕骨、前腕には橈骨と尺骨、手には手根骨、中指骨、指の骨があります（p.9「人体マップ8」参照）。

下肢は、下肢帯（寛骨＝腸骨＋恥骨＋坐骨）と自由下肢（大腿、下腿、足）に分けられます。大腿はヒトの身体のなかで最も長い大腿骨、下腿には脛骨と腓骨、足には足根骨、中足骨、指の骨があります（p.9「人体マップ8」参照）。

❻ 胸・腹部の骨 ［図3−3］

胸郭は、胸骨、肋骨、胸椎で構成され、肺と心臓などを入れ保護しています。

胸骨のうち、胸骨柄と胸骨体の結合面を胸骨角といい、第2肋軟骨が付着し、やや前方に出ています。ここは体表からのランドマークとなります。剣状突起といって、胸

27

骨体の下端にある主に軟骨でできた突起がありますが、ここは高齢になると骨化します。

　肋骨は12対あり、後面では胸椎と関節します。前面では第1～第7肋骨（真肋）は肋軟骨を介して胸骨に直接付き、第8～第10肋骨は上位肋軟骨を介して胸骨に付き（付着肋）、第11・12肋骨の先端は筋の間で終わります（浮遊肋）。付着肋と浮遊肋を合わせて仮肋といいます。

　腹部の骨としては、背側に腰椎があるだけです。ただし、肝臓や胃の一部は肋骨に覆われています（下肋部）。

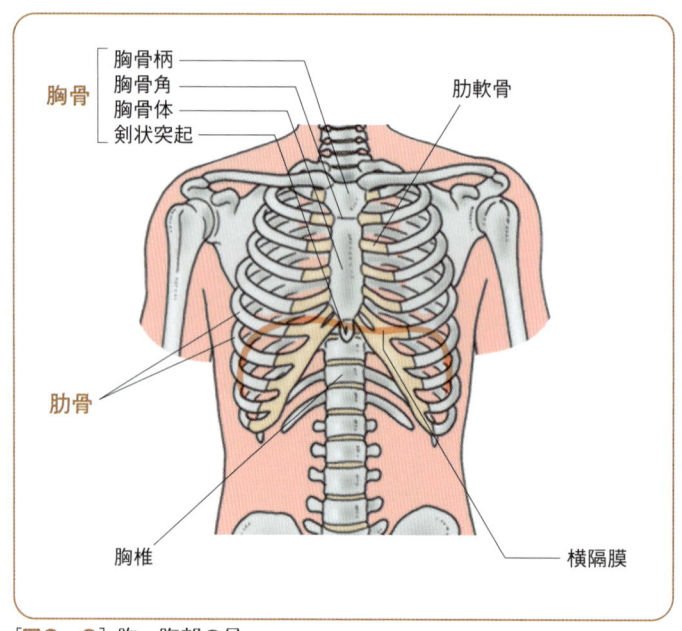

[図3-3] 胸・腹部の骨

7 頭頸部の骨

　頭蓋骨は、15種23個の骨からなります。ほとんどが膜性骨（付加骨）で、結合組織性骨化により発生してくるため、出生時には大泉門[*1]、小泉門[*1]となってまだ骨化していない場所があります。骨化すると縫合により結合します。
　下顎骨は側頭骨との間で顎関節をつくり、咀嚼運動を行います。
　舌骨は筋と筋の間にあり、どの骨とも関節を形成しません。

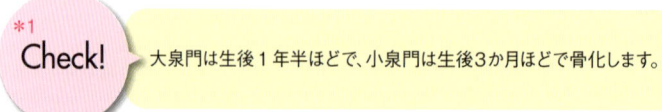

[*1] Check! 大泉門は生後1年半ほどで、小泉門は生後3か月ほどで骨化します。

❽ 骨　盤

骨盤は、左右の寛骨と仙骨および尾骨より構成されます。

形態には男女差がみられ、骨盤腔は男性では狭く深く、女性は広く浅く、また骨盤上口の形が男性はハート型［図3-4］、女性は丸型をしています（この差は女性が出産しやすい形になっていることによります）。

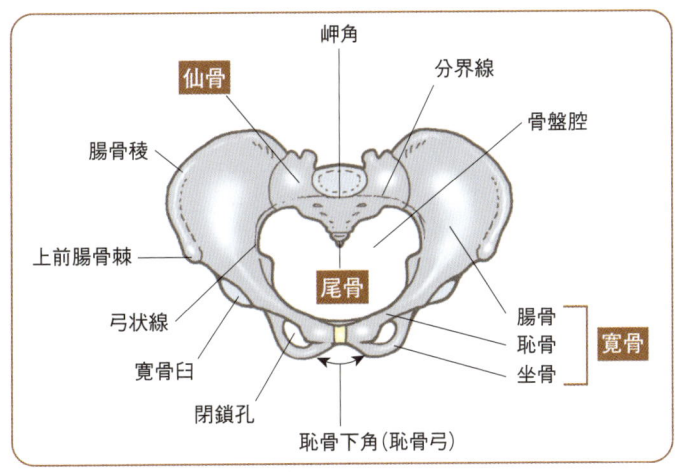

［図3-4］骨盤の構造（上面）

2 関　節

❶ 関節の構造と種類

─ 関節の構造

関節の構造［図3-5］をみてみると、関節包内で突出している骨端が**関節頭**、それを受けるややくぼんでいる骨端が**関節窩**です。それぞれ表面には関節軟骨があり、周囲を関節包が包んでいます。

関節包は線維膜と滑膜からなり［図3-5］、滑膜は滑液を分泌して関節腔を満たしています。滑液はヒアルロン酸[*2]とタンパク質を含む粘稠度の高い液で、膝関節には4〜6 mL入っています。

このほかに、関節の場所によっては、関節半月、関節円板、靭帯が存在することもあります。

関節の動き方には、肘関節のように一定方向性に動くもの、肩関節のように動く方向の自由度が大きいものなど、様々なものがあります。

> *2 Check! 赤ちゃんの肌がみずみずしく張りがあるのは、ヒアルロン酸を多く含んでいるからです。ヒアルロン酸はNアセチルグルコサミンとグルクロン酸からなるグリコサミノグリカン（ムコ多糖）の一種で、保水力にすぐれています。

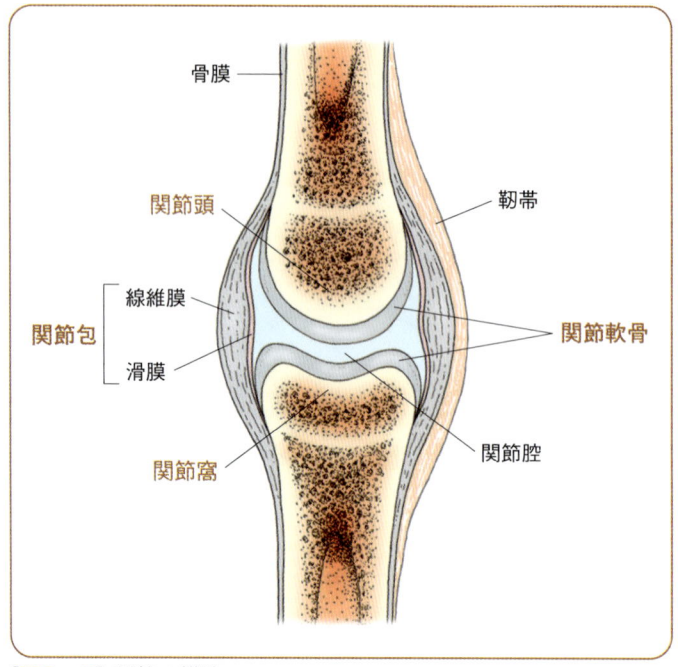

[図3-5] 関節の構造

― 関節の種類

主な関節について［表3-1］にまとめます。また［図3-6］には四肢の主な関節の動きとそれに伴う筋の収縮・弛緩の様子を示していますので、確認しておいてください。

2 関節可動域（ROM）

関節がどこまで動くか、すなわち**関節可動域**（ROM；range of motion）は角度で示されます。健常人における各関節の標準的なROMが、参考可動域として公表されています。たとえば、頸部の前屈は60°、後屈は50°、肘関節は屈曲145°、伸展5°です。

― 体位と構え

姿勢を考える際は、体位と構えを区別します。

体位は身体を重力との関係でとらえるもので、**立位、座位、仰臥位、伏臥位（腹臥位）、側臥位、半座位（ファーラー位）など**があります。

構えとは、**肢位**のことです。各関節の基本肢位を0°とした、身体各部分の相対的位置関係が考え方の中心となります。関節が屈曲しているとか伸展しているとか、回内位にある

関節名		構成する骨 （関節の種類）	主な運動（収縮する筋）
肩関節		肩甲骨と上腕骨 （球関節）	屈曲（三角筋、大胸筋）、伸展（広背筋）、外転（三角筋）、内転（広背筋）
肘関節	腕尺関節	上腕骨と尺骨 （蝶番関節）	屈曲（上腕二頭筋）、伸展（上腕三頭筋）
	腕橈関節	上腕骨と橈骨 （球関節）	
	上橈尺関節	橈骨と尺骨 （車軸関節）	回内（円回内筋）、回外（回外筋）
手首の関節 ＝橈骨手根関節		橈骨と手根骨 （楕円関節）	屈曲（橈側・尺側手根屈筋）、伸展（長・短橈側手根伸筋、尺側手根伸筋）、外転（橈側手根屈筋）、内転（尺側手根屈筋）
股関節		寛骨と大腿骨 （臼状関節）	屈曲（腸腰筋）、伸展（大殿筋） ※関節内に大腿骨頭靱帯がある
膝関節		大腿骨と脛骨と膝蓋骨 （顆状関節）	屈曲（大腿二頭筋）、伸展（大腿四頭筋） ※関節内に膝十字靱帯、関節半月がある
足首の関節 ＝距腿関節		脛骨と腓骨と距骨 （蝶番関節）	背屈（前脛骨筋、長母指・長指伸筋）、底屈（下腿三頭筋、後脛骨筋、長母指・長指屈筋、長・短腓骨筋）

［表3-1］四肢の主な関節と、関係する骨・筋

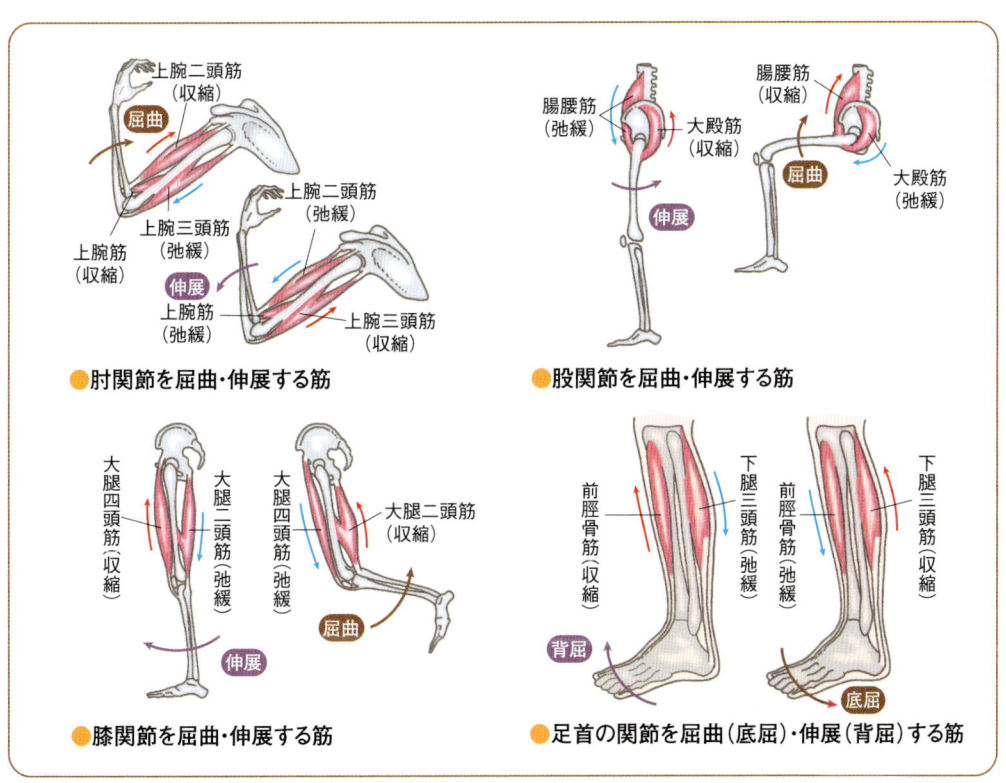

［図3-6］四肢の主な関節と、それを動かす筋

などといったことを区別します。

　ところで、無重力状態では、体位は意味をもちませんが肢位は意味をもちます。

関節が動かなくなった場合でも、日常生活動作（ADL）を行ううえで最も支障の少ない肢位を**良肢位**（機能的肢位）とよびます。拘縮が避けられない症状のときでも、関節が良肢位で固定されるようにするとADLによい影響を与えます。たとえば肘関節は伸びた状態よりも90°程度で固定されたほうが機能的です。

3　骨格筋

① 骨格筋の構造

骨格筋の単位である骨格筋細胞は**（骨格）筋線維**ともよばれます。それらが集まり筋束（筋周膜に包まれる）をつくり、さらに筋束が集まり筋膜（筋上膜）に包まれて骨格筋をつくります［図3-7］。

骨格筋の**筋頭**（動かないほうの端；一般に中枢側）と**筋尾**（大きく動くほうの端；一般に末梢側）は、それぞれ**起始部**と**停止部**とよびます［図3-7］。

筋の起始部、停止部は多くの場合、腱（結合組織）となって骨に付きます。両側とも骨に付く「骨 － 骨格筋 － 骨」の型以外に、「骨 － 骨格筋 － 皮膚（＝皮筋）」「腱 － 骨格筋 － 骨」という骨格筋の付き方もあります。

筋の補助装置として筋膜、腱、靱帯、腱鞘（滑液鞘）、滑液包、種子骨があり、これらによって運動が円滑に行えるようになっています。

> **Check!** 筋が関節をある方向に動かす場合、通常、その運動に対し協力してはたらく筋群（協力筋）と反対にはたらく筋群（拮抗筋）とがあります。

② 筋収縮の機構

筋の収縮について、アクチンフィラメントとミオシンフィラメントの相対的な滑走で収縮が起こるという基本的な点は、骨格筋、心筋、平滑筋のすべてにおいて同じです。

● 筋収縮のためのエネルギー

筋収縮のエネルギーはATP（アデノシン三リン酸）から供給されます。筋はATPをグルコースや脂肪を用いて2つの手段――**好気的代謝**（解糖系とミトコンドリア内のTCA回路と電子伝達系がはたらきます）と**嫌気的代謝**（グルコースを乳酸まで分解する嫌気的条件の解糖系がはたらきます）で産生します。酸素が十分にある場合は前者が効率よく大量のATPを産生し、酸素が不足する場合は、効率は悪くなりますが、ATP産生速度の速い後者がはたらきます（第12章参照）。

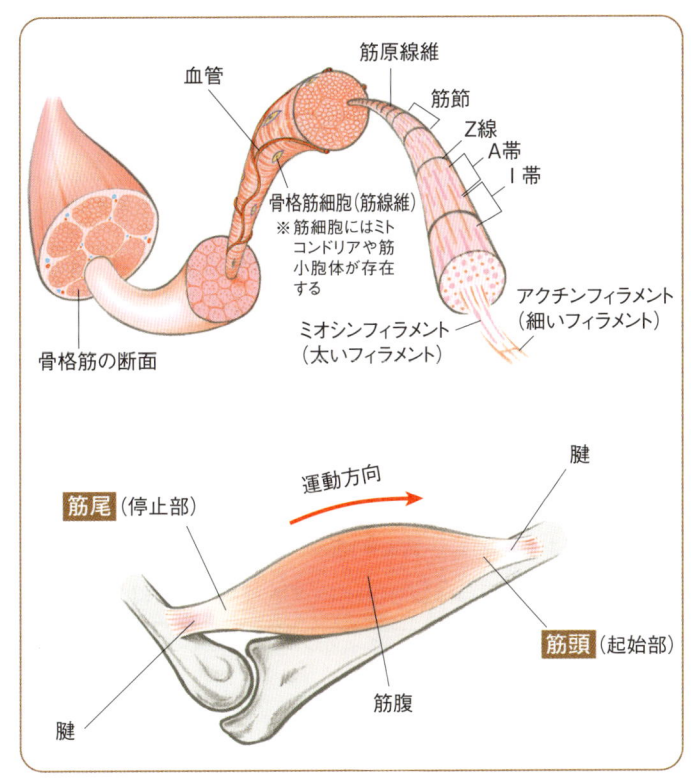

[図3-7] 骨格筋の構造

　筋は、ATPのエネルギーをクレアチンリン酸に渡して蓄えておきます。クレアチンリン酸のエネルギーはすぐにATPのエネルギーに変換できるため、必要なときに最初からATPをつくるよりも効率がよくなります。

　エネルギーについて、皆さんが運動しているときのことを思い出してみてください。運動中に起こった酸素不足は、乳酸の蓄積やクレアチンリン酸の枯渇となって現れます（酸素負債という状態です）。酸素負債は運動後時間をかけて返済されるため、運動後しばらくは息が弾むというわけです。

● 等張性収縮と等尺性収縮

　等張性収縮は、収縮しながら外部に向かって仕事をします（エネルギーを外部に与えます）。その際、熱も発生します。

　等尺性収縮は、筋は収縮しようと力を出していますが収縮できず、筋線維の長さは一定の状態であり、外へは仕事をしません。このとき使用したATPのエネルギーはすべて熱になります。

　等張性でも等尺性でも筋収縮による熱は体温の維持に役立ちます。寒いときのふるえは等尺性収縮の特殊な形態で、体温を上げる有効な手段です。

● 骨格筋の収縮

　筋細胞内では**アクチン**と**ミオシン**というタンパク質がフィラメント状の規則正し

い構造をつくっており［図3−8］、顕微鏡では横紋の模様が見えます。これらにトロポニン、トロポミオシンなどのタンパク質も加わり、収縮の装置を形成しています。

運動ニューロンの活動電位が神経筋接合部に達すると、伝達物質であるアセチルコリンを放出します。骨格筋の側では、膜にあるアセチルコリン受容体が反応し陽イオンが筋細胞内に流入し、活動電位が発生します（**第4章**参照）。

シナプスの近傍の膜で発生した活動電位は、筋細胞全体に伝播するとともにT管（横行小管）を伝導し細胞内に深く浸透します。その活動電位は筋小胞体からCa^{2+}を放出させます。

アクチンとミオシンは結合しやすいのですが、トロポミオシンによって結合を妨害された状態にあります。筋小胞体から放出されたCa^{2+}がトロポニンに結合すると妨害がなくなり、アクチンとミオシンが結合します。するとミオシンの頭部はATPを使って首振り運動を行い、アクチンフィラメントとミオシンフィラメントが相対的に滑り込むことで筋は収縮します［図3−8］。これを滑走説といいます。

活動電位が静止電位に戻るにしたがって、Ca^{2+}は筋小胞体に再吸収され（ここでもATPのエネルギーが必要です）、アクチンとミオシンは結合できなくなり、収縮は終わります。

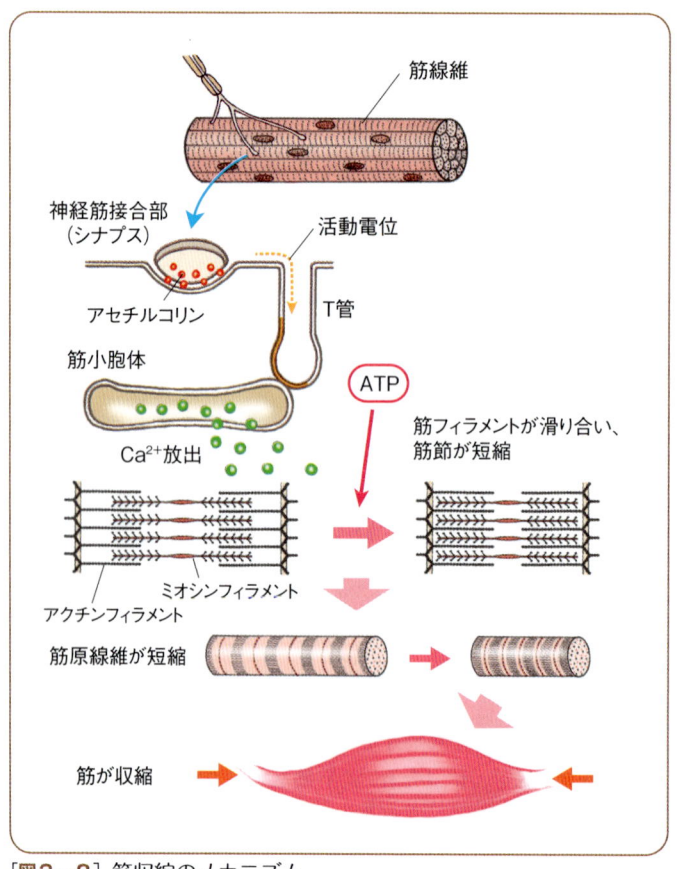

［図3−8］筋収縮のメカニズム

❸ 頭部・頸部の筋

●—頭部の筋

頭部には、皮膚に付いて眼・口を閉じる筋（眼輪筋、口輪筋）や、表情をつくる筋（笑筋、口角下制筋、頬骨筋などの皮筋＝**表情筋**、顔面神経支配）と、咀嚼をする筋（咬筋、側頭筋、翼突筋＝**咀嚼筋**、三叉神経の下顎神経支配）があります。

●—頸部の筋

頸部には、斜頸の原因筋となる胸鎖乳突筋（副神経、頸神経支配）が側面に存在します。前面には舌骨上筋群と舌骨下筋群があり、下顎を下方に引き、嚥下の際に喉頭を上下に動かします。頸椎の前面には斜角筋群と椎前筋群があり、頸椎の運動にはたらきます。

> **Check!** 第1肋骨と前斜角筋、中斜角筋の間の狭い隙き間を斜角筋隙といい、腕神経叢と鎖骨下動脈が通ります。斜角筋が腫れるとこれらを圧迫し、腕のしびれや痛み、手指の運動・感覚障害、循環障害が生じる、斜角筋症候群が起こることがあります。

❹ 胸部・腹部の筋

●—胸部の筋［図3−9］

胸部浅層の筋は**大胸筋**と**前鋸筋**で、これらは肩や上腕骨を動かす筋であり、腕神経叢の支配です。胸部深層には**肋間筋**があり、胸神経（肋間神経）の支配です。

●—腹部の筋［図3−9］

前腹には**腹直筋**、側腹には外から**外腹斜筋**、**内腹斜筋**、**腹横筋**の3層の筋があり、腹圧を高め、内臓を保護するとともに呼吸運動も助けています。

●— 呼吸にはたらく筋と横隔膜

肺は弾力性をもっていますが、肺自身で大きくなることはできません（**第10章**参照）。**肋間筋と横隔膜の運動によって胸腔の大きさが変化することで、肺が伸縮し呼吸をしています。** 肋間筋には**外肋間筋**（**吸気時に収縮します**）と**内肋間筋**（**呼気時に収縮します**）があり［図3−9］、肋間神経支配です。横隔膜（**吸気時に収縮します**）は、胸腔と腹腔を境する筋で横隔神経に支配されます。**大動脈裂孔**（胸大動脈、胸管が通ります）、**食道裂孔**（食道、迷走神経が通ります）、**大静脈孔**（下大静脈が通ります）が横隔膜を貫通し、胸腔内の器官と腹腔内の器官とをつないでいます。

❺ 背部の筋

背部浅層の筋には僧帽筋（副神経支配）や広背筋などがありますが［図3−2］、これらは肩や上腕骨を動かす筋で、腕神経叢が支配しています。

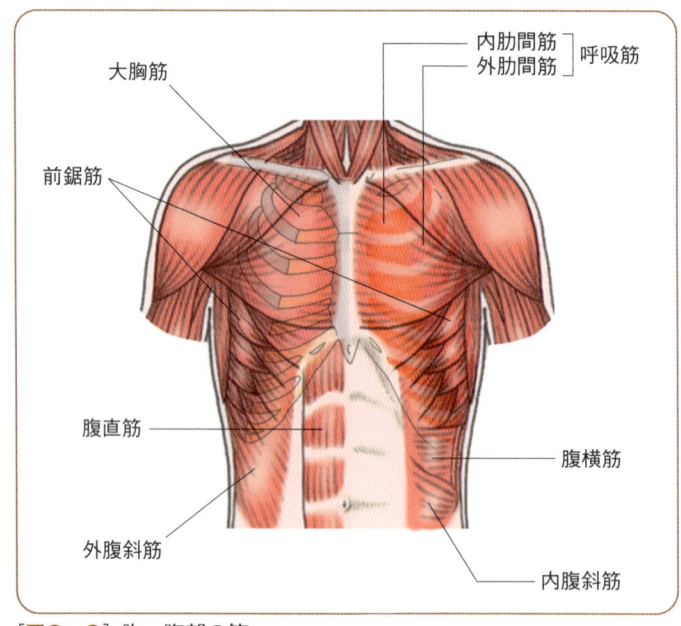

[図3-9] 胸・腹部の筋

　背部深層の筋は**固有背筋**とよばれ、脊髄神経後枝の支配です。**脊柱起立筋**（腸肋筋、最長筋、棘筋）、横突棘筋（半棘筋、多裂筋、回旋筋）があります［図3-2］。

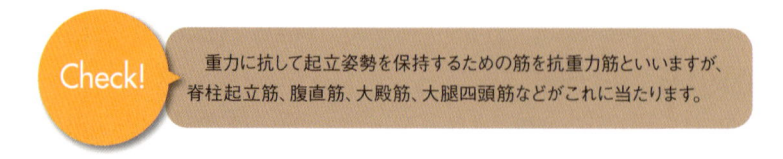

> **Check!** 重力に抗して起立姿勢を保持するための筋を抗重力筋といいますが、脊柱起立筋、腹直筋、大殿筋、大腿四頭筋などがこれに当たります。

❻ 殿部の筋・骨盤底筋

● 殿部の筋

　骨盤の中には股関節の屈曲にはたらく**腸腰筋**、骨盤の外には股関節の伸展にはたらく**大殿筋**［図3-6］、大殿筋の下には中・小殿筋があります。中殿筋は筋肉注射部位に選ばれます。大坐骨孔を上下に分ける梨状筋もあり、梨状筋の下孔には坐骨神経が通過します。

● 骨盤底筋

　骨盤底には、尾骨筋と肛門挙筋（恥骨直腸筋、恥骨尾骨筋、腸骨尾骨筋からなります）および筋膜により構成される**骨盤隔膜**があります。さらに骨盤隔膜の前半部の浅層を、（外）尿道括約筋と深会陰横筋からなる尿生殖隔膜が覆っています［図3-10］。尿生殖隔膜と骨盤隔膜はそれぞれ上・下筋膜に包まれています。下尿生殖隔膜筋膜は特に厚く会陰膜とよばれます。

女性では出産時に会陰*3、肛門挙筋、骨盤の筋膜が損傷しやすく、なかでも恥骨尾骨筋（肛門挙筋の主部と最内側部）が裂けやすくなっています。

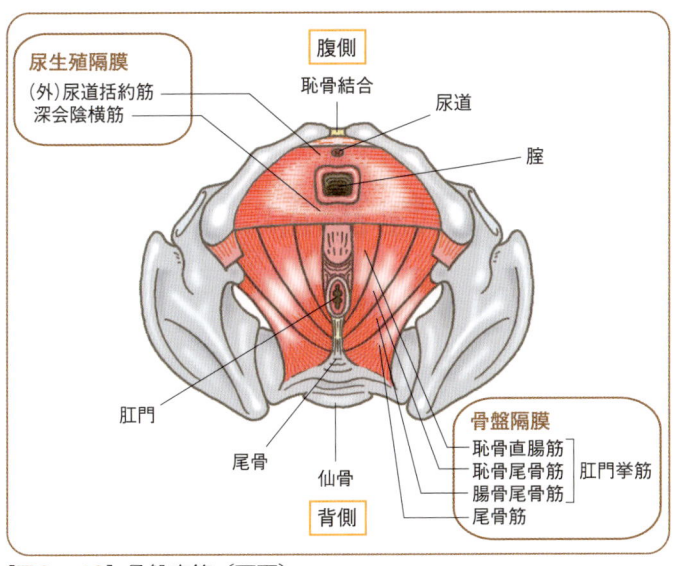

[図3−10] 骨盤底筋（下面）

*3 Check! ・**会陰**：男性では尿道と肛門の間を、女性では腟と肛門の間の狭い領域を指します。恥骨結合、尾骨、左右の坐骨結節を結ぶ菱形の領域を指すこともあります。

7 四肢の筋

上肢の筋と下肢の筋に分けますが、以下にあげた筋のように、多くの場合、前面・後面で拮抗的にはたらきます。

● 上肢の筋

上肢帯の筋（大円筋、三角筋）、上腕の筋（上腕二頭筋、上腕三頭筋）、前腕の筋（橈側手根屈筋、総指伸筋）、手の筋（母指対立筋、虫様筋）があり、それぞれ他の部位より細かい運動ができるようになっています。

● 下肢の筋

下肢帯の筋、大腿の筋（大腿四頭筋、大腿二頭筋）、下腿の筋（前脛骨筋、後脛骨筋、下腿三頭筋）、足の筋（足底筋）があり、上肢の筋に比べて大きく、体重を支え、歩行に特化しています。

> **Check!**
> ・回旋筋腱板：上肢帯から上腕骨に付く筋の停止腱で、肩関節を補強しています。いわゆる五十肩は、この付近の炎症によって生じます。
> ・大腿三角（スカルパの三角）：大腿前面で鼠径靭帯、縫工筋、長内転筋で囲まれた部位で、内側から大腿静脈、大腿動脈、大腿神経が存在します。動脈カテーテルなど動脈を使った手術の際によく用いられます。
> ・筋肉内注射の部位：三角筋（肩峰から三横指下の筋腹）、中殿筋（殿部の上外側1/4の領域）が選択されます。

4 運動の神経性調節

神経系については**第4章**で詳しく説明します。

① 神経系と筋収縮

骨格筋の収縮を引き起こすのは、神経系からの指令です。神経系からの指令を最終的に筋に伝える役割をもつニューロンを**運動ニューロン**といいます。1つの運動ニューロンは多数の筋細胞を支配します。運動ニューロンとそれに支配される筋細胞群を**運動単位**といいます［図3-11］。

運動ニューロンの細胞体は脊髄では前角（前柱）にあり、脳では脳幹の神経核にあります。特定疾患（難病）にも指定されている、全身の筋萎縮と脱力が徐々に進行してゆく筋萎縮性側索硬化症（ALS）では、この運動ニューロンが主に障害を受けます。

運動ニューロン終末と筋の間には神経筋接合部というシナプス構造があります。運動神経を伝わってきた活動電位は神経筋接合部で**アセチルコリン**を放出させます。アセチルコリンは筋の受容体に結合し、イオンチャネルを開いて筋に活動電位を発生させます。その活動電位は一連の筋収縮反応（p.34参照）を引き起こします。

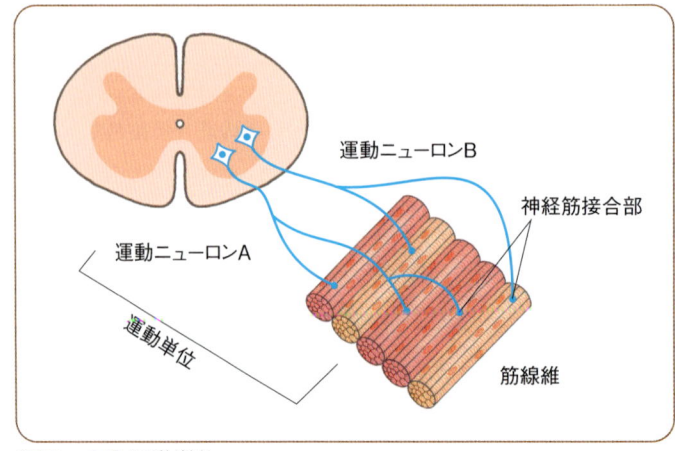

［図3-11］運動単位

❷ 反 射

反射には、脊髄レベルで起こる**脊髄反射**と、脳幹レベルで起こる**脳幹反射**があります。広い意味の反射には、梅干しを見ると唾液が出るといった、大脳も関与する条件反射も含まれます。

脊髄レベルで起こる反射には、たとえば膝蓋腱反射[図3-12]や屈曲反射があります。脳幹レベルで起こる反射には、たとえば対光反射や嚥下反射などがあり、こういった反射は脳幹が機能しているかどうかの判定（脳死の判定など）に重要です。

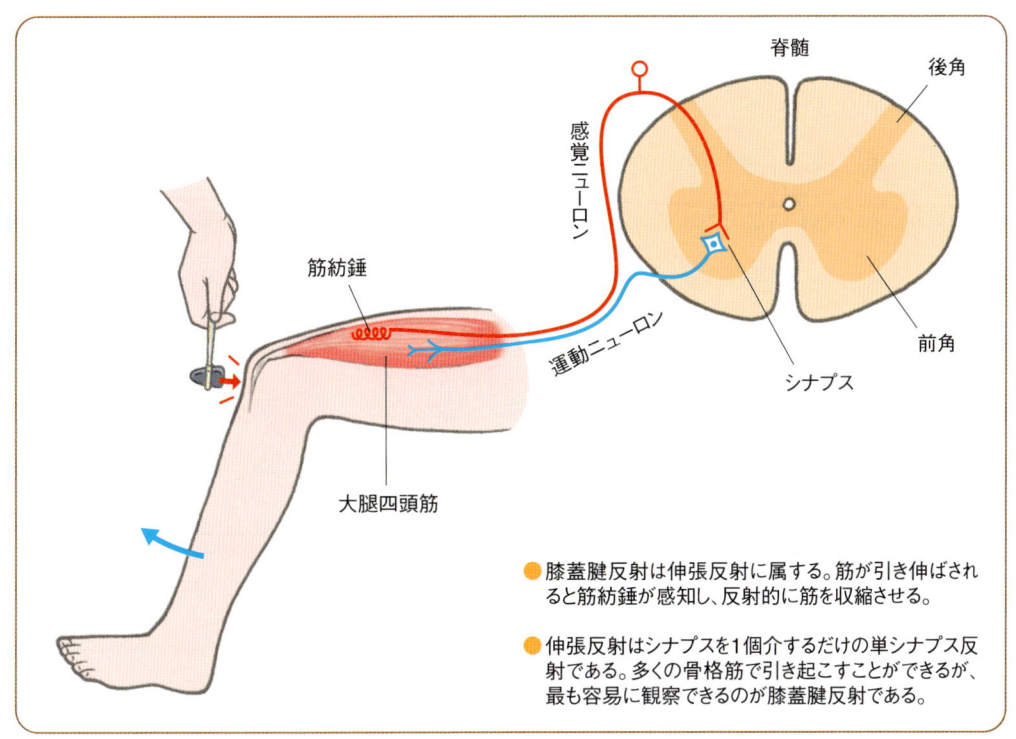

- 膝蓋腱反射は伸張反射に属する。筋が引き伸ばされると筋紡錘が感知し、反射的に筋を収縮させる。
- 伸張反射はシナプスを1個介するだけの単シナプス反射である。多くの骨格筋で引き起こすことができるが、最も容易に観察できるのが膝蓋腱反射である。

[図3-12] 膝蓋腱反射

❸ 随意運動

随意運動は大脳皮質で発生した意思に基づく運動です。

四肢の運動を例にすると、大脳皮質運動野のニューロンが脊髄に指令を送り、目的の筋を支配する脊髄の運動ニューロンを活動させます。

大脳皮質運動野のニューロンが脊髄に送る軸索の通り道は、**錐体路**[*4]といって、随意運動の基本的な経路です[図3-13]。軸索は延髄の腹側にある錐体を通過します。錐体路の大部分は左右が錐体で交叉（**錐体交叉**）するため、**脳が障害された場合には、障害された脳の反対側の四肢が麻痺します**。一部交叉しない経路もあります。

> *4 Check!
>
> 錐体路は皮質脊髄路ともいいます。起源となるニューロンは主に一次運動野に存在し、錐体路細胞とよばれます。
> 錐体路は大脳の内部で、中大脳動脈の枝が分布していて出血を起こしやすい内包という部位を通過します。この部位の脳出血では、強い運動麻痺が起こります。

● 錐体路は随意運動の神経経路である。錐体路細胞は大脳皮質運動野から下降し、延髄で錐体を通過して反対側に交叉し、脊髄の運動ニューロンに達する。

● 臨床医学では、錐体路細胞を上位運動ニューロン、脊髄の運動ニューロンを下位運動ニューロンともいう。

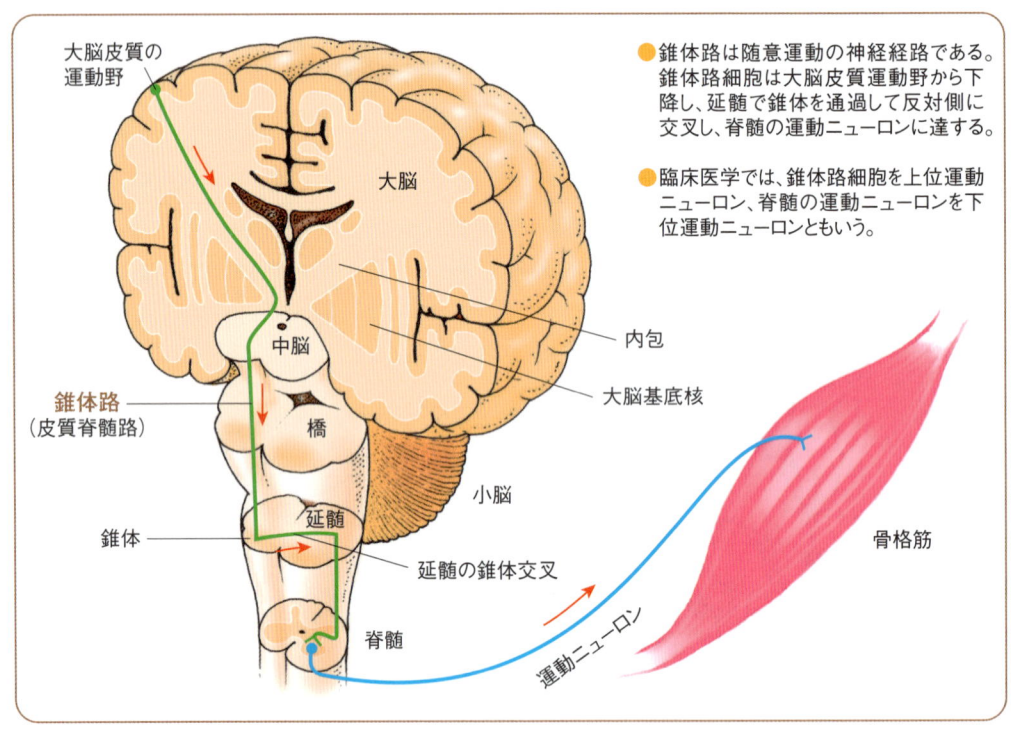

[図3-13] 錐体路

● 錐体外路系と運動障害

大脳基底核(中脳の黒質と間脳の視床下核を加えた広い意味でとらえています。第4章参照)は、大脳皮質運動野と協調して運動調節を行い、**錐体外路系**とよばれることがあります。この系統の障害による各種の運動異常(これを**錐体外路症状**といいます。第4章参照)として、パーキンソン病、ハンチントン(舞踏)病、バリスムスなどの不随意運動があります。これらでは、自分で思いどおりに身体を動かせなくなります。

第4章 神経系

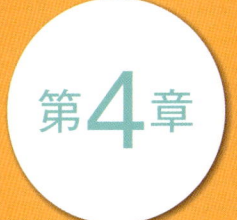

脳が、脳について考える

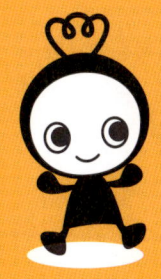

この章のPoint

- 神経組織はニューロンとグリア細胞からなり、ニューロンが情報伝達の直接の担い手となっています。
- 神経系は**中枢神経系**と**末梢神経系**に分けられ、中枢神経は脳と脊髄からなり、末梢神経には体性神経と自律神経が含まれます。
- 脳と脊髄は脳脊髄膜に包まれ、クモ膜下腔には**脳脊髄液**が流れています。
- **意識やこころは脳に宿ります**。今あなたがこの文章を読んで脳について考えているのは、脳内のニューロン活動の結果です。
- ニューロンは活動電位を通信手段として使用し、次のニューロンに情報を伝えるときは**シナプス**を介します。

1 神経細胞と神経組織

① 神経系の分類

神経系は、形態的にも機能的にも様々な観点から分類されるため、同じ神経組織が様々なよび名をもっています。このため、分類の観点に注意が必要です。

神経系は、形態的に**中枢神経系**と**末梢神経系**からなります。機能的には**体性神経系**と**自律神経系**に区別することがあり、また別の機能的観点から**運動系**と**感覚系**とに区別することもあります。

●中枢神経と末梢神経

中枢神経は脳と脊髄からなります。脳と脊髄はひと続きの器官で、それぞれが形態的にも機能的にも様々に分類されます。

末梢神経には、体性神経と自律神経が含まれます。体性神経は、脳神経か脊髄神経のどちらかに、また運動神経か感覚神経のどちらかに分類されます。

中枢神経では高度な情報処理を行い、末梢神経は、中枢神経と筋や感覚器、臓器との間を行き来する情報の通路として機能します。中枢神経から末梢に向けて情報を送る神経系は**遠心性**（運動性）、末梢から中枢に向けて情報を運ぶのは**求心性**（感覚性）です。

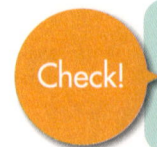

> **Check!** 自律神経の一部を脳神経か脊髄神経に分類することができますが、自律神経全体は脳神経か脊髄神経に分けることはできません。

> **Check!** 消化管壁内に腸管神経系（腸管神経叢）という大規模な末梢神経系があり、消化管の運動や感覚をつかさどっています。これは自律神経系の仲間です。

❷ 神経細胞と神経膠細胞（神経組織）

神経組織は神経細胞（ニューロン）と神経膠細胞（グリア細胞）からなります。

ニューロン同士はネットワークをつくり、電気・化学的手段を用いて情報のやり取りをします。ニューロンには様々な形態・機能のものがあります。一般的なものは細胞体、樹状突起、軸索（軸索突起）をもった形です［図4-1］。軸索は、長いもので1mに及ぶものもあり、神経線維とよばれることもあります。

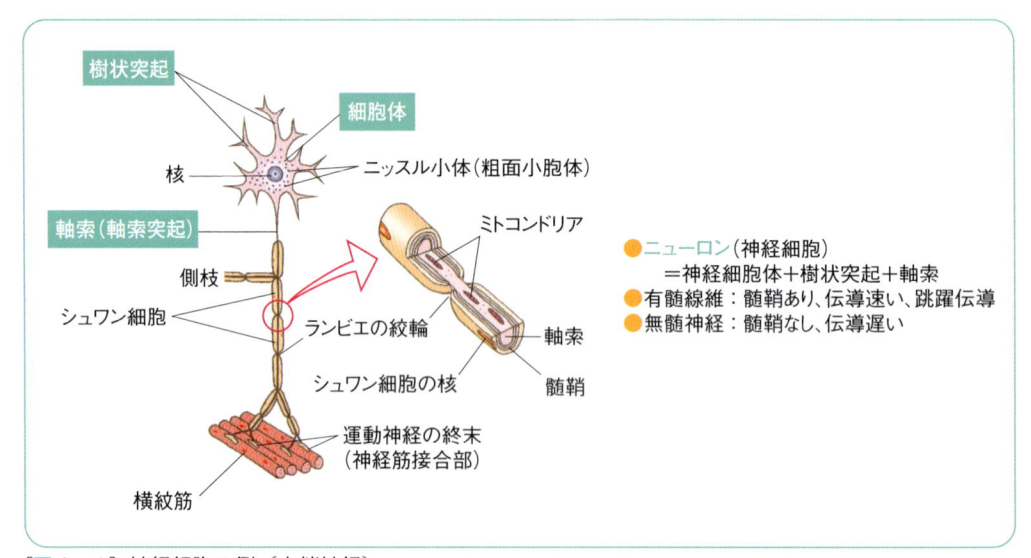

［図4-1］神経細胞の例（末梢神経）

神経膠細胞は**グリア細胞**ともいわれ、ニューロンの行う情報伝達を支持したり栄養の供給を行ったりしますが、自分自身は情報の伝達機能をもちません。中枢神経のグリア細胞には、星状膠細胞（神経細胞と毛細血管の仲立ちをし、血液脳関門を形成する）、小膠細胞（食作用をもつ）、上衣細胞（脳脊髄液を分泌する）、希突起膠細胞（髄鞘を形成する）があり、末梢神経のグリア細胞には、シュワン細胞（髄鞘を形成する）、衛星細胞（神経節細胞を包む）などがあります。脳の代表的な悪性腫瘍は、このグリア細胞から発生します（グリオーマ（神経膠腫）といいます）。

❸ 神経細胞と情報伝導

ニューロン（の膜）は**活動電位**という電気現象を発生させ、その**活動電位を次のニューロンに伝えることで情報伝達を行います**。活動電位を発生させる基盤には**静止（膜）電位**があります。

● 静止電位

静止電位［図4−2］の成因は以下のとおりです。

① 細胞内の**K⁺**濃度は細胞外より大です（Na–Kポンプがはたらくためです。**第8章**参照）。

② 細胞膜はK⁺のみが通過でき（K⁺を通す孔である**Kチャネル**が開いているためです）、他のイオンは通過できない状態にあります。

③ K⁺は物理化学の法則によって外部に拡散するため、内部のプラス電荷が少なくなり外部がプラス過剰になります。

④ すると拡散で外に出ようとするK⁺は、電気的力で内部に引き戻され、拡散と電気的力の両者がつり合ったところで安定します。

⑤ つまりK⁺が少々外に出て細胞内の電位がマイナスになったところでつり合い、静止電位を形成します。その値は一般的には−70〜−80mVです。

● 活動電位

活動電位［図4−2］の成因は以下のとおりです。

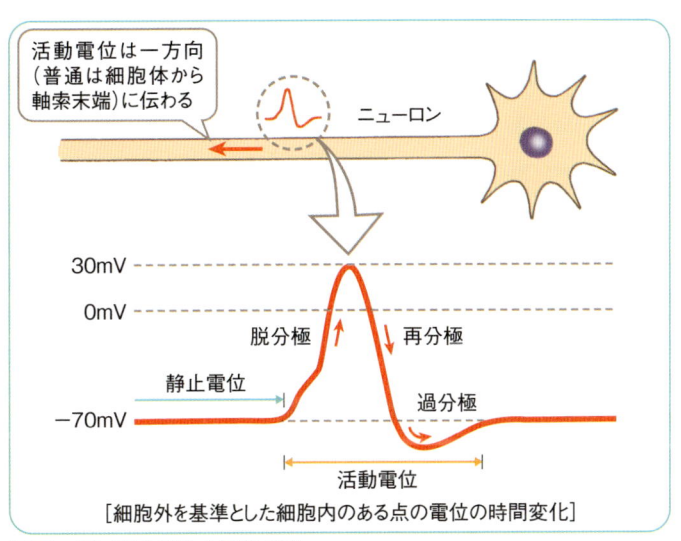

[図4−2] 静止電位と活動電位

① 細胞外の**Na⁺**濃度は細胞内より大ですが、通常、細胞膜の**Naチャネル**（Na⁺を通す孔）が閉じているため、Na⁺は細胞内には入り込めません。

② しかしある条件下では（膜電位が閾値に達すると）、突然Naチャネルが開きます。

③するとNa⁺は、拡散の力と電気的力で内部に引き込まれ、細胞内部がプラスになります。一般的には＋30mV程度です。
④引き続きNaチャネルが閉じ、K⁺が外に出るなどの一連の過程が起こり、静止電位に戻ります。この一連の電位変化を活動電位といいます。
⑤活動電位は生じるか生じないかのどちらかで、大きめの活動電位とか中くらいの活動電位というのはありません（これを**全か無かの法則**といいます）。

> **Check!** 一度活動電位が生じるとその場所は一時的に不応期となり、その間は活動電位を生じることはできません。

> **Check!** 細胞内の電位が静止電位よりもプラスの方向に動くことを脱分極、マイナスの方向に動くことを過分極といいます。

●─有髄線維と跳躍伝導

活動電位が軸索を伝わる速度（伝導速度）が速いほど、俊敏で脳の判断も速くなります。軸索が太いほど伝導速度は速くなりますが、細いままで効率よく伝導速度を上げるために用いられるのが有髄線維です［図4－1］。

有髄線維では、軸索を絶縁体としての機能をもつ**髄鞘**で取り囲み、髄鞘の切れ目で活動電位を発生させる**跳躍伝導**という方法をとります。髄鞘を形成するのは、中枢神経では希突起膠細胞、末梢神経ではシュワン細胞です。

●─シナプス

活動電位は通常、細胞体で発生し軸索の先端（軸索終末）に向かって伝わります。次のニューロンまでは間隙があり、軸索の尖端は次のニューロンの細胞体や樹状突起との間で**シナプス**という構造をつくり情報を伝達しています［図4－3］。

軸索終末側のシナプスにはシナプス小胞があり、その中に**神経伝達物質**が詰まっています。伝わってきた活動電位はCa²⁺の助けを借り、開口放出という機構で伝達物質を放出します。伝達物質は情報を受け取るニューロンの細胞膜に達します。そこには伝達物質を受け取る受容体があり、伝達物質に応じ、チャネルを開くなどの反応をします。

伝達物質を放出する側の膜はシナプス前膜、それを受け取る受容体がある側はシナプス後膜といいます。役割に応じ、伝達物質にも受容体にもいろいろなものがあります[*1]。

> **Check!** [*1]
> ・伝達物質の例：アセチルコリン、セロトニン、カテコールアミン（ノルアドレナリン、アドレナリン、ドーパミン）、グリシン、γ-アミノ酪酸（GABA）、P物質、グルタミン酸

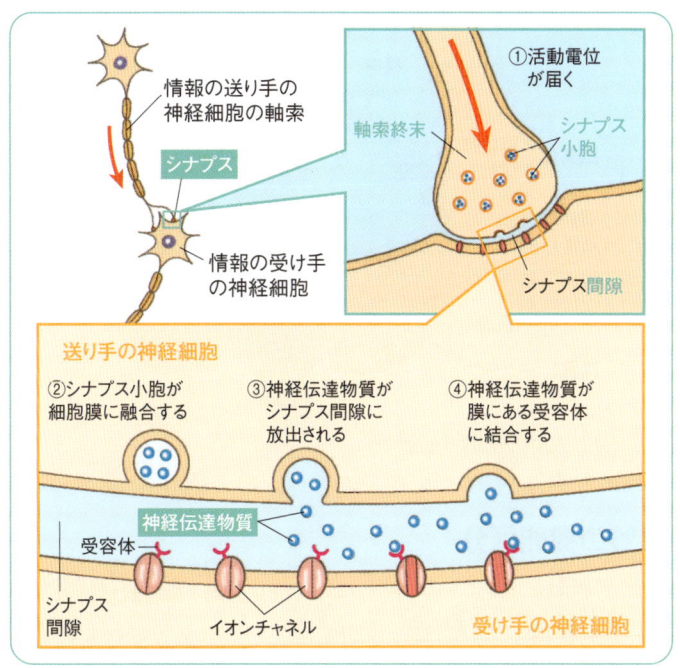

[図4-3] シナプス

2　中枢神経系

1　大脳の構造と機能

●―大脳皮質、大脳髄質、大脳基底核

　大脳はヒトの精神活動の場です。特に**大脳皮質**では、ニューロンが集まり複雑なネットワークをつくってはたらいています。

　大脳皮質とは大脳の表層のことで、ニューロンの細胞体が集まり**灰白質**を形成しています［図4-4］。その下（大脳髄質）は神経線維が密な**白質**です。白質の中にもニューロンの集団が**大脳基底核**[*2]という灰白質をつくっています［図4-4］。

Check![*2]　解剖学では尾状核、レンズ核（被殻、淡蒼球）、扁桃体、前障を大脳基底核といい、被殻と尾状核を合わせて線条体といいます。生理学では尾状核、被殻、淡蒼球、視床下核、黒質を大脳基底核といいます。

Check!　白質には、左右の脳を連絡する交連線維、同側の各部を連絡する連合線維、上下を連絡する投射線維が通っています。

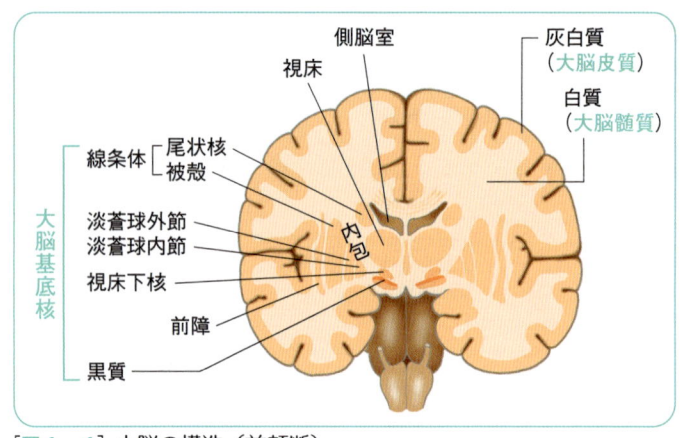

[図4-4] 大脳の構造（前額断）

●大脳皮質の機能区分

大脳は、その表面を走っている中心溝、外側溝、頭頂後頭溝という溝を基準に、前頭葉、頭頂葉、後頭葉、側頭葉の4つに区分されます［図4-5］。

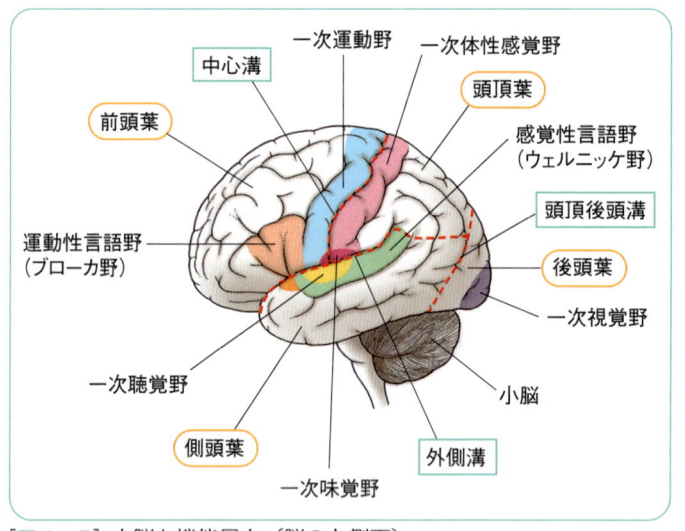

[図4-5] 大脳と機能局在（脳の左側面）

●運動野、感覚野、連合野 ［図4-5、6］

中心溝の前（中心前回）に位置する領域は一次運動野といい、筋を収縮させる随意運動の指令を送り出す領域です。中心溝の後ろ（中心後回）は一次体性感覚野といって皮膚感覚などを感じる領域です。

視覚や聴覚を支配する一次視覚野や一次聴覚野などの一次感覚野も別に存在します（**第5章**参照）。

大脳皮質の運動野と一次感覚野以外の領域は一般に連合野とよばれ、高次の精神機能

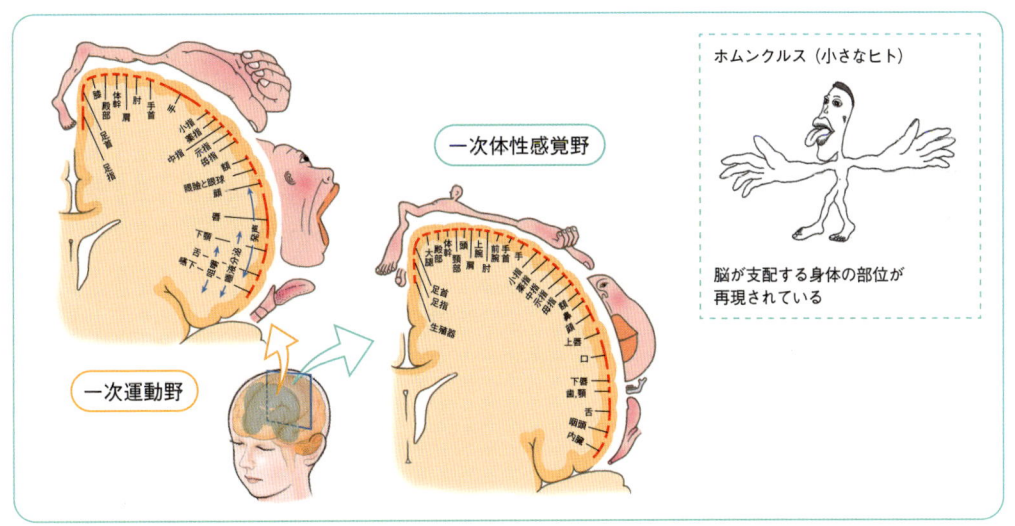

[図4-6] 一次運動野と一次体性感覚野の体部位局在

を営む場です。前頭連合野、頭頂連合野、側頭連合野、後頭連合野があります。

❷ 視床と視床下部の構造と機能

視床と視床下部は間脳という区分に属し、隣り合って位置しますが、両者に機能的関連はありません［図4-7］。

視床は感覚系の中継核で、末梢からの感覚入力を大脳皮質に中継します。視床下部は自律神経系と内分泌系を統合する中枢で、ホメオスタシス維持の中心です。視床下部の前下部は細くなり、その先端に下垂体が付いています。

❸ 脳幹の構造と機能

脳幹は中脳、橋、延髄からなり、大脳と脊髄を結ぶ位置にあります［図4-7］。脳幹には生命維持に必要な脳機能が詰まっています。呼吸中枢、嚥下中枢、咳中枢、循環調節中枢、排尿・排便の中枢、対光反射中枢などなど、様々な中枢が脳幹に存在します。これら脳幹が機能していれば、大脳が機能しなくてもヒトの生命は維持できます（こうした状態が、いわゆる植物状態です）。

❹ 小脳の構造と機能

小脳は橋の背側にあり、小脳脚によって脳幹と連絡し、他の中枢神経と情報のやり取りをしています［図4-7］。外観から、中央部の虫部および両側部の小脳半球に分けられ、

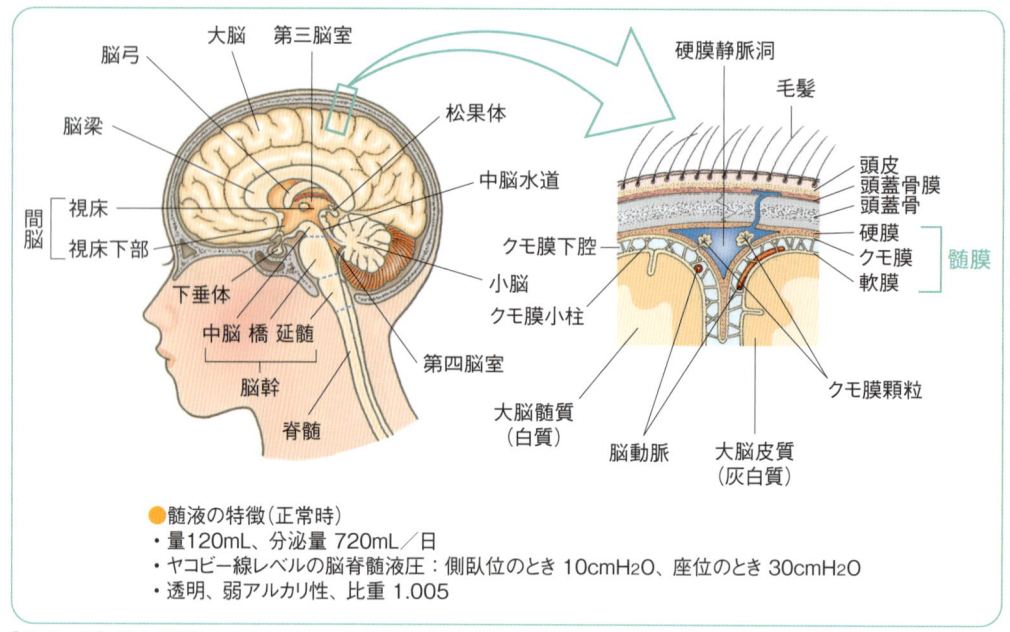

[図4-7] 脳と髄膜

小脳実質は皮質と髄質に区別できます。
小脳は運動の調節と運動の記憶に重要な役割を果たします。たとえばピアノを弾いたり自転車に乗ったりというような、身体で覚える記憶には小脳が関与しています。

❺ 脊髄の構造と機能

脊髄は脳と連続しており、延髄に続きます。上部から頸髄、胸髄、腰髄、仙髄、尾髄に分けられます［図4-8］。

脊髄からは運動神経が末梢に向かって軸索を伸ばし、感覚神経が末梢から脊髄へ入ってきます。上肢と下肢に出入りする神経が豊富な領域は、それぞれ頸膨大部、腰膨大部として、ほかの部分より太くなっています［図4-8］。

前角（前柱）は運動ニューロン（第3章参照）の細胞体が存在する場所で、後角（後柱）は感覚神経が入力する場所です。側角（側柱）は頸髄下部から腰髄上部においてよく発達し、交感神経系の起始細胞があります［図4-9］。

❻ 脊髄反射

感覚入力が脊髄に入り、脊髄の中で（脳の関与なしに）情報処理されて、運動ニューロンを介して骨格筋収縮を引き起こす場合、これを脊髄反射といいます。**意識にのぼる前に無意識に運動が起こります。**

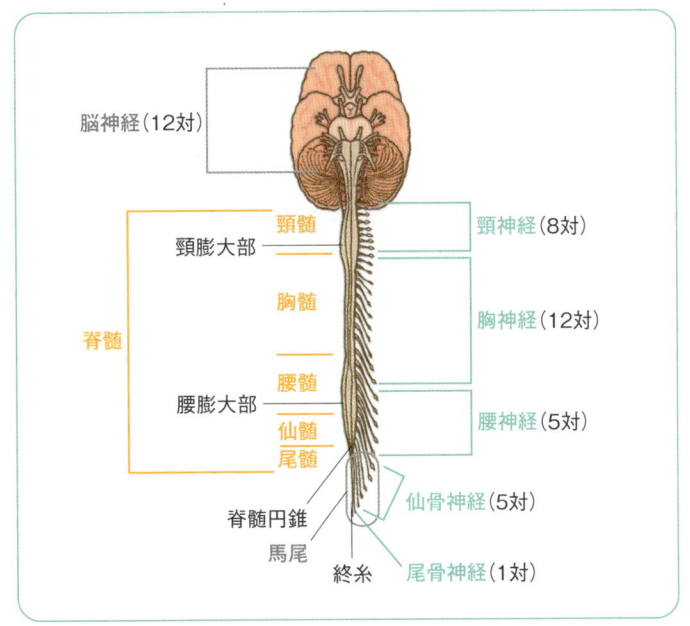

[図4-8] 脊髄と脊髄神経

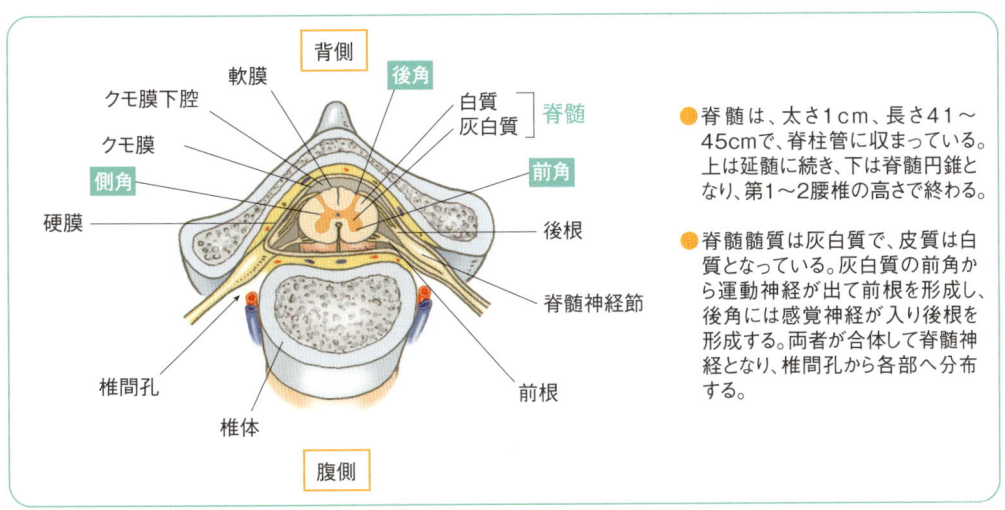

[図4-9] 椎骨と脊髄

- 脊髄は、太さ1cm、長さ41〜45cmで、脊柱管に収まっている。上は延髄に続き、下は脊髄円錐となり、第1〜2腰椎の高さで終わる。
- 脊髄髄質は灰白質で、皮質は白質となっている。灰白質の前角から運動神経が出て前根を形成し、後角には感覚神経が入り後根を形成する。両者が合体して脊髄神経となり、椎間孔から各部へ分布する。

　脊髄反射の一つである**単シナプス反射**は最も簡単なニューロン回路で起こる反射です。典型例は**膝蓋腱反射**で、伸張反射といわれる反射の一つです（第3章参照）。関与するニューロン（介在ニューロン）が増えると**多シナプス反射**といいますが、例として**屈曲反射**があります。

❼ 髄膜と脳室

　脳は頭蓋腔、脊髄は脊柱管の中に位置します。**脳と脊髄は連続していて、共通の被膜（脳**

脊髄膜；髄膜）に包まれています。髄膜は外側より硬膜、クモ膜、軟膜の3層構造で、クモ膜下腔には脳脊髄液（髄液；CSF）が流れています［図4-7］。

脳内には脳室（側脳室、第三脳室、中脳水道、第四脳室）という空間があり、第四脳室でクモ膜下腔および脊髄の中心管につながり、内部は髄液で満ちています。

髄液は、脳室にある脈絡叢で血液から上衣細胞のはたらきにより生産され、第四脳室からクモ膜下腔へ流れ、クモ膜顆粒から硬膜静脈洞へと排出され、心臓に向かいます。

検査などのために髄液が必要な場合は、脊髄を傷つけないように、脊髄が馬尾となっている周辺（ヤコビー線：第3～4腰椎の間）から採取します（これが腰椎穿刺です）。

脳と脊髄では星状膠細胞が毛細血管と神経細胞の橋渡しをしており、毒物や薬物が容易に脳内に入らない仕組みになっています。これを血液脳関門（BBB）といいます。

❽ 感覚・運動の伝導路

頭部以外の身体の感覚や運動には、脳と脊髄にわたる神経の伝導路である上行性伝導路と下行性伝導路が関与します。前者は感覚性伝導路あるいは求心性伝導路ともいい、後者は運動性伝導路あるいは遠心性伝導路ともいいます。

上行性伝導路は、各種感覚情報が後根より脊髄に入り、間脳の視床で中継されて大脳皮質感覚野に至る経路です。視床に至る脊髄内の経路の違いから、脊髄視床路と後索-内側毛帯路の2つに大きく分けられます。

下行性伝導路の代表は錐体路（皮質脊髄路）です。これは大脳皮質運動野に始まり脊髄の運動ニューロンに至る随意運動の主経路で、延髄の錐体を通過するのが特徴です（第3章参照）。これに対し、錐体外路とよばれる概念にはあいまいさがあります。錐体路に匹敵する独立した下行経路は特定できませんが、錐体外路症状[*3]という言葉は使われます。

> **Check!** *3　大脳基底核の病変に起因する運動障害を、"錐体路以外の何らかの下行性伝導路が障害されたもの"と考え、錐体外路症状と名づけた歴史的経緯があります。ところが神経回路の解析が進むと、明確な特定の下行経路は存在せず、基底核は錐体路と連携して運動の調節を大脳内で行っていることがわかってきました。一方で、脳幹から発する多種の下行経路（網様体脊髄路や赤核脊髄路など）を錐体外路とよぶこともありますが、これは本来の概念からはずれるとともに確立されたよび方でもありません。

❾ 高次脳機能と覚醒・睡眠

高度な情報処理はニューロンのネットワークによってなされます。運動や感覚はもとより、私たちの「こころ」や「意思」さえもこの結果生じるのです。あなたが今この文章を読んでいるのも、恋をするのも、大脳皮質のニューロンのネットワークのはたらきによるものです。

大脳皮質には各種の機能的領野があります。

●―言語中枢

言語中枢はヒトにとって特別に重要な地位を占めます。ほとんどのヒトで言語中枢は左脳にあります。言語中枢は**ブローカ野**と**ウェルニッケ野**の2つの領野からなります［図4-5］。

ブローカ野は**運動性言語野**といい、前頭連合野にあります。**話すことをプログラムする領域**です。**障害を受けると運動性失語症になり、発音自体は正常でも無意味な言葉を発したり、たどたどしい話し方になります。**

ウェルニッケ野は**感覚性言語野**といい、側頭連合野を中心に頭頂連合野にかけて存在します。**言語の意味を理解する領域**です。**障害を受けると感覚性失語症になり、聞いたり見たりした言葉の意味がわからなくなります。**言葉は話せますが、結果として会話は成り立たなくなります。

> **Check!** 左脳と右脳のうち、言語中枢のあるほうを優位脳、他方を劣位脳といいます。左利きのヒトでも優位脳は左にある場合が圧倒的に多いのです。優位脳の得意分野は言語や計算などで、劣位脳の得意な分野は空間把握、非言語的思考、音楽などといわれています。

●―大脳辺縁系

脳には、**辺縁系**とよばれる領域があります［図4-10］。ここは脳の深部に存在する動物（獣）的脳です。大脳皮質と間脳の間に位置する脳の部分で、**海馬、扁桃体、中隔核、帯状回**といわれる大脳皮質の深部領域を含みます。これら辺縁系は視床下部と連携し、動物の本能行動、情動、記憶などに関与します。

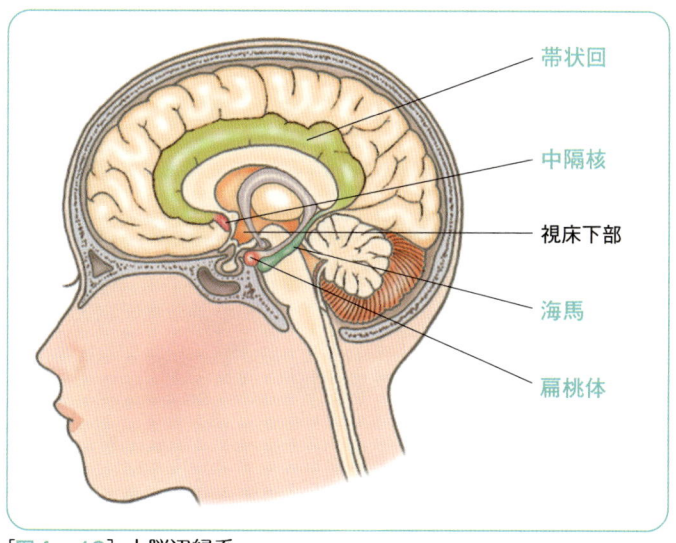

［図4-10］大脳辺縁系

●覚醒と睡眠

　ヒトは、昼間は起きていて夜が来ると眠くなり、6～8時間程度の睡眠をとり、朝になると目が覚めるというサーカディアンリズムを繰り返します。

　睡眠と覚醒は基本的に脳のはたらきによって起こります。身体や脳を休めるために睡眠があると考えられていますが、睡眠の意味について本当のところはよくわかっていないのです。脳波によって睡眠と覚醒状態を知ることができます。

　ニューロンの活動は電気化学的活動であるため、ニューロンが集まった脳が活動すると様々な電気現象を脳の外から記録できます。それを**脳波**といいます。

　脳が覚醒状態で頭を使うとβ波（13Hz以上）という低振幅速波が記録されます。閉眼し、ボンヤリしていると10Hz程度のα波（8～13Hz）が記録されます。まどろみ状態から睡眠に向かうほど、ゆっくりとした揺れの大きい波（高振幅徐波）であるθ波（4～8Hz）やδ波（4Hz以下）が出現します。

　睡眠中には、覚醒波に近い脳波がみられることを特徴とする**レム睡眠**[*4]が、一晩に4～6回出現します（**第2章**参照）。レム睡眠の特徴として、急速眼球運動、筋緊張低下、心拍や呼吸の乱れ、陰茎勃起などがみられます。成人の睡眠では20％程度、新生児では75～50％程度がレム睡眠です。

> [*4] **Check!** レム（REM）睡眠は「rapid eye movement（急速眼球運動）睡眠」の略です。それ以外の睡眠をノンレム（non-REM）睡眠といいます。

3 末梢神経系

❶ 脳神経

　脳神経は**12対**あります［図4-11］。支配する器官の違いによる種類のみでなく、運動性の神経、感覚性の神経、運動性・感覚性両方を含む神経、さらには副交感神経を含む神経などの分類があります［表4-1］。

❷ 脊髄神経と神経叢

●脊髄神経

　脊髄神経は**31対**あります［図4-8］。頸神経8対、胸神経12対、腰神経5対、仙骨神経5対、尾骨神経1対です。

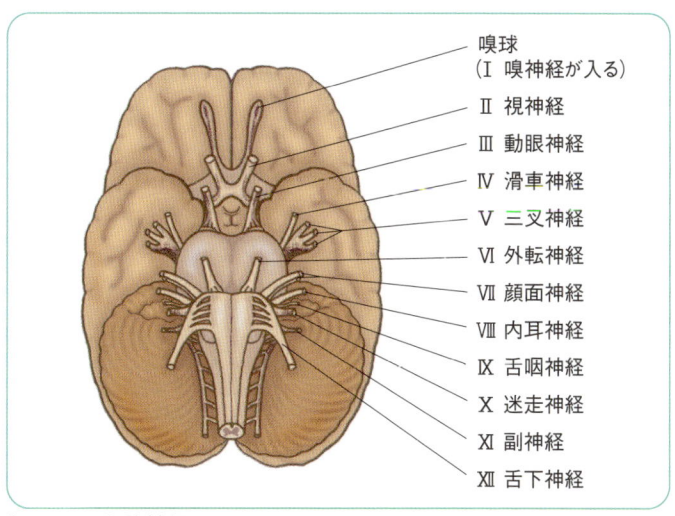

[図4-11] 脳神経

名　称	特　徴
Ⅰ 嗅神経	嗅覚に関係する純感覚性の神経
Ⅱ 視神経	視覚に関係する純感覚性の神経
Ⅲ 動眼神経	運動線維は外眼筋（上・下直筋、内側直筋、下斜筋）および上眼瞼挙筋に分布し、副交感性の神経線維は瞳孔括約筋と毛様体筋に分布する。
Ⅳ 滑車神経	外眼筋（上斜筋）に分布する運動性神経
Ⅴ 三叉神経	第1枝（眼神経）と第2枝（上顎神経）は感覚線維のみからなり、頭部と顔面の皮膚、鼻腔・口腔粘膜、舌、歯などに分布する。第3枝（下顎神経）は感覚線維のほかに咀嚼筋に分布する運動線維も含む。
Ⅵ 外転神経	外眼筋（外側直筋）に分布する運動性神経
Ⅶ 顔面神経	運動線維は顔面の表層の筋（表情筋）に分布する。一部は味覚に関する感覚性、顎下腺および舌下腺の分泌に関する副交感神経からなる中間神経
Ⅷ 内耳神経	前庭神経（平衡覚）と蝸牛神経（聴覚）からなる感覚性神経
Ⅸ 舌咽神経	感覚線維は舌根・咽頭および中耳に分布。運動線維は咽頭と軟口蓋の筋に分布、さらに、味覚に関する感覚線維を含む。また、副交感性の神経線維は耳下腺の分泌に関係する。
Ⅹ 迷走神経	複雑な混合性神経で、副交感神経が主。副交感線維、感覚線維あるいは運動線維を頸・胸部および腹部内臓に広範囲に送っている。
Ⅺ 副神経	胸鎖乳突筋、僧帽筋に分布する運動性神経
Ⅻ 舌下神経	舌筋に分布する運動性神経

[表4-1] 各脳神経の特徴

脊髄神経の**前根は運動性**（運動神経が通ります）で、**後根は感覚性**（感覚神経が通ります）です。このことを**ベル・マジャンディーの法則**といいます。

脊髄外で前根と後根はいったん一緒になり椎間孔を出て、その後それぞれが前枝と後枝に分かれて投射します［図4-12］。**後枝**は体幹の背面の固有背筋と背部の皮膚に分布します。**前枝**は第1・第2頸神経を除いて後枝よりも太く、体幹の側面・前面、上肢・下肢の筋・皮膚に分布します。前枝および後枝は運動性・感覚性の両方の線維を含むことに注意してください（前根・後根とは異なります）。

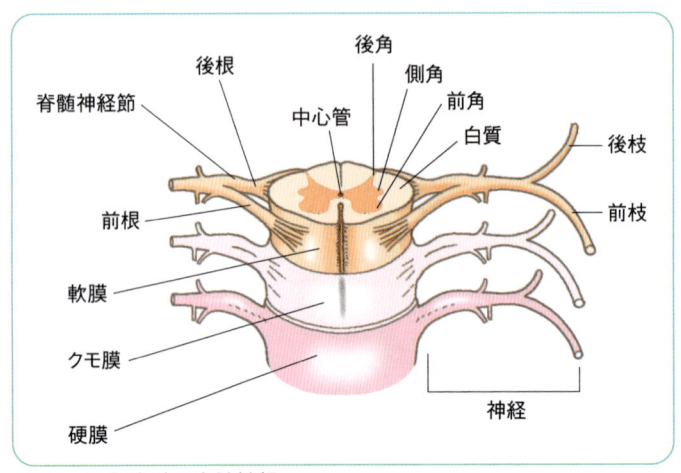

[図4-12] 脊髄と脊髄神経

● 神経叢

前枝の多くは**神経叢**（神経の束がいったん集合し、行き先ごとに再編成される場[図4-13]）を形成後、そこから軸索を目標に投射します。

頸神経叢は頸髄の1番から4番まで（C_1〜C_4）の軸索からなり、頸部の筋・皮膚と横隔膜に投射します。

腕神経叢（C_5〜Th_1）からは、鎖骨上部・下部の筋・皮膚への神経各種に加えて、筋皮神経、正中神経、尺骨神経、腋窩神経、橈骨神経など、上肢の筋・皮膚に投射する神経が派生します。

腰神経叢（Th_{12}〜L_4）からは、腸骨下腹神経、腸骨鼠径神経、陰部大腿神経、外側大

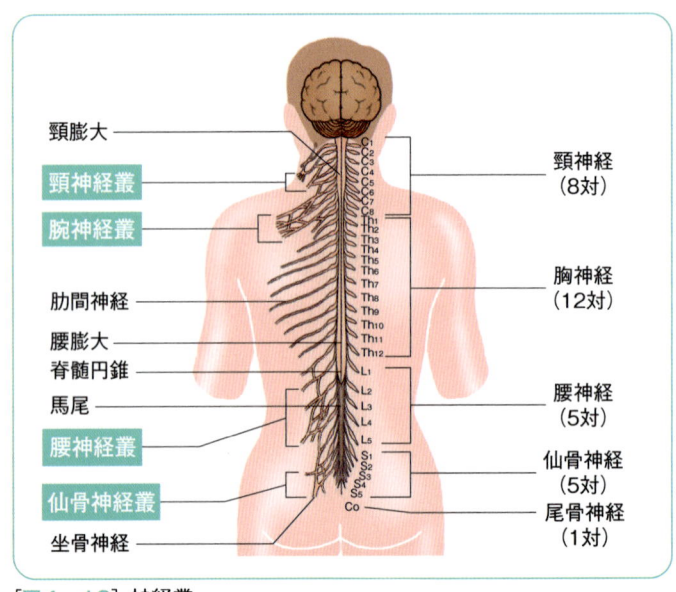

[図4-13] 神経叢

腿皮神経、閉鎖神経、大腿神経などが派生し、**仙骨神経叢**（L₄〜S₃）からは、上殿神経、下殿神経、後大腿皮神経、坐骨神経、陰部神経などが派生します。

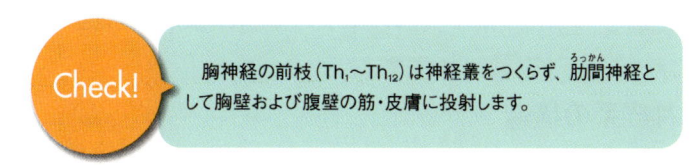

> **Check!** 胸神経の前枝（Th₁〜Th₁₂）は神経叢をつくらず、肋間神経として胸壁および腹壁の筋・皮膚に投射します。

●皮膚分節

脊髄後根に入る感覚神経は、特定の皮膚領域を支配します。支配される領域は脊髄/脊椎の分節に対応し、空間的に規則的に配列しています。これを皮膚分節（デルマトーム［図4－14］）といいます。

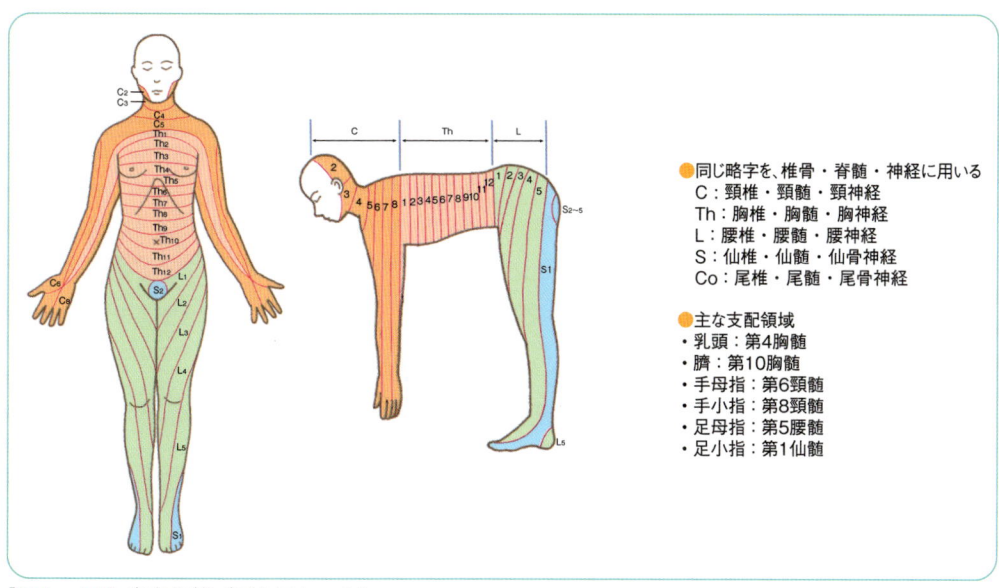

● 同じ略字を、椎骨・脊髄・神経に用いる
 C：頸椎・頸髄・頸神経
 Th：胸椎・胸髄・胸神経
 L：腰椎・腰髄・腰神経
 S：仙椎・仙髄・仙骨神経
 Co：尾椎・尾髄・尾骨神経

● 主な支配領域
 ・乳頭：第4胸髄
 ・臍：第10胸髄
 ・手母指：第6頸髄
 ・手小指：第8頸髄
 ・足母指：第5腰髄
 ・足小指：第1仙髄

[図4－14] 皮膚分節（デルマトーム）

❸ 体性神経系と自律神経系

体性神経系は、自律神経系に対する概念で、動物神経系ともいわれます。筋運動や各種感覚など、**意識にのぼる機能をつかさどる神経系**です。

自律神経系は、体性神経系に対する概念で、植物神経系ともいわれます。循環、心臓、消化・吸収など、**意識にはのぼらない生命維持機能をつかさどる神経系**です。

●交感神経と副交感神経

自律神経系は**交感神経**と**副交感神経**からなります。**交感神経は"戦いの神経"**ともいわれ、闘争や逃走中の動物では交感神経系が亢進します。肉体的にも精神的にも興奮した状態になります。一方、**副交感神経は"休息の神経"**ともいわれ、ゆったりとくつ

ろいでいるときにそのはたらきが亢進します。このときは消化や吸収が亢進します。

自律神経に支配されるほとんどの器官には、交感神経と副交感神経の両方が作用します。これを**二重支配**といいます。その際、交感神経と副交感神経は互いに逆の作用を及ぼします。これを**拮抗作用**といいます。

●― 自律神経系の構造

交感神経も副交感神経も、**神経節**（それぞれ、交感神経節、副交感神経節といいます）で1回ニューロンを乗り換えて目標の臓器・器官に投射します。乗り換え前は**節前ニューロン**、乗り換えた後は**節後ニューロン**といいます。それぞれの軸索は節前線維、節後線維を形成します［図4-15］。

交感神経と副交感神経では、神経節の位置が特徴的に異なります。**副交感神経節は臓器の近傍に位置し、交感神経節は臓器から離れたところ（脊柱の近傍）にあります**。具体的には、交感神経節は交感神経幹の中（椎傍神経節）か側副神経節（椎前神経節）にあります。

節前線維のニューロンの起始核（節前ニューロンの細胞体が集合している場所）は、中枢（脳や脊髄）に存在します。交感神経の起始核は胸髄と腰髄にあり、副交感神経の起始核は脳幹と仙髄にあります（p.8「**人体マップ7**」参照）。

●― 自律神経の伝達物質

節前線維が放出する**伝達物質**は交感神経・副交感神経ともに**アセチルコリン**です［図4-15］。節後線維が放出する伝達物質は、副交感神経ではアセチルコリン、交感神経では**ノルアドレナリン**です［図4-15］。

交感神経の節後ニューロンに相当する特殊な細胞が**副腎髄質**に存在し、アドレナリンとノルアドレナリンをホルモンとして放出します（**第15章**参照）。

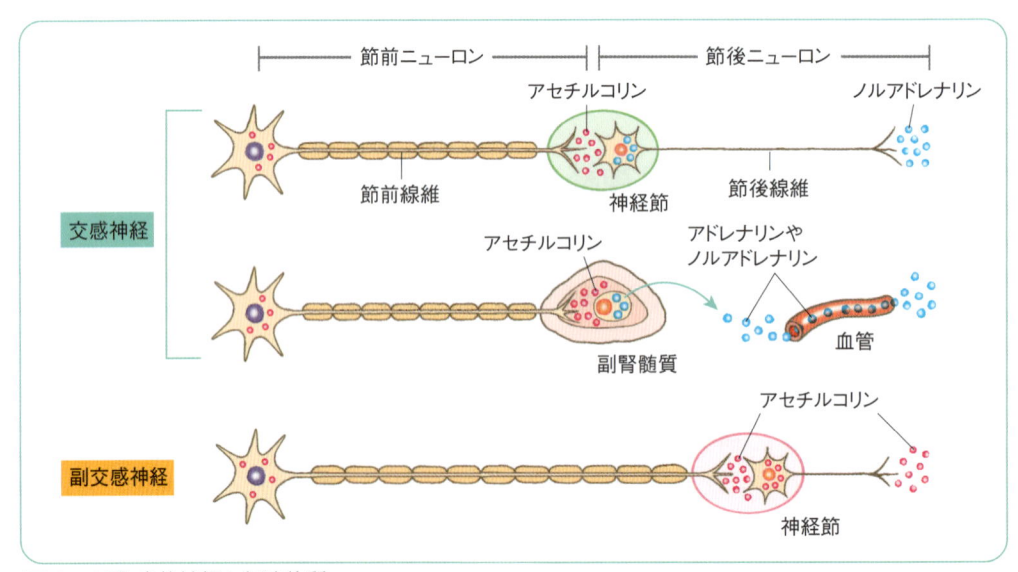

［図4-15］自律神経と伝達物質

第5章 感覚器系

動物は、外界を感じる生き物です

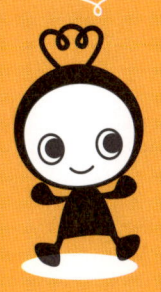

この章のPoint

- 外界や体内からの刺激により感覚器（感覚受容器、センサー）に情報が発生します。
- 感覚受容器に発生した情報を末梢神経系が脳（中枢神経系）に伝えることで、**感覚は脳に生じます**。
- 感覚は大きく3つに分けるのが普通です。**体性感覚**、**内臓感覚**、**特殊感覚**です。

体性感覚：表面感覚（皮膚感覚）、深部感覚
内臓感覚：内臓痛覚、臓器感覚
特殊感覚：視覚、聴覚、平衡覚、味覚、嗅覚

1 体性感覚

❶ 刺激と感覚受容

　外界や体内からの刺激で感覚受容器（センサー）に情報が発生します。その情報を末梢神経系は活動電位が生じる頻度に変換して脳（中枢神経系）に伝え、**感覚は脳に生じます**。同じ強さの刺激を受けていても、活動電位が生じる頻度が減ってくる現象（順応といい、だんだん感じなくなる）も感覚の特徴です。

　刺激には**機械的刺激、化学的刺激、光刺激、熱**（温・冷）**刺激**があります。機械的刺激や化学的刺激はもちろん、光や熱刺激にもいろいろな種類があり、それを受け取る受容器は刺激に適応し、それぞれが特殊に発達しています。

　痛みを起こすような刺激を**侵害刺激**といいます。侵害刺激の受容器には、機械的刺激、化学的刺激、熱刺激の多種の刺激に応じるものもあります。

❷ 皮膚感覚の種類と感覚受容器

　皮膚感覚には触・圧覚、温・冷覚、痛覚があり、これらに対応する受容器が皮膚にあります。受容器には、パチニ小体、マイスナー小体、メルケル細胞、ルフィニ小体、毛包受容器、それに自由神経終末があります［図5－1］。

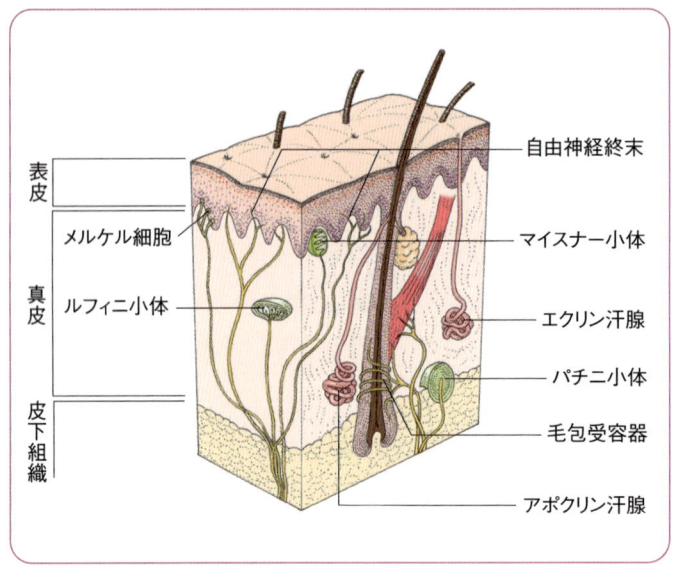

[図5-1] 皮膚の感覚受容器

● 触・圧覚

触覚、圧力覚、振動覚などの感覚（触・圧覚）はいわゆる機械的刺激受容器によって受け取られます。パチニ小体、マイスナー小体、メルケル細胞、ルフィニ小体、毛包受容器などが受容器です。

これら触・圧覚受容器には役割分担があり、感度、存在場所、順応の速さ、受容野の広さなどがそれぞれ異なります。また、身体の場所によって受容器の密度と神経支配が異なります。たとえば唇や指先などの触覚は、殿部や背中などに比べてずっと鋭敏で、2点識別の能力が高くなっています。

● 温・冷覚

温覚と冷覚は、自由神経終末が受容器です。体温よりも高めの温度で温覚受容器が、体温より低めの温度で冷覚受容器が刺激されます。冷覚を感じる皮膚上の点は、温覚を感じる点よりも何倍も多いことが知られています。

● 痛覚

痛覚の受容器も自由神経終末です。痛みを起こす侵害刺激として、過度の圧や温度（熱すぎ、冷たすぎ）、化学物質、皮膚の炎症などがあります。痛覚は生体に対する警告信号であるため、原因が取り除かれるまで順応しないのが特徴です。

● 温・冷覚や痛覚を伝達する神経

温・冷覚や痛覚を脳に伝える末梢神経は、無髄線維あるいは細い有髄線維であるため、信号伝達に時間がかかるのも特徴です。たとえば、針で指先を刺した場合、ちょっと間を置いてから痛いと感じます。

❸ 深部感覚の受容器

深部感覚の受容器は、筋、腱、筋膜、靱帯、関節などにあり、皮膚感覚と同様に機械的刺激や侵害刺激に応じます。

●─固有感覚

深部感覚のなかでも特徴的な種類として、**固有感覚**というものがあります。平衡覚もこれに属しますが、これはたとえば自分の足の状態や腕の曲がり具合を、目を閉じていても知ることができるという感覚です。

●─筋紡錘とゴルジ腱器官

筋紡錘は筋の長さを、ゴルジ腱器官は筋の張力を感じ取る受容器です［図5－2］。これらは固有感覚を起こすだけでなく反射的にも筋の調節を行います。筋紡錘がはたらく反射に**伸張反射**（第3章、第4章参照）があり、膝蓋腱反射はその典型です。

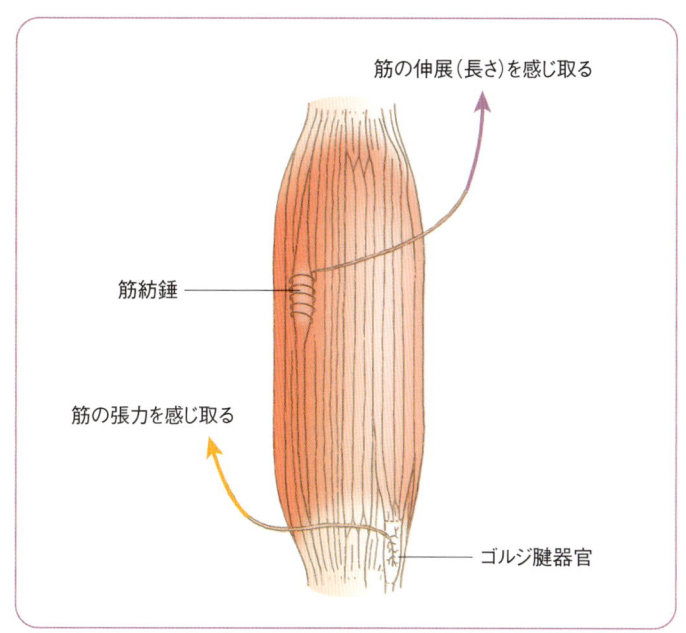

［図5－2］筋紡錘とゴルジ腱器官

2 視　覚

❶ 眼球の構造

眼は、カメラと同じような仕組みで、**外界の像を網膜上に写す構造をしています**。**眼球**は眼窩の中にあり、直径約2.5cmの球形をしています。眼球の壁は、眼球外膜＝

眼球線維膜（**角膜、強膜**）、眼球中膜＝眼球血管膜（**虹彩、毛様体、脈絡膜**）、眼球内膜＝眼球神経膜（**網膜**）の3層からなります。壁の内側には眼房水・水晶体・硝子体が入っています［図5-3］。

そのほか眼球の付属器として、眼筋、涙腺、結膜、眼瞼があります［図5-3］。

●─眼球の血管

眼球には内頸動脈の枝の**眼動脈が分布し、網膜中心動脈となり網膜の内面に放射状に広がっています**。眼底検査では、この血管を外から見ることができます［図5-4］。これにより、脳の動脈硬化や脳腫瘍、脳出血を推定することができます。

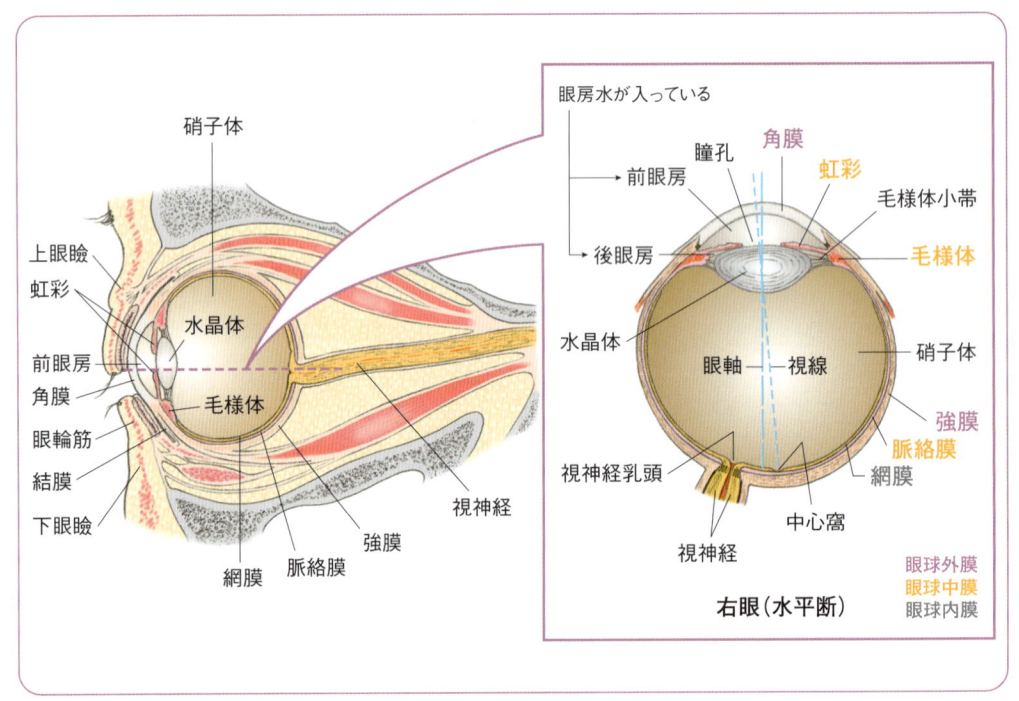

［図5-3］視覚器（眼）の解剖

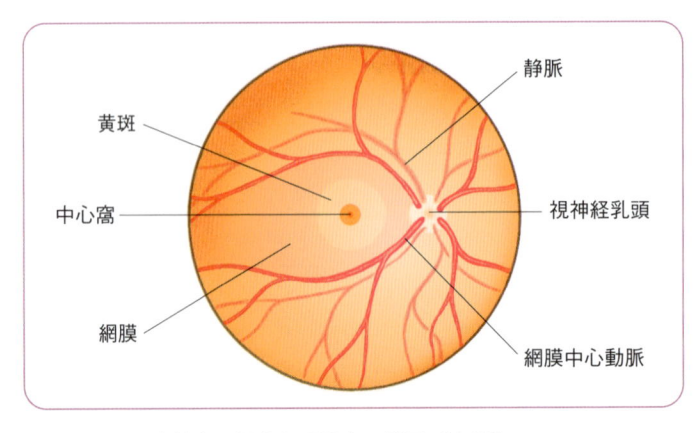

［図5-4］眼底検査で得られる眼底の様子（右眼）

❷ 視力と視野

●─視力の障害

<u>近視</u>（遠くが見えにくい）は、<u>眼球の奥行きが深すぎるか水晶体（レンズの役割をします）が厚すぎるため、網膜の前方に像ができてしまう現象</u>です。そのため凹レンズで補正します。

<u>遠視</u>（近くが見えにくい）は、<u>眼球の奥行きが浅すぎるか水晶体が薄すぎるため、網膜の後方に像ができてしまう現象</u>です。そのため凸レンズで補正します。

<u>老視</u>（老眼）は<u>水晶体が硬化し、調節が効かなくなった状態</u>です。カメラでいえば固定焦点カメラに近い状態になります（老視と遠視は別物です）。

●─視野と眼疾患

ヒトが物を注視するときは、<u>黄斑</u>（特に<u>中心窩</u>）に像を結ばせます。黄斑変性症、網膜剥離、<u>緑内障</u>（網膜や視神経の障害）などで黄斑やその周囲の網膜が障害を受けると、視野の欠損が起こります。

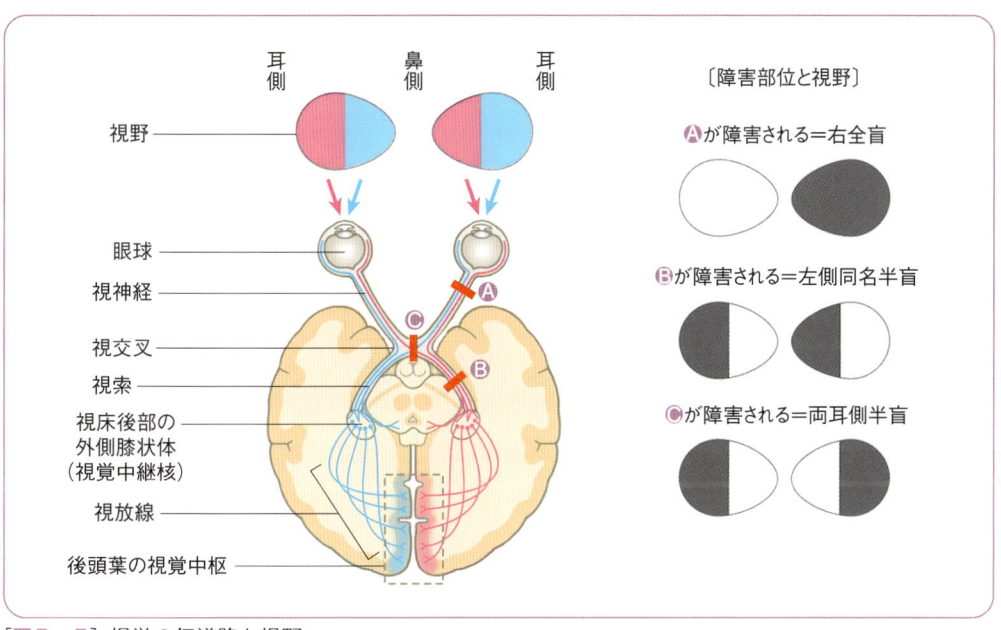

<u>白内障</u>は水晶体が濁ることにより、視野全体にもやがかかったような見え方になります。網膜から大脳皮質視覚野に至る視覚伝導路の障害では、様々な型の視野欠損が起こり得ます［図5-5］。

［図5-5］視覚の伝導路と視野

❸ 色　覚

網膜に達した光は視細胞を刺激します。**視細胞**には錐体（細胞）と杆体（細胞）の２種類があります。

錐体には赤、緑、青の波長の光に応じる３種類があります。ヒトが**色を感じるのは３種の錐体が様々な割合で刺激されるため**です。遺伝的な色覚異常は３種の錐体がそろわない場合に起こります。**杆体**は１種類のみのため色を識別できませんが、**薄暗いところで感度よくはたらく**ようにできています。一方、錐体は明るいところではたらくので、**ヒトは暗い場所では色を識別できません。**

錐体でも杆体でも、光を受け取るのは細胞内にある**視物質**です。視物質の中では**ビタミンA**から合成される物質が重要なはたらきをしています。３種の錐体にはそれぞれ異なった視物質が入っています。杆体の視物質は１種類で**ロドプシン**といいます。

明るいと、光でロドプシンが分解されるだけで合成が間に合いませんが、**暗いとロドプシンの合成が進み、杆体がはたらけるようになります**。これが暗闇でだんだん眼が見えるようになる過程で、**暗順応**といいます。

> **Check!** 物の形の識別には錐体も杆体もはたらきますが、中心窩には杆体がほとんどなく錐体のみが存在するため、ヒトが物を注視するときは基本的に錐体を使っています。

❹ 視覚の伝導路

網膜の視細胞で受けた光刺激は、神経情報に変換され、網膜内の神経節細胞に伝わります。この細胞の軸索は約100万本あり、視神経を形成し脳内に入ります。脳内では視床（外側膝状体）で中継された後、後頭葉にある**視覚野**（一次視覚野）に至ります。対光反射を引き起こす入力は途中で分かれて中脳に入ります。

視神経は**視交叉**で半交叉（視神経の内側半分が交叉）します［図５－５］。ヒトの**左側の視野は右の後頭葉に映り、右側の視野は左の後頭葉に映ります**。一次視覚野では単に物が見えているだけで、高次の視覚野（視覚連合野）で、それが何であるかが認識されます。

❺ 眼球運動

頭を動かさずにすばやく中心窩で外界をとらえるよう、眼球は効率よく動くようにできています。眼球を動かすのは６種類の**外眼筋**（上直筋、下直筋、外側直筋、内側直筋、上斜筋、下斜筋）で［図５－６］、動眼神経、滑車神経、外転神経によって支配されています（**第４章**参照）。

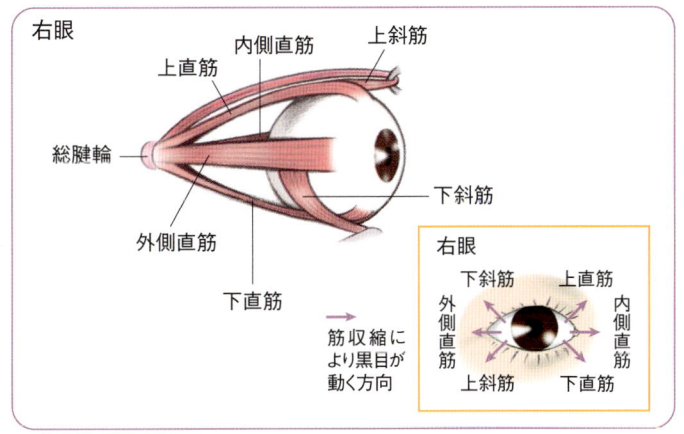

[図5-6] 眼球を動かす筋（外眼筋）

❻ 眼球に関する反射

　網膜上に外界の像を結ぶという現象は反射の一つで、自動的に行われます。これは、眼球に入る光の量を調節する反射（対光反射）と、ピントを合わせる反射（遠近調節）の組み合わせです。

　対光反射は、カメラの絞り（光量調節）に対応する反射で、瞳孔の大きさを変化させます。虹彩中の瞳孔括約筋は瞳孔を絞り、瞳孔散大筋は瞳孔を開き、これらによって光を取り入れる量を調節しています。瞳孔括約筋は副交感神経、瞳孔散大筋は交感神経の支配です。

　対光反射の中枢は中脳にあり、対光反射は脳死の判定基準の一つになっています。**片方の眼に光を与えただけでも両眼に反射が起こる**という特徴があります。

　カメラのピントに相当するのは水晶体の厚さを調節する遠近調節です。水晶体[*1]は周囲から毛様体小帯（チン小帯）に引っ張られています［図5-3］。その張力によって厚くなったり薄くなったりします。副交感神経が活動して毛様体筋が収縮すると、毛様体小帯がゆるみ、水晶体が自分の弾性で厚くなります。副交感神経の活動が減ると水晶体は薄くなります。

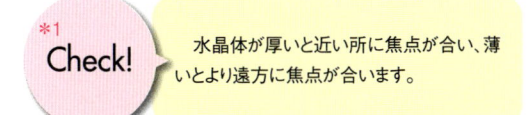

[*1] Check! 水晶体が厚いと近い所に焦点が合い、薄いとより遠方に焦点が合います。

Check! 輻輳反射（寄り目反射）は、注視した物体が近づいてくると、両眼球が内側を向き、水晶体が厚くなって瞳孔が収縮する反射です。

3 聴　覚

1 耳の構造

平衡聴覚器(耳)は、**外耳**、**中耳**、**内耳**の3領域に大きく分けられます[図5-7]。

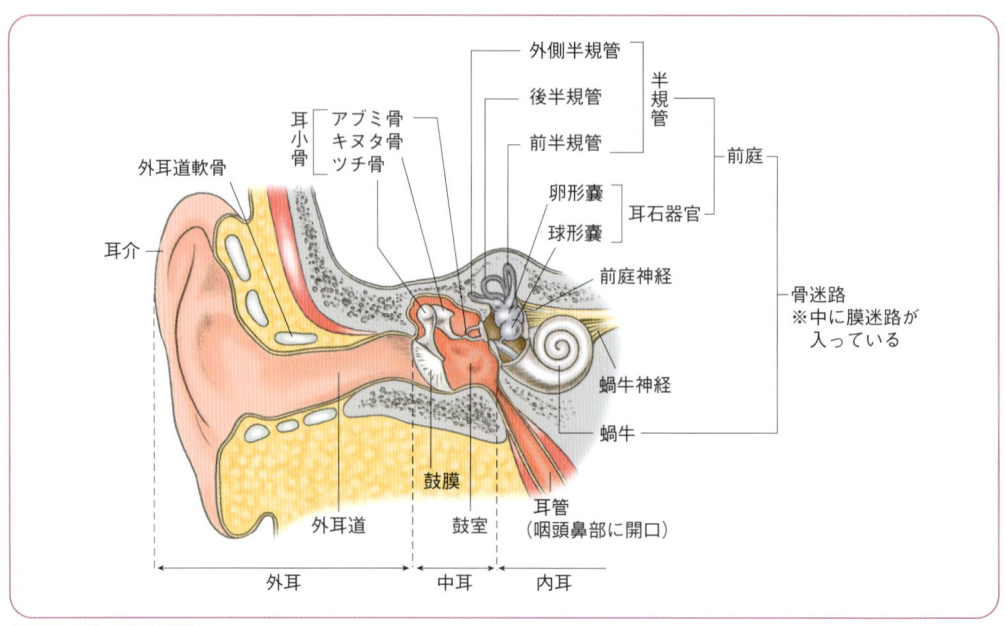

[図5-7] 耳の構造

- **外耳**
  外耳には**耳介と外耳道**があり、軟骨により骨組みされていて音を集めます。
- **中耳**
  中耳には**鼓膜と鼓室**があり、鼓室の中には**耳小骨**(ツチ骨、キヌタ骨、アブミ骨)があります。耳小骨には鼓膜張筋（三叉神経支配）とアブミ骨筋（顔面神経支配）が付いています。小さい音も大きい音も聞こえやすくしています。鼓室は耳管により咽頭と交通しています。アブミ骨は前庭窓（卵円窓）につながり、音を内耳に伝えます。
- **内耳**
  内耳は**骨迷路と膜迷路**からなります。側頭骨の中の空洞を骨迷路といい、中には外リンパを入れ、さらに内リンパを入れる膜迷路が入っています。
  骨迷路は**蝸牛**（聴覚器）と、**前庭**（平衡感覚器）に分かれます。蝸牛の中には膜迷路である蝸牛管があり、この一部にコルチ器官［図5-8］が存在します。前庭の中には耳石器官と半規管があります［図5-9］。

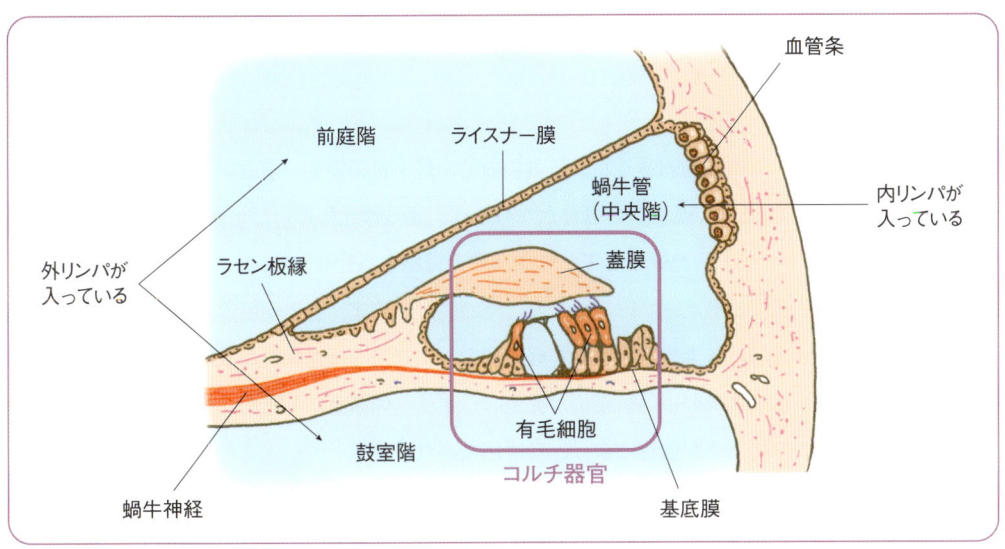

[図5-8] コルチ器官

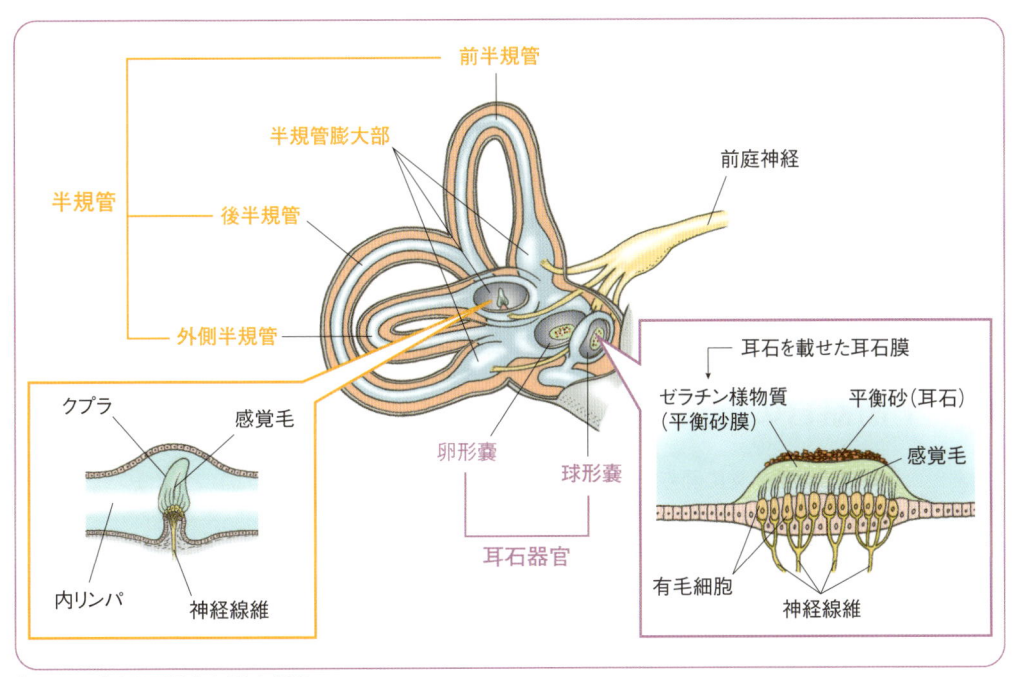

[図5-9] 耳石器官と膨大部稜

● 感覚細胞

聴覚も平衡覚も、センサー（感覚の受容器）は**有毛細胞**です。聴覚は**蝸牛神経**、平衡覚は**前庭神経**を介して脳に情報を伝えます。大脳皮質の側頭葉に一次聴覚野があります。

❷ 聴覚と聴力

●─音の感知

　空気の振動（機械的刺激）が、鼓膜の振動、耳小骨の振動、前庭窓（卵円窓）を介して外リンパの振動、そして基底膜の振動となります。基底膜上には**コルチ器官**（ラセン器官）［図5-8］があり、結果としてその中の有毛細胞も振動します。

　すると、蓋膜と有毛細胞の毛がずれて毛が変形します。有毛細胞の毛の変形は一連の細胞内過程を誘起し、有毛細胞と感覚神経の間のシナプスで伝達物質が放出されます。すると感覚神経である蝸牛神経に活動電位が発生し、中枢（側頭葉にある一次聴覚野）に情報が伝えられます。このような過程により、音は感知されます。

　聴覚は通常20Hz〜20kHz程度の振動数を感知しますが、個人差があります。高い音ほど蝸牛の入り口近くで、低い音ほど蝸牛の奥のほうの有毛細胞で感知します。**加齢に伴い現れる老人性難聴は、高い音が聞こえにくくなるのが特徴です。**

●─難聴の種類

　難聴は前述の聴覚野に至る情報伝達経路のどこが障害されても起こります。内耳まで音の振動を伝えることに障害がある**伝音（性）難聴**と、内耳の感覚受容器や上位の神経系に障害のある**感音（性）難聴**があります（**老人性難聴は感音難聴に分類されます**）。

4　平衡感覚

❶ 平衡器官の構造

　前庭には平衡覚に関与する**耳石器官（卵形嚢と球形嚢）**と**半規管**があり、ともに内耳に位置します［図5-7］。

　平衡覚の感覚細胞は有毛細胞で、その毛が機械的に曲げられると刺激となります。毛はゼラチン様物質中に埋め込まれており、耳石器官では耳石を載せた耳石膜と共に、半規管では内リンパの動きで揺れるクプラと共に変形します［図5-9］。

　有毛細胞はシナプスを介して前庭神経、そして脳に情報を伝えます。

❷ 平衡覚

　耳石器官は頭が傾いたときに重力で刺激されます。さらには、車やエレベータが動き出すときや止まるとき、すなわち**頭が加速度をもった運動をする場合に刺激を受けます**。等速運動では刺激されません。

半規管は、頭が回転しはじめるときや止まるときにそれを感じます。つまり等速回転ではなく**回転の加速度を感じる**のです。左右合わせて6個の半規管があり、3次元空間内の回転を的確に把握します。

　平衡覚は、外界を感じて生じるのではなく**自分の身体の状態を感じる**ものであるため、固有感覚という種類の感覚に属します（p.59参照）。

　前庭器官が刺激されると平衡覚が誘起されるのみでなく、情報が脳幹や小脳に伝えられ、自動的に四肢の筋や眼球の位置を調節する様々な反射がはたらきます。

5 味　覚

❶ 味覚受容器

　味蕾の中に**味細胞**[*2]があり、味細胞の突起である微絨毛には受容体やチャネルがあり、水に溶けた化学物質（5つの基本味）を感知します。味蕾は乳頭という構造の中にあり、乳頭は有郭、茸状、葉状、糸状の4種類があります［図5-10］。このうち糸状乳頭はほとんど味蕾をもちません。

　味細胞の情報を受けた一次求心性線維は、**舌咽神経**（舌の後ろ3分の1を支配）あるいは**顔面神経**（舌の前3分の2）を通って中枢に入り、視床を経由して大脳皮質の一次味覚野に至ります。一部の味覚情報は（軟口蓋や咽頭から）迷走神経を経由します。

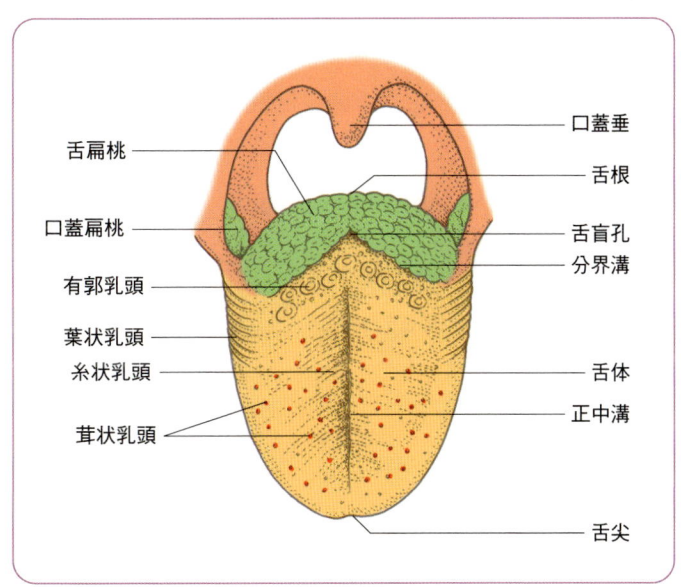

［図5-10］舌の構造

> *2 Check! 味細胞の寿命は10日程度で、寿命がくると新しいものと入れ替わります。

❷ 味　覚

　味覚には5つの**基本味**があります。甘味、塩味、酸味、苦味、旨味です（辛味は痛みの仲間で、味覚には入りません）。

　かつて舌の感受性は一様ではなく、たとえば先端は甘みに、奥は苦みに敏感であるなどとされてきましたが、最近は部位による差の存在は疑問視されています。ヒトの脳は5つの基本味の組み合わせと、舌ざわりや温度、さらには嗅覚にも影響されて、食物の微妙な風味を感じています。

6 嗅　覚

❶ 嗅覚受容器

　嗅覚のセンサーである**嗅細胞**[*3]は、鼻腔［図5-11］の最上部において空中を浮遊し、鼻粘膜に付いた化学物質を検知します。嗅細胞の線毛（嗅毛）上には、いろいろな化学物質に対応した受容体があります。

　嗅細胞は自分の軸索を求心性線維として中枢まで伸ばします。この軸索は嗅神経（第Ⅰ脳

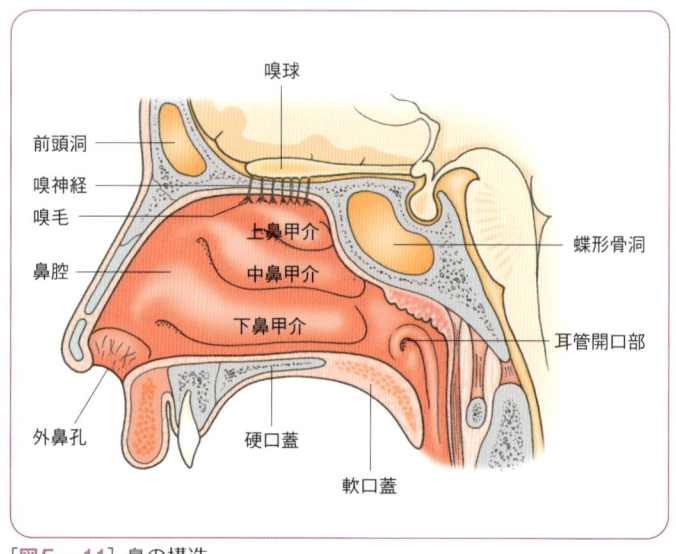

［図5-11］鼻の構造

神経）を形成し、嗅球に入って糸球体という構造を形成し、次のニューロンに情報を渡します。その後情報は大脳皮質嗅覚野（眼窩前頭皮質など）に至ります。

> *3 Check!
> 嗅細胞は味細胞と異なり、それ自身が感覚受容器であると同時に軸索をもち、活動電位も発生するニューロンです。嗅細胞の寿命は1か月程度です。亜鉛（新陳代謝に必要）の欠乏は、味覚・嗅覚障害を引き起こします。

❷ 嗅 覚

ヒトでは数千種類もの臭いをかぎ分けることができるといわれ、少なくとも数百種類の受容体が見つかっています。嗅覚は順応が速いという特徴があるので、同じ臭いをかいでいるとすぐに感じなくなる傾向があります。嗅覚の情報は、嗅球から嗅索を通って大脳辺縁系（第4章参照）に属する脳にも入るので、**情動に訴える感覚である**というのも特徴です。

7 内臓感覚

❶ 内臓感覚の受容器と機能

●─内臓感覚

内臓感覚には、内臓痛覚と臓器感覚があります。**内臓痛覚**は、血管や臓器に分布する自由神経終末が刺激されて起こると考えられています。**皮膚感覚に比べて痛みの場所が漠然としている**のが特徴です。

臓器感覚には、空腹感や膨満感、悪心、尿意や便意などが含まれます。内臓が各種の機械的刺激や侵害刺激を受けて起こる複雑な感覚です。

●─関連痛

たとえば、狭心症で本来の病変部が心臓にある場合、その痛みが左肩から腕にかけての痛みと感じられたり、虫垂炎のときの痛みが臍の周りの痛みとして感じられることがあります。これは内臓からの痛覚情報と皮膚からの痛覚情報が、脊髄の同じニューロンに収束して情報の混線が起こり、脳が正しく判断できない状態と考えられます。この痛み（**関連痛**、放散痛ともいいます）は障害のある臓器の見当をつけるため、診療上有用な情報になります。

第6章 循環系

心臓の鼓動は、生きている証

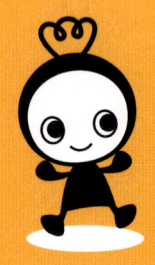

この章の Point

- **血液は全身を循環**し、栄養、酸素、ホルモンなどを組織に供給し、組織から老廃物や二酸化炭素を受け取ります。
- **動脈と静脈は血液を運ぶ管**で、組織での種々の**物質交換は毛細血管**で行われます。
- 心筋梗塞は冠循環の、脳梗塞は脳循環の障害です。
- 毛細血管から滲み出した組織液（間質液）は、毛細血管に戻るかリンパ管に入るかして心臓に戻ります。
- 一生絶え間なく続く心臓のリズムは、**洞房結節**をペースメーカーとする**刺激伝導系**のはたらきに依存します。

1 心臓

❶ 心臓の構造

●心臓

　心臓は、胸骨の裏側に位置し、心尖部をやや左に向けて存在しています［図6-1］。大きさは手拳大で、重さは250〜300gほどです。

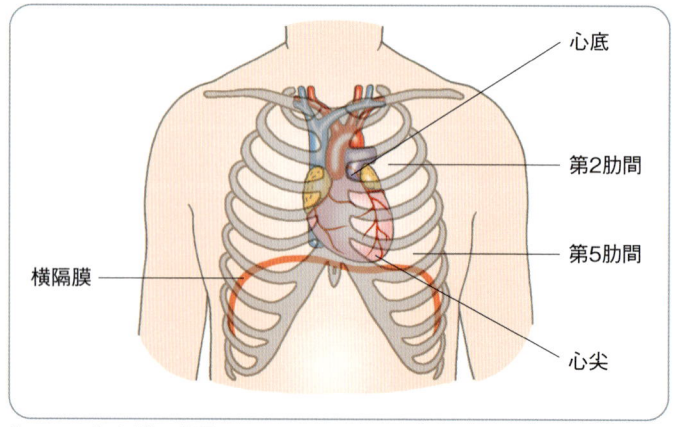

［図6-1］心臓の位置

● 心筋

心臓は心筋の塊です。心筋は横紋筋に属しますが、自分の意志では動かせない不随意筋です。収縮の基本的メカニズムは骨格筋と同じです（第3章参照）。

心筋の特徴は、隣同士の心筋細胞がイオンや小さな分子を通す孔を介してつながっている（ギャップ結合といいます）ことです。このため、心房や心室の多数の筋細胞がそれぞれ同期して収縮するのです。

● 心臓の部屋と壁

心臓には4つの部屋（右心房、右心室、左心房、左心室）があり、それぞれ壁によって区切られています［図6-2］。

心臓の壁は心内膜・心筋層・心外膜の3層からなります。心房の壁は心室の壁に比べて薄く、心房中隔には胎児循環（p.79参照）の痕跡の卵円窩があります。左心室の壁は右心室の壁の3倍の厚さがあります（これは全身に血液を送り出すためです）。心室の内腔面には乳頭筋があり、腱索で房室弁とつながっています［図6-3］。

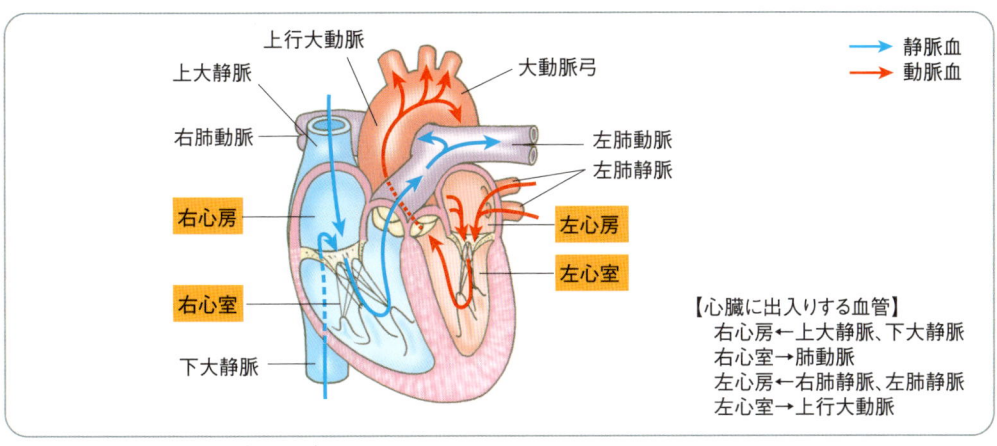

［図6-2］心臓の部屋と血液の流れ

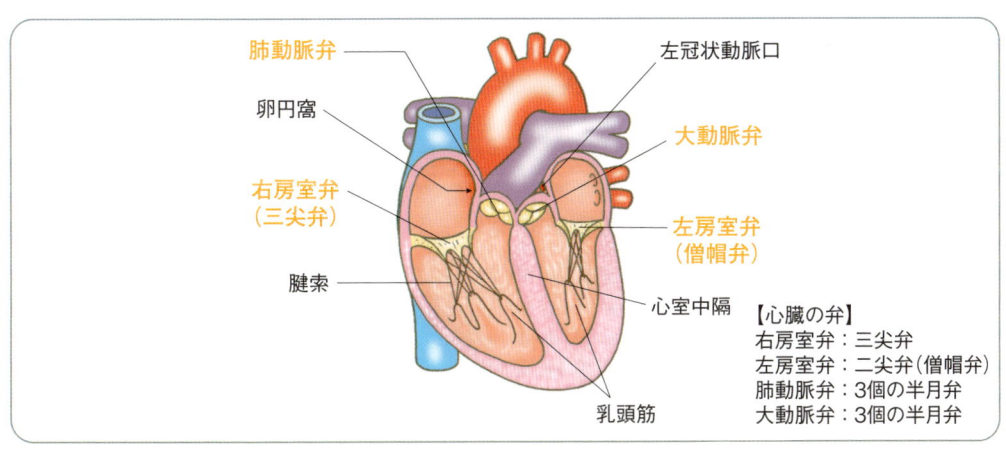

【心臓に出入りする血管】
右心房←上大静脈、下大静脈
右心室→肺動脈
左心房←右肺静脈、左肺静脈
左心室→上行大動脈

［図6-3］心臓の内腔

【心臓の弁】
右房室弁：三尖弁
左房室弁：二尖弁（僧帽弁）
肺動脈弁：3個の半月弁
大動脈弁：3個の半月弁

PART II　器官・系統別 解剖生理BOOK

● 心 膜 ［図6-4］
　心外膜とは、漿膜性心膜の**臓側心膜**のことで、大血管（大動脈、肺動脈、上大静脈）の出口の根本で折れ返り、**壁側心膜**になります。壁側心膜の外側には、強靱で伸縮性のない**線維性心膜**（血管の外膜の続きです）が心臓を保護しています。壁側心膜と線維性心膜を合わせて**心嚢**（狭義の心膜に当たります）といいます。漿膜性心膜は、胸膜や腹膜と同じようにひと続きの閉じた袋状をなし、中には少量の漿液（心嚢液）が入っています。

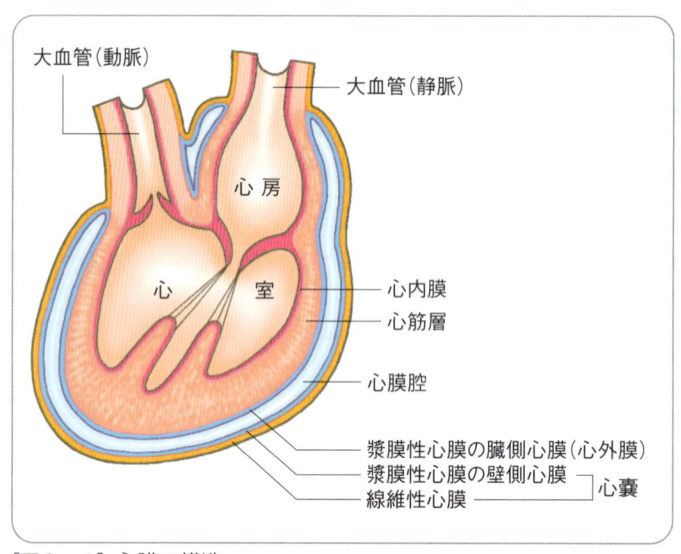

［図6-4］心膜の構造

② 心臓の機能

　心臓は血液を全身に循環させるポンプです。 1分間に約5L、1日に7500Lもの血液を一生涯休むことなく送り出します。心臓は自分で**拍動**します（自動能をもっています）が、拍出量や心拍数を調節するのは、心臓自体の特性に加えて、自律神経とホルモンです。

● 心電図
　心電図は**心臓活動による電気的な変化を身体の外から観察しているもの**で、心電図の記録を見ると、心臓の活動の様子を知ることができます。
　心臓の正常な活動時には多くのヒトに共通した基本的な波形が現れます［図6-5］。洞房結節の活動後に起こる心房の収縮の初期に**P波**、房室結節の活動後に起こる心室の収縮の初期に**QRS波**、心室の収縮終了期に**T波**が記録されます。

● 心 音
　心臓の弁の動きと血流はかすかな音を発生し、胸から聴診器で聞くことができます。これが**心音**です。心音を擬声語で表現した「ドッキン、ドッキン」の、"**ドッ" は房室弁が閉じるときのⅠ音**、"**キン" は動脈弁が閉じるときのⅡ音**です。

72

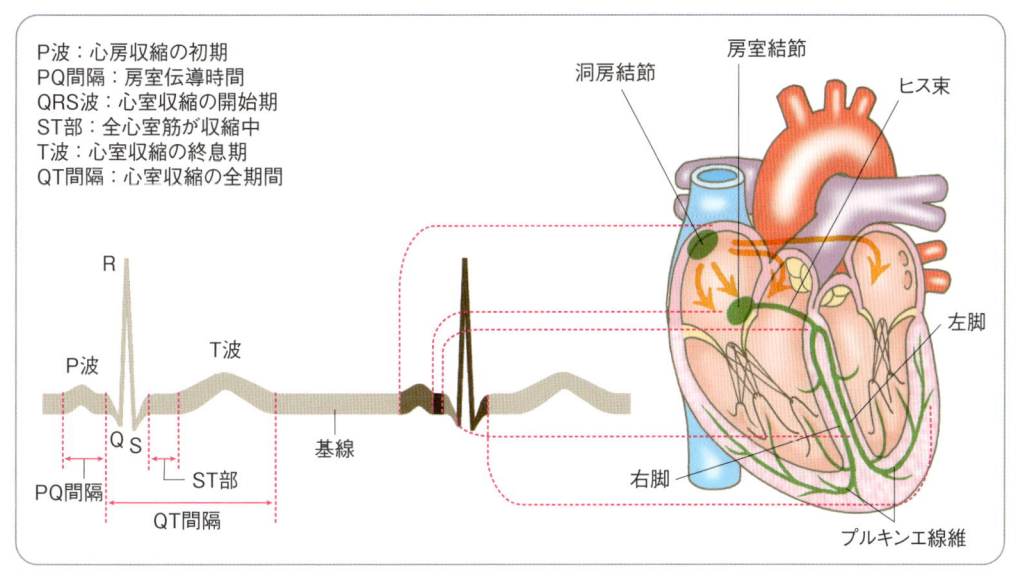

P波：心房収縮の初期
PQ間隔：房室伝導時間
QRS波：心室収縮の開始期
ST部：全心室筋が収縮中
T波：心室収縮の終息期
QT間隔：心室収縮の全期間

[図6-5] 刺激伝導系と心電図の基本波形

③ 刺激伝導系

個々の心筋はそれぞれに自分で収縮する能力をもっていますが、心臓全体として統率のとれた動きをする必要があり、そのための仕組み──**刺激伝導系**［図6-5］があります。**洞房結節**（洞結節）という特殊な心筋の集団からリズムが発生し、その活動電位がまず心房に伝わり、心房を収縮させます。この心房の活動電位は**房室結節**に伝わり、次いで**ヒス束**（房室束）、右・左脚、**プルキンエ線維**、最後に心室筋へと伝わり、心室が収縮します。このため、心臓全体としての収縮は、左右の心房が収縮し、ちょっと間（約0.2秒）をおいて左右の心室が収縮します。

このような、洞房結節に始まり心室筋まで興奮を伝えるシステムを**刺激伝導系**[*1]といいます。洞房結節は**ペースメーカー**（歩調取り）の役割をします。心房筋と心室筋は刺激伝導系を介して連絡しているため、連絡部の機能不全は房室ブロックという**不整脈**を起こします。

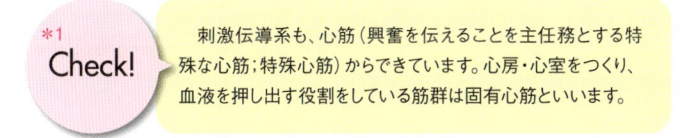

> **Check!** [*1] 刺激伝導系も、心筋（興奮を伝えることを主任務とする特殊な心筋；特殊心筋）からできています。心房・心室をつくり、血液を押し出す役割をしている筋群は固有心筋といいます。

④ 心機能の調節

心臓の拍動に影響する要因は、いくつかあります。第一は、**自律神経系**による刺激伝導系や心筋に対するはたらきです。**交感神経は心拍数や収縮力を増加させ、副交感神経は**

心拍数を減少させます（第4章参照）。第二は**ホルモン**で、**アドレナリンや甲状腺ホルモンが心拍数を増加させます**（第15章参照）。

また心臓自体の特性による調節もはたらいています。**収縮直前に心臓に流入している血液の量が多ければ多いほど収縮力が増し、拍出量が自動的に増える**仕組みになっています（スターリングの心臓の法則）。つまり、静脈からの還流量に応じた拍出量を動脈に送り出す仕組みです。

2 血管系

① 動脈・静脈・毛細血管

● 動 脈

心臓から送り出された圧力の高い血流を受け入れるのが動脈で、厚く弾力性のある血管壁をもっています［図6－6］。動脈の弾性は、血圧を受け止める圧力タンクとしてはたらき、心室の弛緩期でも血液を末梢へ送り出し続ける補助ポンプの作用をします。

● 静 脈

静脈の血圧は低いため、血管壁は動脈に比べて薄くなっています［図6－6］。そのせいで、血管壁は容易に引き伸ばされ血液が溜まる仕組みになっています。全血液の約70%は静脈系に分布するため、静脈は血液のタンクとしての機能ももっています。

静脈に沿った血流の血圧差は小さいため、血液は流れにくくなっています。そこで**四肢の静脈では逆流防止のため静脈弁と血管周囲の筋肉の収縮・弛緩を利用して血流の心臓への還流を助けています**（この機能を**筋ポンプ**といいます）。さらに呼吸に伴って胸腔内が陰圧になることを利用して心臓へ血流を向かわせる**呼吸ポンプ**もはたらいています。

● 毛細血管

毛細血管は、一層の内皮細胞と散在する周皮細胞からなります［図6－6］。この内皮細胞を、小さな物質は透過します。さらに隣り合う内皮細胞間にわずかな間隙（連続型）や大きめの間隔（不連続型）があったり、内皮細胞の一部が薄い膜あるいは孔があって窓のようになっていたり（有窓型）しているため、**物質の交換がしやすい構造になっています**。

● 毛細血管における物質の出入り

毛細血管では、血漿中の水と小さな分子は組織中に滲み出し、その後また静脈に戻ります（一部はリンパ液となります）。

このとき、毛細血管中の水分や物質が外部に出るか、血管内に留まるか、血管内部に引き込まれるかは、血管内外の圧力差と膠質浸透圧との兼ね合いで決まります。つまり、**毛細血管の動脈側では血液は圧力差によって血管外の細胞間隙（細胞同士の隙き間）に押し出され**

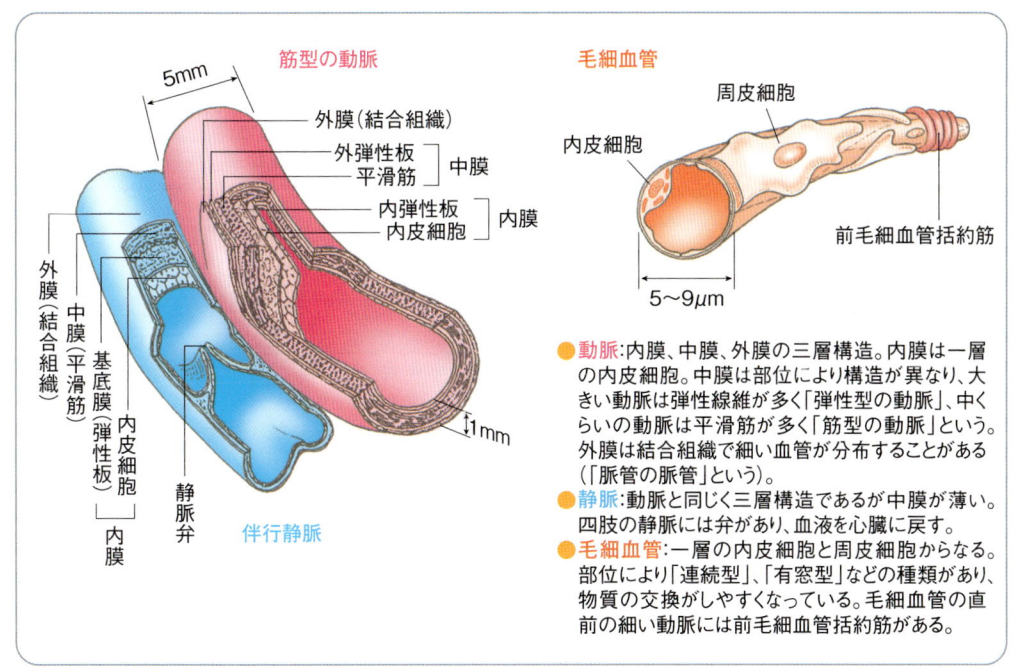

図6-6 血管の構造

- **動脈**：内膜、中膜、外膜の三層構造。内膜は一層の内皮細胞。中膜は部位により構造が異なり、大きい動脈は弾性線維が多く「弾性型の動脈」、中くらいの動脈は平滑筋が多く「筋型の動脈」という。外膜は結合組織で細い血管が分布することがある（「脈管の脈管」という）。
- **静脈**：動脈と同じく三層構造であるが中膜が薄い。四肢の静脈には弁があり、血液を心臓に戻す。
- **毛細血管**：一層の内皮細胞と周皮細胞からなる。部位により「連続型」、「有窓型」などの種類があり、物質の交換がしやすくなっている。毛細血管の直前の細い動脈には前毛細血管括約筋がある。

る力がはたらきます。しかし**血球や大きなタンパク質は押し出されずに血管に残ります**。残ったこれらの物質は血管内の浸透圧（**膠質浸透圧**）を形成します（**第8章**参照）。毛細血管の静脈側では膠質浸透圧が血圧差よりも大きくなり、血管外の水分を血管内に引きつけます。この流れで、動脈側から酸素、栄養分が出され、静脈側で老廃物などが取り込まれます。

> **Check!** 浮腫は細胞間隙に正常以上に水が貯留した状態、いわゆる「むくみ」の状態です。低タンパク血症で血液の膠質浸透圧が低下した場合などに起こります。

●―側副循環と終動脈

側副循環とは、動脈あるいは静脈同士の吻合のことです。吻合をもたない動脈は**終動脈**といい、身体の組織のある領域に1つの動脈のみが分布し、他の動脈と吻合がないか、あっても未発達のものです［**図6-7**］。終動脈に閉塞が起こると、分布領域に壊死が起こります（これを梗塞といい、脳、心臓、網膜、肺、腎臓で起こり得ます）。

❷ 門脈系

門脈とは2つの毛細血管網に挟まれた静脈を指します。下垂体門脈（**第15章**参照）も重要ですが、ここでは肝門脈について説明します。

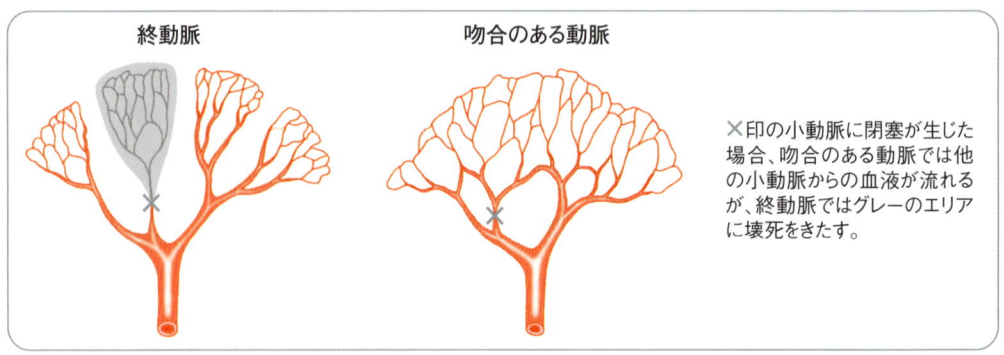

[図6-7] 終動脈と吻合のある動脈

●―肝門脈

門脈に流入するのは、左胃静脈と右胃静脈（胃冠状静脈）、上腸間膜静脈、脾静脈、下腸間膜静脈です［図6-8］。これらは腹腔動脈、上腸間膜動脈、下腸間膜動脈［図6-9］の分布域からの静脈血を回収する静脈です。静脈血ですが、栄養素は豊富に含まれています。

●―門脈と側副循環路

肝硬変や肝がんなどで門脈圧が亢進したとき、血液は側副循環路［図6-8］に逆流することがあります。このとき①食道の下端部で食道静脈瘤（吐血）、②臍の周りでメドゥサの頭（皮下静脈が怒張して、腹部体表面に浮き上がって見える）や腹水の貯留、③直腸下部で痔核が生じ、下血の症状が起こることがあります。

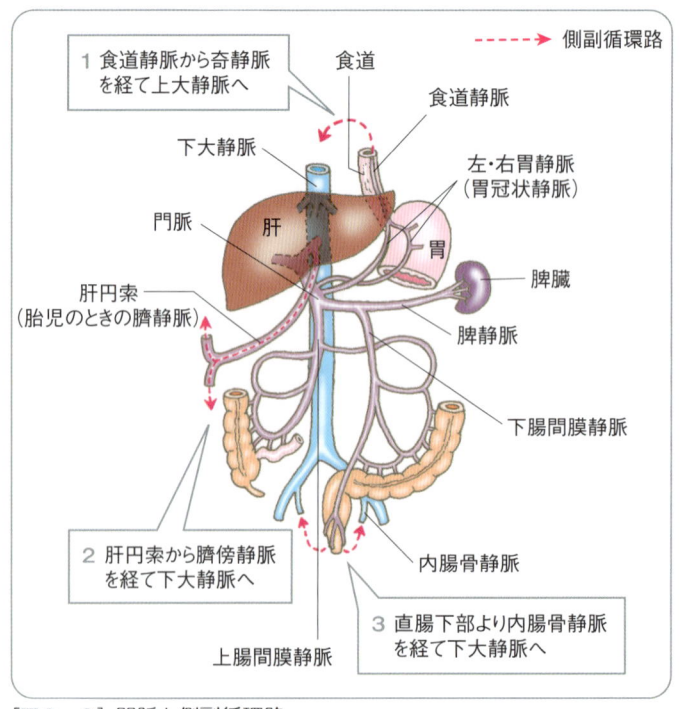

[図6-8] 門脈と側副循環路

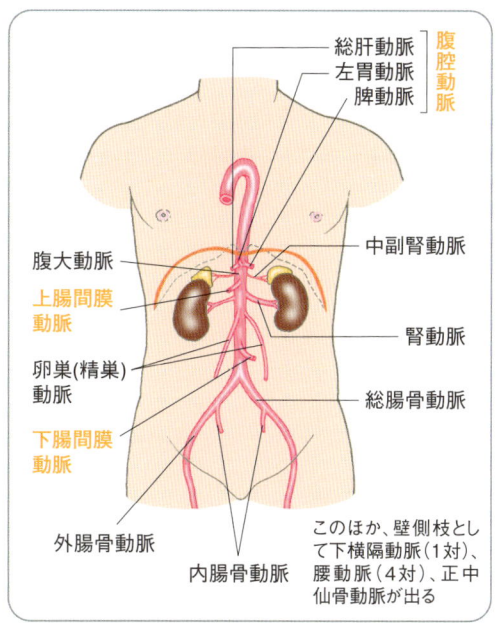

[図6-9] 腹大動脈の枝

③ 肺循環と体循環

　右心室から肺動脈に送り出され、肺の毛細血管を通り抜けて肺静脈、そして左心房に戻ってくるのが**肺循環**です。**肺動脈には酸素の少ない静脈血が、肺静脈には酸素に富んだ動脈血が流れています。**

　左心室から上行大動脈に送り出され、全身の毛細血管を通り抜けて上・下大静脈、そして右心房に戻ってくるのが**体循環**です。

　体循環の動脈系は左心室から上行大動脈として始まり、冠状動脈を分岐した後、大動脈弓を形成し、腕頭動脈、左総頸動脈、左鎖骨下動脈を分岐させ、胸大動脈に続きます。その後分岐を繰り返し、全身の毛細血管に至ります。

　体循環の静脈系は上大静脈・下大静脈として右心房に戻ってきます。静脈には動脈と伴行する伴行静脈（深静脈）と、皮膚の浅層を走る**皮静脈**[*2]（浅静脈）があります。

Check! *2 通常の採血や静脈注射は皮静脈を利用します。採血を行う上肢の皮静脈には、橈側皮静脈、尺側皮静脈、肘正中皮静脈、前腕正中皮静脈などがあります。走行には個人差があります［p.4「人体マップ3」参照］。

Check! 中心静脈とは、心臓に最も近い大きな静脈（上大静脈、下大静脈）の臨床医学用語です。中心静脈圧は右心房圧を反映します。
　IVH (intravenous hyperalimentation) とは、中心静脈栄養法のことで、鎖骨下静脈、内頸静脈、大腿静脈などからカテーテルを挿入して高エネルギー輸液を行う栄養法のことです。

さらに**門脈**、**奇静脈**などがあります。

●―上大静脈、下大静脈、奇静脈

体循環で心臓に戻るのは、上半身から左右の腕頭静脈が合流した**上大静脈**と、下半身から左右の総腸骨静脈が合流した**下大静脈**です［図6-10］。下大静脈には腹部内臓からの肝静脈と腎静脈が流入します。

奇静脈は胸壁の静脈を回収して上大静脈に流入します［図6-10］。上・下大静脈を連絡する経路になっています。

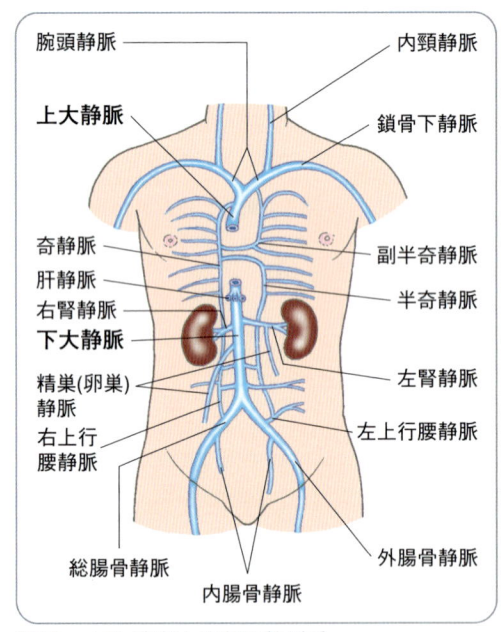

［図6-10］胸部と腹部の静脈系

4 冠循環

●―冠状動脈

心臓は全身に血液を供給しますが、心臓自体も血液の供給を必要とします。そのため、**上行大動脈から右・左冠状動脈が分岐し、心臓壁を栄養します**。**右冠状動脈**は後室間枝となり心臓の後面に、**左冠状動脈**は回旋枝と前室間枝に分かれ、前室間枝は心臓の前面（左心室壁）に分布します［図6-11］。

心臓の静脈は後面の冠状静脈洞に集まり、右心房に直接流入します。安静時心拍出量の5％は冠循環に入りますが、激しい運動時には5倍にも増加します。

●―心筋梗塞

心臓壁に分布する動脈は比較的吻合が少ないため、閉塞が起こると分布域の心筋が壊死（心筋の細胞が死滅し、回復が期待できなくなります。これが**心筋梗塞**です）を起こします。心

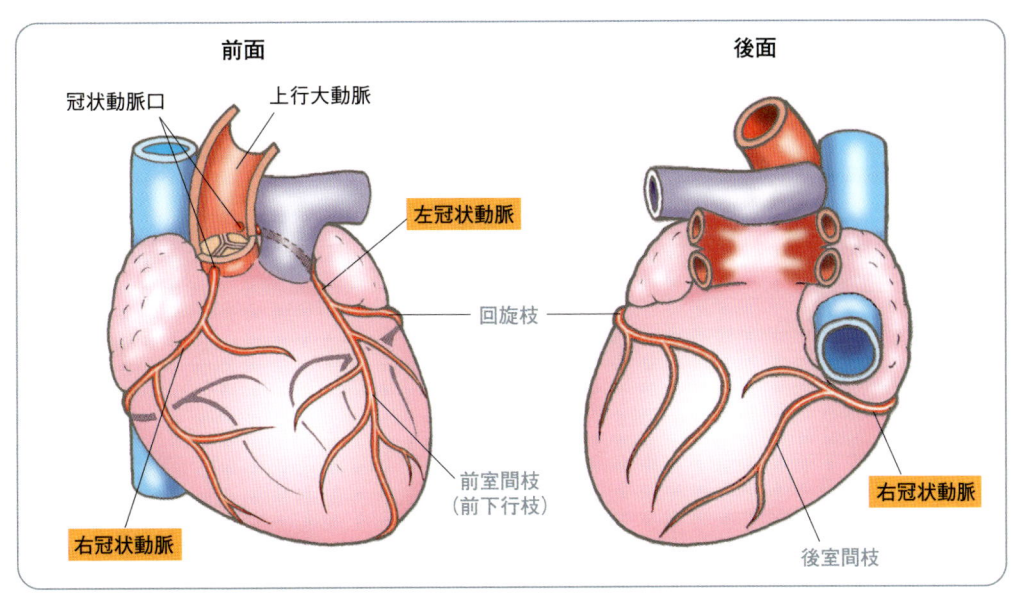

[図6-11] 心臓に分布する動脈

筋梗塞の好発部位は前室間枝（前下行枝）ですが、ここが閉塞を起こすと、全身に血液を送り出す力が弱くなるため重篤な状態となります。

❺ 脳循環

脳は精神の座であるとともに生命維持の中枢でもあり、一時たりとも血流が途絶えてはなりません。脳へは内頸動脈と椎骨動脈が分布し、前・後交通動脈、前・中・後大脳動脈により輪状に連結した大脳動脈輪（ウィリスの動脈輪）を形成します［図6-12］。

前大脳動脈、中大脳動脈、前交通動脈は主に内頸動脈から、脳底動脈、後大脳動脈、後交通動脈は主に椎骨動脈から供給を受けます。

脳からの静脈は硬膜静脈洞に集まり、内頸静脈となって心臓に戻ります。

❻ 胎児の血液循環

胎児は、酸素と栄養の取り込みおよび二酸化炭素と老廃物の排出を、母体と胎児の間をつなぐ胎盤を介して行います［図6-13］。誕生前後で血液循環も大きく違っています。

臍帯には、2本の臍動脈（静脈血が流れる；胎児から胎盤へ）と1本の臍静脈（動脈血が流れる；胎盤から胎児へ）が走っています。

母胎内の胎児は肺呼吸をしていないため、肺循環へ血液が流れるのを防ぎ、かつ胎盤からの血液が有効に循環するよう、次の①〜⑤のような特別な5つの短絡路をもっています。

①臍静脈：胎盤から胎児の臍を通り肝臓の下面で門脈へ合流。誕生後は肝円索になる

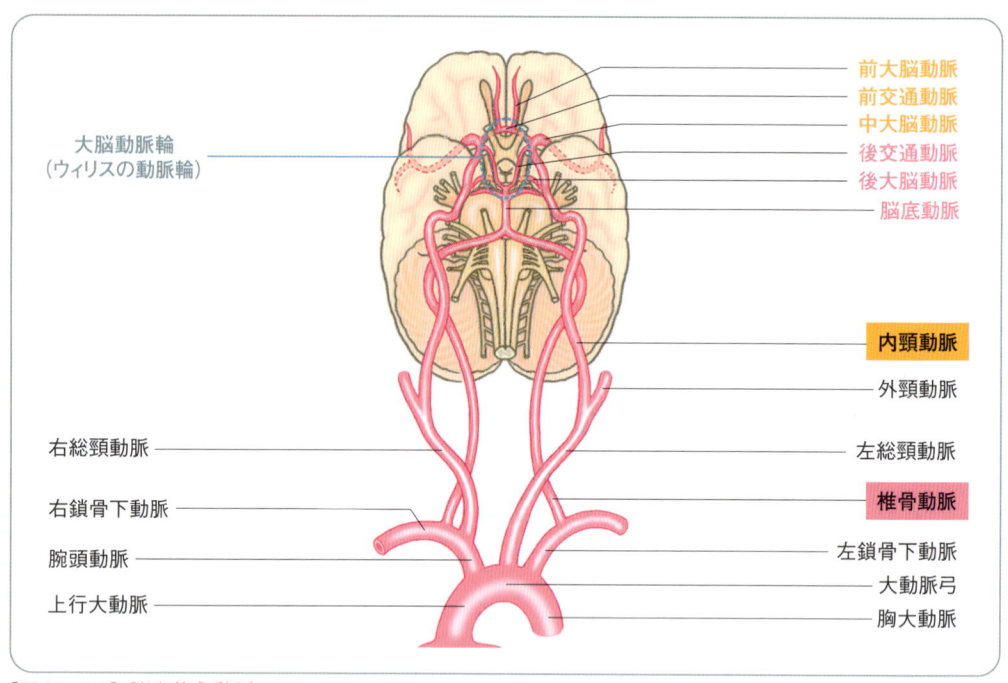

[図6-12] 脳を養う動脈

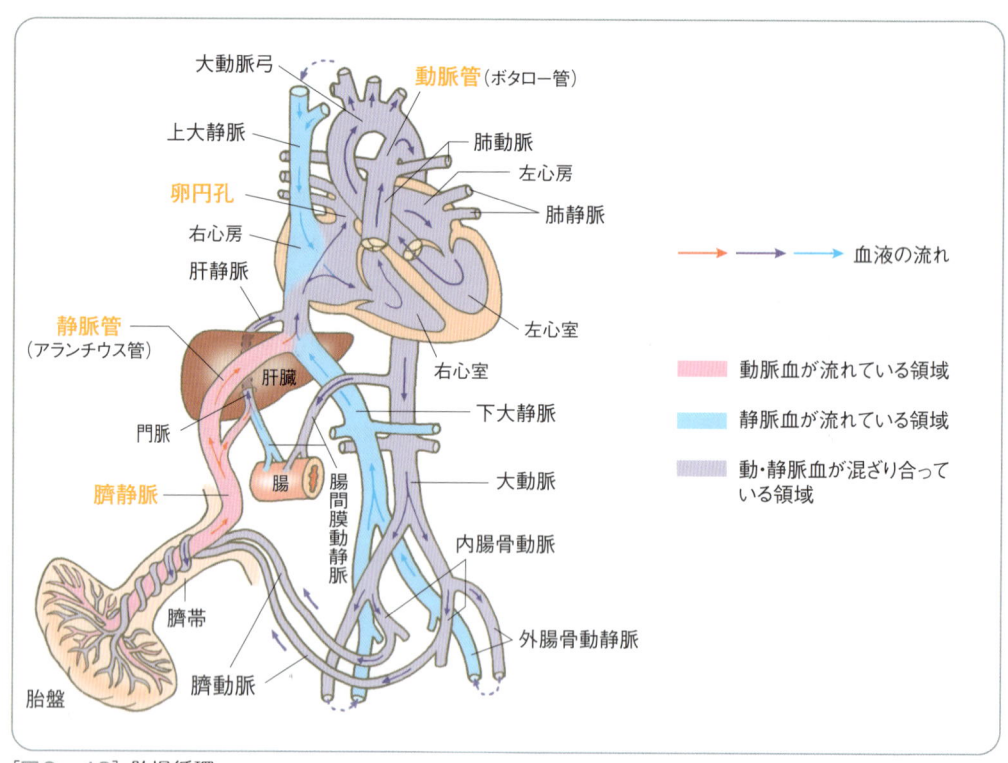

[図6-13] 胎児循環

／②**静脈管（アランチウス管）**：門脈に合流しなかった臍静脈と下大静脈を結ぶ短絡路。誕生後は静脈管索になる／③**卵円孔**：右心房から左心房への孔。誕生後は卵円

窩になる／④**動脈管（ボタロー管）**：肺動脈と大動脈弓を結ぶ短絡路。誕生後は動脈管索になる／⑤**臍動脈**：内腸骨動脈の枝から臍を通り胎盤へ。誕生後は臍動脈索になる。

❼ 末梢循環の調節

　循環系は、末梢血管の血流を変化させることにより、血圧を調整したり毛細血管での物質の出入りを調節しています。これは、細動脈・細静脈の平滑筋や前毛細血管括約筋［図6－6］を収縮・弛緩させて血管抵抗を変化させることによりなされます。

　交感神経から放出されるノルアドレナリン（**第4章**参照）は、基本的に平滑筋を収縮させ末梢血管抵抗を増大させます。そのほか、内皮細胞から放出されるエンドセリンや一酸化窒素（NO）、また組織から放出されるヒスタミンなど、様々な化学物質が血管平滑筋を収縮・弛緩させ、末梢の循環を調節します。

❽ 脈　拍

　心室の収縮によって動脈に送り込まれた血液は、波を打つようにして血管を伝わり、動脈に**脈拍**を形成します。**脈拍は心拍に応じて波を打つわけですから、当然心拍と同じリズムを刻みますが、心臓から離れるほど時間の遅れが出ます**。

　動脈が体表近くを走る身体の部位では脈拍を触知することができます［図6－14］。動脈が枝分かれして細くなるにしたがって脈波は小さくなり、毛細血管を通り抜けた静脈では脈拍は触知不可能になります。

❾ 血　圧

　血圧（の平均値）は**心臓から送り出された所（上行大動脈）で最高値になり、徐々に下がって心臓に戻る所（大静脈）で最低値になります**（いずれも仰臥位で測定した場合です）。毛細血管の血圧は静脈よりは高いことに注意してください。

　血圧には心臓の拍動に対応した振動成分というものがあります。心室の収縮に対応して**最高血圧（収縮期血圧）** が現れ、拡張に対応して**最低血圧（拡張期血圧）** が現れます［表6－1］。この血圧は動脈の弾性によって平滑化されています。

　血圧が低いと全身に十分な血液を循環させることができません。一方、血圧が高いからといって血液循環の状態がよいとは限りません。なぜなら単に血管の抵抗が大きいだけ（血管の老化や動脈硬化、自律神経系の失調などの場合）のことがあるからです。

●―血圧の調節

　血圧や血流はむやみに変動しないように調節されています（ホメオスタシスがはたらきます。**第2章**参照）。脳幹の心臓血管中枢を中心に、**負のフィードバック機構**は

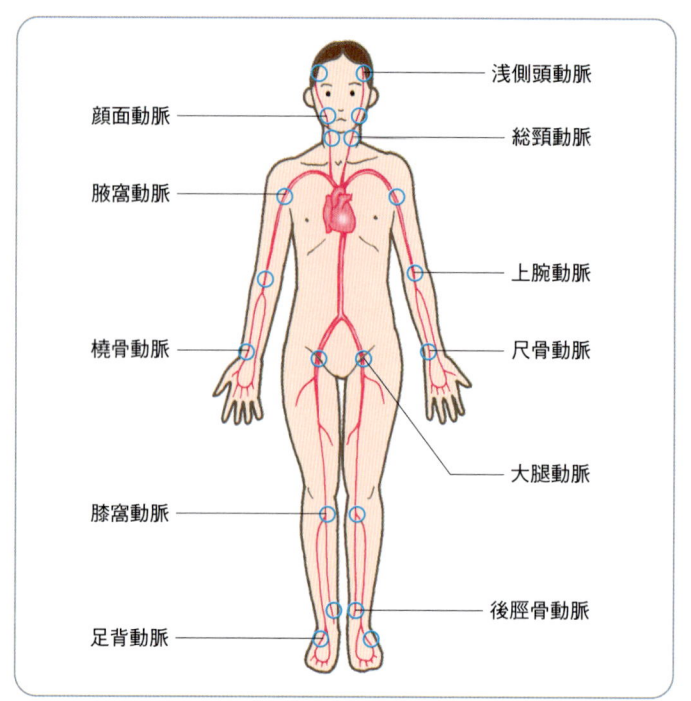

[図6-14] 体表面から脈が触知できる部位

(図中ラベル: 浅側頭動脈、顔面動脈、総頸動脈、腋窩動脈、上腕動脈、橈骨動脈、尺骨動脈、大腿動脈、膝窩動脈、後脛骨動脈、足背動脈)

- 血圧 ＝ 心拍出量 × 総末梢血管抵抗
- 心拍出量（L/分）＝ 1回拍出量（L）× 心拍数（回/分）

※日本高血圧学会による成人の至適血圧（2014年）
　→最高（収縮期）血圧120mmHg未満かつ、最低（拡張期）血圧80mmHg未満

※WHOの基準による高血圧値
　→安静時：最高（収縮期）血圧140mmHg以上、あるいは最低（拡張期）血圧90mmHg以上

[表6-1] 血圧および心拍出量

たらいています。

　ただし単に一定に保つだけではなく、たとえば運動時に筋の血流を増やしたりするように、**身体の要求に応じて循環を調節します**。具体的には、自律神経系と内分泌系のはたらきによります。人前に出ると心臓がドキドキしたりするのもその影響です。

●―血圧の測定方法

　上肢や下肢を流れる動脈の血流は外から与えられた圧力によって止められたり、流れを妨げられたりします。たとえば、上腕をマンシェットで巻き、空気を入れて最高血圧以上の圧力をかけると血流は止まります。最低血圧以下の圧力では血流は影響を受けません。最高血圧と最低血圧の間の圧力では血流は止まりませんが妨げられます。このときコロトコフ音[*3]が発生し、聴診器で聴くことができます。つまり**マンシェットの圧力を調整し、音が聞こえはじめる点と聞こえなくなる点を測定すれば最高血圧と最低血圧が測定できます**。これを血圧測定の聴診法といいます。

さて、血圧の測定部位は心臓の高さに保ちますが、その理由は血管内の血液の重さ（静水圧）が測定値に加算あるいは減算されるからです。測定部位が10cm上下にずれると測定値は約7mmHg減増します。

Check! *3 コロトコフ音は乱流によって発生するといわれますが、正確な発生因は不明です。

3 リンパ系

❶ リンパ

心臓から動脈に送り出された１日の血液量の一部（約20Ｌ）は、毛細血管から滲み出して組織液となり、そのうち18Ｌは毛細血管に戻りますが、残りの２Ｌがリンパ管に吸収されリンパ液として静脈角から静脈に流入し、心臓に戻っていきます。

リンパ液の**組成は血漿とほとんど同じですが、タンパク質が少ないことが特徴**です。また白血球は含まれていますが、赤血球は含まれていません。

❷ リンパ管の構造と機能

リンパ管の始まりは毛細リンパ管で、管壁に隙間があって組織液を吸収します。リンパ管にはポンプはありませんが逆流防止弁があり、**周りの筋肉の動きなどに応じてリンパ液は心臓に向かって送られます**。リンパ管は途中でリンパ節の中を通り、徐々に太いリンパ管になります。

●─胸管とリンパ本幹

胸管は左右の腰リンパ本幹と腸リンパ本幹（腸管から吸収した脂肪を含みます）が合流した乳ビ槽から始まり上行し、左静脈角に流入します。流入する直前に左頭頸部のリンパを集める頸リンパ本幹、左上肢のリンパを集める鎖骨下リンパ本幹が合流します。右リンパ本幹は右上半身のリンパを集め、右静脈角に流入します［p.5「**人体マップ４**」参照］。

第7章 血液

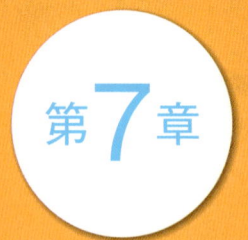

赤い血は、命の象徴

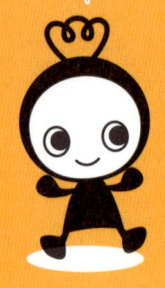

この章の Point

- 全身に**血液は約5L**あり、血液中の血球と血漿の体積比は約45：55で、血球の大部分は赤血球です。
- すべての血球は、骨髄の**多能性造血幹細胞**から造られます。
- 赤血球はヘモグロビンを含み、**酸素を結合し運搬**します。赤血球は酸素だけでなく二酸化炭素の運搬にも必要です。
- 血液凝固とは、トロンビンの作用によって**フィブリノゲンがフィブリンに変化する**ことで起こります。
- Rh陰性の母親がRh陽性の胎児を妊娠すると、**Rh不適合**の問題が起こることがあります。

1 血液の成分と機能

1 血液の成分

血液は**血球**と**血漿**からなります。**血液のなかで赤血球成分の占める割合（容積）をヘマトクリット（Ht）**といいます。この値は平均すると45％ほど（女性では40％ほど）です［図7-1］。

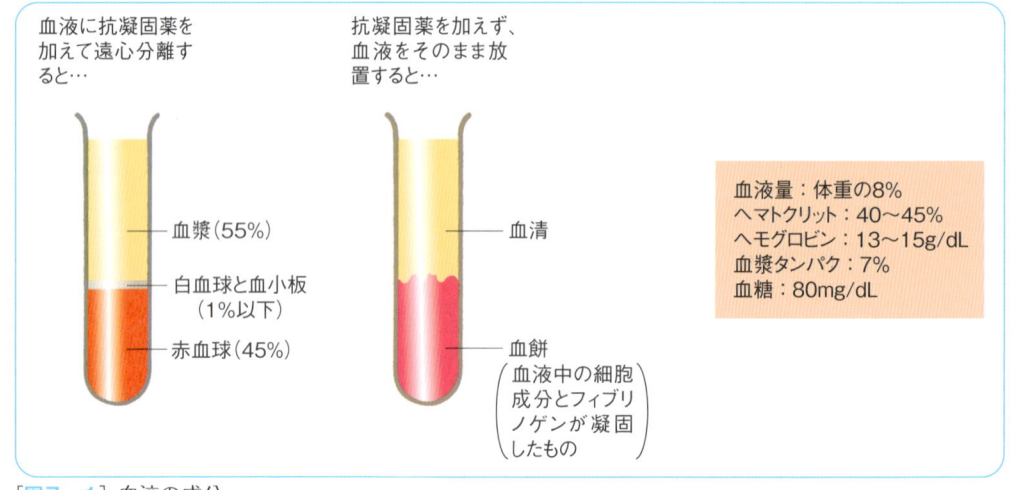

血液に抗凝固薬を加えて遠心分離すると…
- 血漿（55％）
- 白血球と血小板（1％以下）
- 赤血球（45％）

抗凝固薬を加えず、血液をそのまま放置すると…
- 血清
- 血餅（血液中の細胞成分とフィブリノゲンが凝固したもの）

血液量：体重の8％
ヘマトクリット：40〜45％
ヘモグロビン：13〜15g/dL
血漿タンパク：7％
血糖：80mg/dL

［図7-1］血液の成分

血球には、**赤血球**、**白血球**、**血小板**があります［図7-2］。白血球というのは、**好中球、好酸球、好塩基球、単球、リンパ球**の総称です。

血漿には**無機塩類**（Na$^+$、Cl$^-$、HCO$_3^-$など）と**有機物**（タンパク質、アミノ酸、グルコース、ホルモンなど）が含まれます。ところで**血清**という言葉もよく聞かれると思いますが、これは血液中の細胞成分とフィブリノゲン（線維素原）がフィブリン（線維素）となって凝固したときに生じる上澄み液です。したがって**血清とは、血漿からフィブリノゲンを中心とする凝固因子**（p.89参照）**を除いたものをいう**のです。

名称		大きさ(μm)	基準値
赤血球		直径7〜8 厚さ2	400万〜 600万/μL
白血球	好中球	10	40〜70%
	好酸球	9〜12	2〜4%
	好塩基球	10	0〜2%
	リンパ球	6あるいは10	25〜40%
	単球	10〜15	3〜6%
	白血球全体で基準値4000〜10000/μL		
血小板		2〜3	25万〜50万/μL

［図7-2］血球の種類と特徴

❷ 血液の物理化学的特性

血液は体重の1/13程度、つまり8％程度を占めます。体重60kgのヒトでは、体内に5L程度の血液があります。

血漿にはいろいろな物質が溶けているので、比重は水よりやや大きめ（つまり水より重いのです）で**1.03**程度です。pHは**7.4 ± 0.05**に調節されています。血漿の浸透圧濃度は0.28 osmol/L（オスモル/リットル）程度です（第8章参照）。

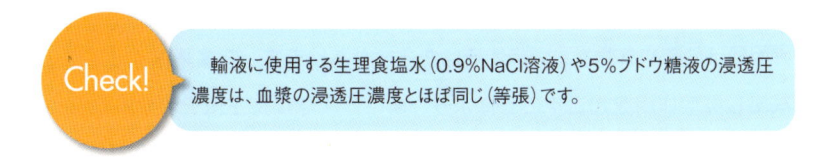

> **Check!** 輸液に使用する生理食塩水（0.9％NaCl溶液）や5％ブドウ糖液の浸透圧濃度は、血漿の浸透圧濃度とほぼ同じ（等張）です。

❸ 血液のはたらき

赤血球は酸素の運搬と二酸化炭素の運搬、白血球は生体防御と免疫、血小板は止血作用に関する機能を、それぞれ受け持っています。

●─赤血球のはたらき

赤血球は酸素の運搬に特化した細胞で、核もミトコンドリアもなく、分裂もできません。

細胞内には**ヘモグロビン**（血色素；Hb）が詰まっています。**ヘモグロビンに酸素が結合することで、全身へ酸素が運搬される**のですが、ヘモグロビンはサブユニット4つからなる4量体です［図7-3］。サブユニットの中心には鉄原子を含んだ**ヘム**があり、そこに酸素が結合します。したがって、**ヘモグロビン1分子で酸素分子を4個結合することができる**というわけです。

赤血球はさらに、**炭酸脱水酵素**という**二酸化炭素の運搬に関係する重要な酵素も保有**しています（第10章参照）。

ところで、血液が赤いのは、赤血球中のヘモグロビンの色を反映しているためです。**酸素と結合したヘモグロビンの多い動脈血は鮮紅色、少ない静脈血は暗赤色を呈します**。酸素と結合したヘモグロビンを酸素化（酸化）ヘモグロビン、結合していないヘモグロビンを脱酸素化（還元）ヘモグロビンといいます。

貧血にはこの赤血球が関与しており、その原因として赤血球の産生障害、ヘモグロビンの合成障害、赤血球の破壊亢進があげられます。

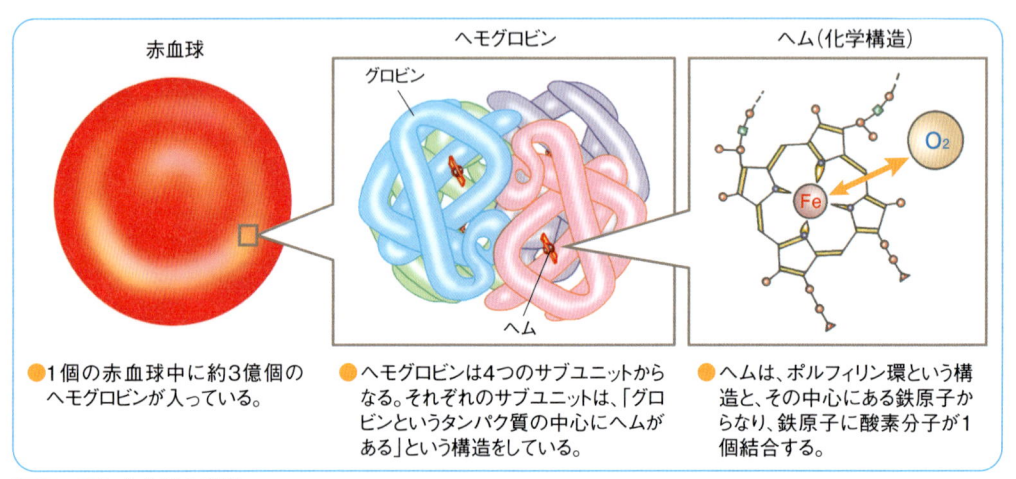

赤血球
● 1個の赤血球中に約3億個のヘモグロビンが入っている。

ヘモグロビン
グロビン
ヘム
● ヘモグロビンは4つのサブユニットからなる。それぞれのサブユニットは、「グロビンというタンパク質の中心にヘムがある」という構造をしている。

ヘム（化学構造）
O_2
Fe
● ヘムは、ポルフィリン環という構造と、その中心にある鉄原子からなり、鉄原子に酸素分子が1個結合する。

［図7-3］赤血球の構造

● 白血球のはたらき

好中球は細菌や異物を**貪食**するはたらきがあります。好塩基球はヒスタミンやヘパリンを放出し炎症作用を起こすことにより、また好酸球は寄生虫を攻撃することにより**生体防御**に寄与します。単球は血管外に出て**マクロファージ**となり、外来細菌や損傷を受けた自己細胞を強力に貪食します。さらに**抗原提示機能**をもち、免疫系のなかでも活躍します。リンパ球には**B細胞**と**T細胞**があり**免疫機能**を担います（第9章参照）。

● 血漿のはたらき

血漿は栄養分（タンパク質など）、老廃物、ホルモンなどを溶かして運搬します。血漿に溶けている主要なタンパク質は**アルブミン、グロブリン、フィブリノゲン**です。これらのタンパク質はそれぞれ、物質輸送、免疫、血液凝固などの役割に加えて、**膠**

質浸透圧（第8章参照）を左右し、身体の水分調節に寄与します。

❹ 造血と造血因子

●─血球の分化・成熟

すべての血球は骨髄の多能性造血幹細胞から造られます［図7-4］。**多能性造血幹細胞**は、最初に骨髄系幹細胞とリンパ系幹細胞に分化します。前者は骨髄内に留まり成熟してリンパ球以外の血球となり、後者は骨髄やリンパ系で成熟してリンパ球となります。

骨髄には、赤色骨髄と黄色骨髄とがありますが、**造血は赤色骨髄で起こります**。幼児の骨髄は基本的に赤色骨髄ですが、成長とともに脛骨や大腿骨などの長い骨では黄色骨髄に変化し、成人では椎骨、胸骨、腸骨などの扁平な骨や短い骨が赤色骨髄として残ります。ちなみに胎児初期の造血は肝臓と脾臓で起こります。

血球の生成・分化に際しては、エリスロポエチンなどの様々な**サイトカイン**という化学物質（ホルモンの一種です）が作用します。

●─赤血球

赤血球は、骨髄系幹細胞から赤芽球を経て**網状赤血球**（核やミトコンドリアが抜け

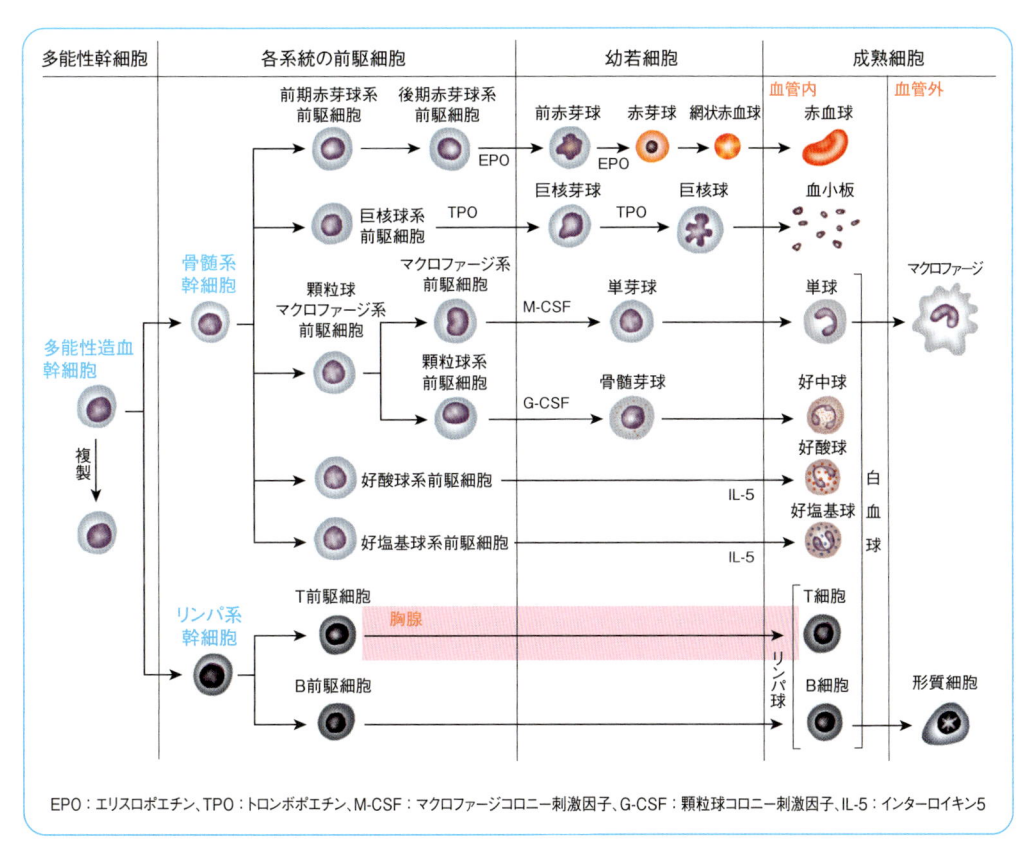

［図7-4］血球の分化

EPO：エリスロポエチン、TPO：トロンボポエチン、M-CSF：マクロファージコロニー刺激因子、G-CSF：顆粒球コロニー刺激因子、IL-5：インターロイキン5

きれない状態をいいます）となり、血中に放出されます［図7−4］。その後2日程度で成熟赤血球となり、**120日**程度はたらいた後に脾臓で破壊されます[*1]。
エリスロポエチン（低酸素状態が刺激となって**腎臓が産生する**ホルモンです）が造血を促進します。

また鉄以外に造血に必要な物質として、**ビタミンB$_{12}$**と**葉酸**がありますが、これらが不足するとDNA合成・細胞分裂が抑制され巨赤芽球が増える貧血を起こします[*2]。

> **[*1] Check!** 破壊された赤血球のヘモグロビンからは、アミノ酸と鉄が回収され、ビリルビンが生成されます。ビリルビンは肝臓で処理され、胆汁や便の色、黄疸のときの皮膚や粘膜の色に反映されます。

> **[*2] Check!** ビタミンB$_{12}$の吸収には胃から放出される内因子が必要です。このため、胃の摘出手術後は貧血が起こりやすくなります。

●血小板

骨髄系幹細胞から巨核芽球を経て巨核球へと分化し、それが細かく分割されて血小板となります［図7−4］。血小板は細胞のかけらです。**トロンボポエチン**という造血因子が、血小板の生成を促進します。

●白血球

マクロファージなどの貪食能をもつ細胞が、細菌やウイルスなどが体内へ侵入したことを検出すると、各種の**インターロイキン**（IL）や**コロニー刺激因子**（CSF）が放出され、顆粒球（好中球、好酸球、好塩基球）や単球などの白血球生成が促進されます。

リンパ系幹細胞は、T細胞とB細胞の2種類に分化します［図7−4］。T細胞は胸腺で成熟し、B細胞は主に骨髄で成熟すると考えられています。

2 止血機構

血管が破れるような傷を受けた場合はもちろん、血管の内側が傷ついた場合も、止血機構がはたらき血液が**凝固**します。傷が修復されれば速やかに凝固は溶けます（これを線維素溶解（**線溶**）といいます）。

❶ 血液凝固

血管が傷つくとまず、損傷部位に血小板が凝集し、止血（この時点では一時的な止血です）や損傷部の保護をします。このとき、凝集した血小板から血管収縮物質（セロトニンなど）が放出され、血管を収縮させ止血を助けます。凝集した血小板の上で一連の血液凝固反応［図7−5］が起こり、**安定した止血**となります。

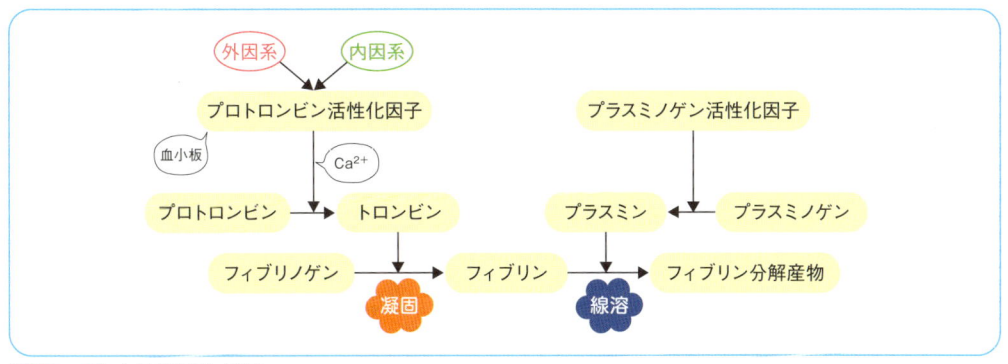

[図7-5] 血液凝固と線溶

血液凝固は、何段階もの化学変化が連続する複雑なものですが、**最終段階の反応はフィブリノゲン（可溶性）がフィブリン（不溶性）になり、血球を巻き込んで凝固する**ことです。

フィブリンは、血中のフィブリノゲンにトロンビンが作用することでつくられます。このトロンビンは、必要なときだけプロトロンビンからつくられます。そのときにはプロトロンビン活性化因子が作用する必要があるのです——というように、血液凝固の過程では凝固因子が順番に作用します［図7-5］。この**凝固反応にはCa^{2+}が必須**です。また、**ビタミンK**が不足するとプロトロンビンなどの凝固因子が生成されなくなり、血が止まりにくくなります。またむやみに血液凝固が起こらないよう、アンチトロンビン、プロテインC、トロンボモジュリンなどの抗凝固因子も機能しています。

●―外因系と内因系［図7-5］

凝固を引き起こす因子には外因系と内因系がありますが、前述のように共に最後はフィブリノゲンがフィブリンになることで凝固します。

外因系では血管とその周囲の組織が損傷を受けると、組織因子が血管内に放出され、一連の凝固反応が始まります。内因系では血管内壁（通常は抗凝固作用があります）に傷がつくと、血管壁のコラーゲンが露出し、そこに血液の凝固因子や血小板が接触し活性化され、一連の凝固反応が始まります。

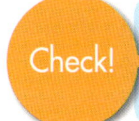

> **Check!** 血液凝固因子に関連した疾患として血友病がありますが、これは凝固第Ⅷ因子（抗血友病因子A）あるいは第Ⅸ因子（抗血友病因子B）の欠損によって生じます（血友病は伴性劣性遺伝病（X連鎖劣性遺伝病）で、ほぼ男性のみに出現します）。

❷ 線維素溶解（線溶）

線維素溶解（線溶）とは、凝固した血液が溶けることです。**フィブリン（線維素）が、プラスミン（タンパク分解酵素）の作用で分解されると血液凝固が溶けます**［図7-5］。

プラスミンは血液中のプラスミノゲンが活性化されたものです。プラスミノゲンを活性化

するのは、プラスミノゲン活性化因子です（血管内皮などに存在します）。

3 血液型

赤血球の表面には、様々な糖脂質や糖タンパク質が存在し、これらが血液型を決める因子（抗原）となります。主要な血液型はABO型（式）とRh型（式）です。これらの抗原に対する抗体は、血漿中にあります。

1 ABO式

A型のヒトの場合、赤血球はA抗原をもち、血漿は抗B抗体をもっています。B型、AB型、O型を含めてまとめると［表7－1］のようになります。たとえば、A型のヒトにB型の赤血球が輸血されると、抗B抗体は外来の赤血球のB型抗原を異物として攻撃し、凝集させます。これは抗原抗体反応の一つです（**第9章**参照）。

血液型	抗原 (凝集原)	抗体 (凝集素)	日本人の 出現頻度
A	A	抗B	約40%
B	B	抗A	約20%
AB	AとB	なし	約10%
O	なし	抗Aと抗B	約30%

［表7－1］血液型と抗原・抗体

●─血液型の判定と輸血

血液型の判定におけるオモテ試験では、被験者の赤血球を抗A抗体を含む血清と抗B抗体を含む血清の2種に混合し、凝集反応の有無で判定します。ウラ試験では、被験者の血清をA型赤血球とB型赤血球の2種と混合し、凝集反応の有無で判定します。

つまり、**オモテ試験では被験者の赤血球の型を調べ、ウラ試験では被験者の血清に含まれる抗体の型を調べます**。Rh型に関しても、基本的に同様の検査を行います。

輸血の際は、受血者（患者）と供血者（ドナー）の血液でクロスマッチテスト（交差適合試験）を行い、不適合輸血を防止します。具体的には両者の血球と血清を用いて、上記のオモテ・ウラ試験に相当する試験を行います。

2 Rh式

赤血球がRh因子（抗原）をもつ場合をRh陽性、もたない場合をRh陰性といいます。

Rh陰性（Rh－）のヒトの血中にRh陽性（Rh＋）のヒトの赤血球が入ると、Rh－のヒトの免疫系は外来赤血球上のRh抗原を異物と認識し、抗体（抗Rh抗体といいます）をつくり、入ってきた赤血球を攻撃します。このため、母親がRh－で胎児がRh＋の場合（つまり父親がRh＋です）には、**Rh不適合**という問題が起こることがあります［図7－6］。

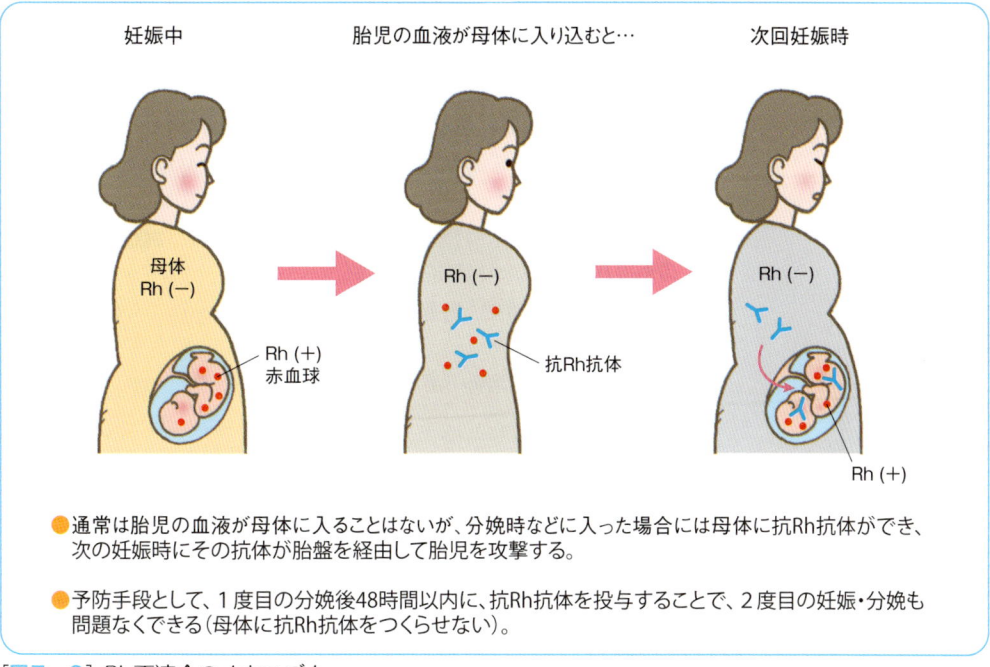

- 通常は胎児の血液が母体に入ることはないが、分娩時などに入った場合には母体に抗Rh抗体ができ、次の妊娠時にその抗体が胎盤を経由して胎児を攻撃する。
- 予防手段として、1度目の分娩後48時間以内に、抗Rh抗体を投与することで、2度目の妊娠・分娩も問題なくできる（母体に抗Rh抗体をつくらせない）。

［図7－6］Rh不適合のメカニズム

　　Rh－の母親の血液中にRh＋の胎児の赤血球が入ると、母親の免疫系は抗Rh抗体をつくります。しかし血球は胎盤を通過できないので、通常の妊娠中に胎児の血球が母親の血液に入ることはありません。では胎児の血球が母親の血液中に入る危険性があるのはいつかというと、分娩のときです。もし分娩のときに、胎児の血液が母親の血中に入ると、母親の身体は抗Rh抗体をつくり出します。ただし、このとき生まれた子は抗体の攻撃を受けません。しかしその後も、母親の身体は抗Rh抗体をつくり続けます。この抗体は胎盤を通過することができるため、次の妊娠時には、Rh＋胎児の血球を攻撃するのです。これがRh不適合です。ただしこのとき胎児がRh－なら問題はありません。

　　ちなみにRh陰性の割合は白人で15％、日本人では0.5％程度です。

●─ABO型とRh型の抗体

　　Rh型の抗体は、Rh抗原がRh－のヒトの体内に入って初めてつくられます。一方、ABO型の抗体は自然抗体といい、もともと血漿中に存在します。

　　ABO型の抗体（IgM）は胎盤をほとんど通過しませんが、Rh型の抗体（IgG）は胎盤を通過するので、Rh不適合といった問題が起こるというわけです。

第8章 体液

ヒトの身体の半分以上は水です

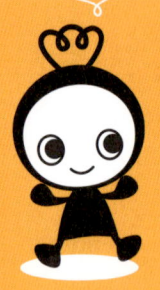

この章のPoint

- ヒトの身体は**約60%が水**で、細胞の内外を液体が満たします。
- 体液は細胞内液と細胞外液からなり、細胞外液は細胞が生きるための**内部環境**を形成します。
- 体液に溶けている電解質は細胞内でK^+の濃度が高く、**細胞外ではNa^+とCl^-の濃度が高い**という特徴的な組成をしています。
- 体液のpHは**約7.4**で、**呼吸**と**腎臓**のはたらきでpHのホメオスタシスが維持されます。
- 体液に溶けている溶質の濃度が濃いほど体液の浸透圧は大きくなります。

1 体液の構成

❶ 体液の区分

ヒトの身体は半分以上が水（体液）からできています［図8－1］。成人男性では約60%、成人女性では約55%（女性は男性に比べ脂質が多く、そのぶん水の量が少なくなります）を占めます。みずみずしい新生児は80%にもなる一方で、高齢者では50%ほどになることもあります。

体液は大きく、<u>細胞内液</u>と<u>細胞外液</u>に分けられます。細胞外液には、血液やリンパ液、血管の外の細胞間隙を満たす間質液（組織液）、および体腔内の体腔液（胸水、関節液、眼房水など）が含まれます。

```
身体の水分［60%］
├─細胞内液［40%］
└─細胞外液［20%］─┬─間質液（組織液）［15%］
                  └─管内細胞外液など［5%］─┬─血漿［4%］
                                          └─リンパ・脳脊髄液［1%］
```
※膀胱内の尿や分泌された消化液や汗などは体液に含まない。

［図8－1］体内の水分の内訳

❷ 体液の組成

体液には、様々な物質が溶けています。それらの物質を大きく2つの種類に分けると、**電解質**と**非電解質**です。

電解質とは、食塩のように水に溶けてイオンとなる物質です。イオンには、ナトリウムイオン（Na^+）、カリウムイオン（K^+）、塩化物イオン（Cl^-）、重炭酸イオン（HCO_3^-）などがあります。これらに対し、グルコースや尿素などは非電解質です。

細胞内外のイオン組成には特徴があります。特に**Na^+とCl^-は細胞外の濃度が高く、K^+は細胞内の濃度が高い**という特徴があります。また細胞内調節機構ではたらくカルシウムイオン（Ca^{2+}）は、細胞内の濃度が特に低くなっています。細胞内外のイオン濃度の差を保つために、**Na-Kポンプ**などがはたらいています［図8-2］。

Na-Kポンプ
ATPのエネルギーを使って、Na^+を細胞外へ、K^+を細胞内に移動させる。能動輸送の一つ。

細胞内
K^+　150m mol/L
Na^+　15m mol/L
Cl^-　9m mol/L

細胞外
K^+　5m mol/L[*1]
Na^+　150m mol/L
Cl^-　125m mol/L

細胞膜

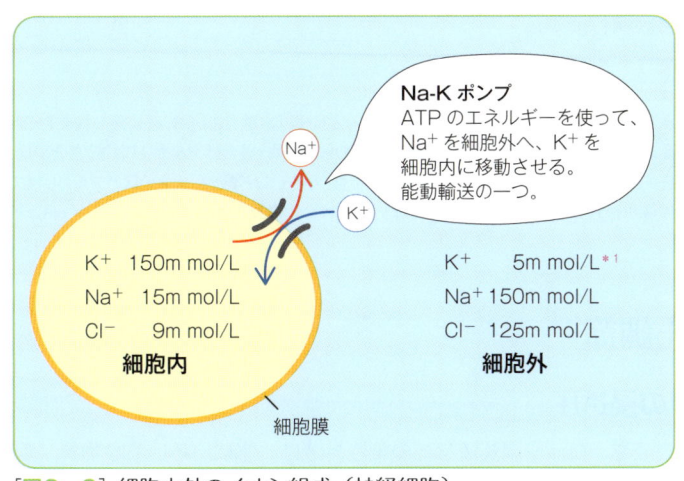

［図8-2］細胞内外のイオン組成（神経細胞）

> **Check!**
> - **モル（mol）**：モルとは、物質の量を表す単位です。$6×10^{23}$という数（6の後に0が23個つく巨大な数）をアボガドロ数といいますが、原子でも分子でもイオンでも電子でも、アボガドロ数個集めた量を1モルとよびます。鉛筆12本を1ダースというようなものです。Na^+（ナトリウムイオン）1モルとは、Na^+ $6×10^{23}$個の集まりのこと、食塩1モルとはNaCl分子$6×10^{23}$個のことです。原子や分子の個数を数えるのは現実的ではありませんが、原子であれば原子量にグラム（g）を、分子であれば分子量にグラム（g）をつけた重さだけ集めると1モルになります。
> - **モル濃度（mol/L）**：モル濃度とは、物質量モルを使って溶液の濃度を表す手段で、溶液1L当たりに溶けている溶質の物質量（モル）で表します。たとえば、水に食塩1モル（58.5gです）を溶かして溶液全体が1Lであれば、その食塩水のモル濃度は1mol/Lです。その1000分の1の濃度は1mmol/Lです。

2 体液の調節

1 酸塩基平衡

ヒトの体液のpH[*1]（「ピーエッチ」あるいは「ペーハー」と読みます）は、**7.4 ± 0.05**の範囲に調整されています。pHの調整に重要な役割を果たしているのは、呼吸機能と腎機能です。**呼吸によりCO_2排出をコントロールすること、また腎臓ではイオンの排出をコントロールすることによりpHを調節**しています。

pHが正常範囲より小さい方向に向かう傾向を**アシドーシス**といい、大きい方向に向かう傾向を**アルカローシス**といいます。アシドーシスにもアルカローシスにも、呼吸に原因がある場合と、腎機能などの代謝系に原因がある場合とがあります（**第10章**で具体的に説明します）。

> **Check!**
> *1 水（H_2O）はそのごく一部がH^+（水素イオン）とOH^-（水酸化物イオン）に分かれます。溶液中にH^+とOH^-が同量ある場合は中性、H^+が多い場合は酸性、OH^-が多い場合はアルカリ（塩基）性といいます。この指標となる値がpHで、0～14の数値を示します（7が中性、小さいほど酸性、大きいほどアルカリ性です）。
> 体液が酸性かアルカリ性かによって体内の様々な化学反応が影響を受けるため、pHは重要な指標です。

2 浸透圧調節

●―体液の浸透圧

細胞内液や、血液や間質液などの細胞外液は、水にいろいろな物質（溶質）が溶けた溶液です。溶液は溶けている溶質の濃度を反映した固有の**浸透圧**という値をもちます。**浸透圧の違う溶液が接すると、浸透圧の小さいほうから大きいほうに水の移動が起こります**。実際、体内の水の移動の多くがこの浸透圧の差で説明できます。細胞内液と細胞外液の浸透圧が違うと、水の移動で細胞が縮んだり膨れたり、細胞の生死にかかわったりします。そのため注射液や点滴液の浸透圧は厳密に調整する必要があります。

2つの溶液の浸透圧を考えるとき、両者が等しい場合は**等張**といいます。等しくない場合は、浸透圧の大きなほうを**高張**、小さなほうを**低張**といいます [**図8-3**]。

> **Check!**
> ヒトの身体はいろいろな原因によって脱水が起こります。病的な脱水の場合、静脈からの輸液や経口での補液によって喪失した体液を補ってやる必要が生じます。輸液に用いる液の基本は等張の食塩水（生理食塩水といいます）ですが、症状に応じてK^+やCa^{2+}などの電解質、さらには乳酸やグルコースなどを様々な割合で調合して用います。その際使われるのは等張液ばかりでなく、低張液のほうが体液の組成や浸透圧を正常に戻すのに有効な場合もあります。

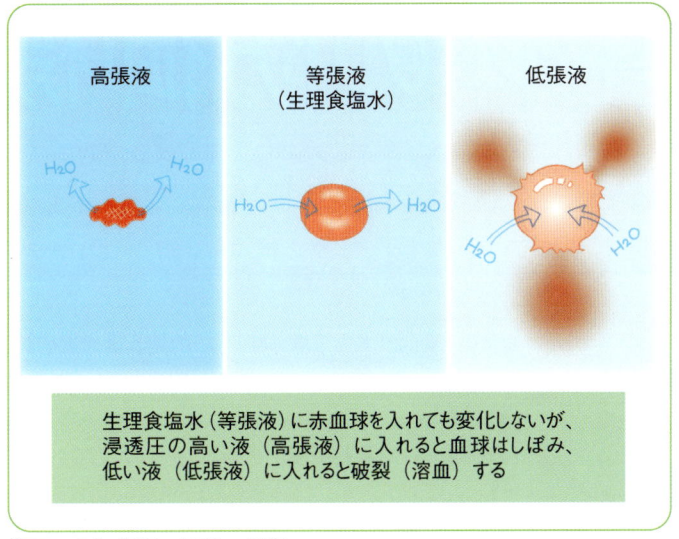

[図8-3] 高張、等張、低張

> 生理食塩水（等張液）に赤血球を入れても変化しないが、浸透圧の高い液（高張液）に入れると血球はしぼみ、低い液（低張液）に入れると破裂（溶血）する

Check!
溶液が水を引き込む力は、浸透圧という物理的圧力として表われます。ヒトの体液の浸透圧は7気圧程度です。その力は、溶質粒子の濃度が濃いほど大きくなり、その際、浸透圧に着目して溶液の濃度を表わすために（モル）浸透圧濃度（osmol/L；オスモルパーリットル）という単位を使用します。同じモル濃度（mol/L）の溶液でも、浸透圧濃度は同じになるとは限りません。たとえば1mol/Lのグルコース溶液は1osmol/Lで、1mol/LのNaCl溶液はNa$^+$とCl$^-$に分かれると粒子濃度が倍になるので2osmol/Lになります。ヒトの体液の浸透圧濃度は0.28osmol/L程度です。
注）浸透圧と浸透圧濃度は別の概念ですが、慣用的には"体液の浸透圧は0.28 osmol/L"と表現することもあります。

●─膠質浸透圧（コロイド浸透圧）

溶液中では、Na$^+$やCl$^-$などの小さなイオンでもタンパク質のような大きな分子でも、それら粒子の濃度に比例した浸透圧を形成します。大きな粒子（コロイド粒子といいます）が形成する浸透圧を**膠質浸透圧**といいます。小さな粒子は通しても大きな粒子は通さない毛細血管壁のような膜を介すると、有効にはたらく浸透圧は膠質浸透圧のほうです。生体内で膠質浸透圧を形成する中心的物質は**アルブミン**というタンパク質です。

●─浸透圧の調節

水分を摂取すると体液の濃度が薄まり、浸透圧が低下します。一方、塩分を過剰に摂れば浸透圧は上昇します。**ヒトの身体は、浸透圧が上昇すると喉が渇いて水分を摂取したくなるようにできています。そして浸透圧が低下すれば、尿として余分な水分を排出します。**

浸透圧調節の中枢は視床下部にあり、センサーが浸透圧を感受し、必要に応じ飲水行動を促し、一方、抗利尿ホルモン（バソプレシン）（**第13、15章**参照）の分泌を増減することにより尿量を調節します。

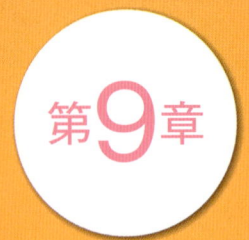

第9章 生体の防御機構

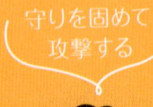

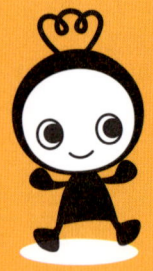

守りを固めて攻撃する

この章のPoint

- 身体の表面は丈夫な皮膚の層で守られた、**非特異的防御の最前線**です。
- マクロファージや好中球による貪食作用などは、**自然免疫という非特異的防御**に当たります。
- 特異的防御とは**獲得免疫**、いわゆる免疫のことで、能動免疫と受動免疫があります。
- **ヘルパーT細胞は司令塔的存在**で、B細胞やキラーT細胞を使い分けます。
- **アレルギーは5つ（あるいは4つ）の型**に分類できます。第Ⅳ型は細胞性免疫の、その他は液性免疫の過剰反応です。

1 生体防御

① 特異的防御と非特異的防御

生体防御とは、外敵であるウイルスや細菌などから身体を守るための機能などがはたらくことをいい、反応する物質が特定のものであるか否かの違いで、大きく**特異的防御**と非特異的防御の2つがあります［図9-1］。

特異的防御とは、特定の異物（細菌やウイルスや外来物質）に反応して防御機構が発動される場合をいい、**非特異的防御**とは、外敵の種類を選ばず防御機構が発動される場合をいいます。

● ―特異的防御

特異的防御とは、具体的にいうと**免疫**（**獲得免疫**）のことです。たとえば、流行しているインフルエンザの"特定"の型に抗体ができたり、スギ花粉という"特定"の物質に反応したりすることです。特異的防御は、後天的防御ともいいます。

● ―非特異的防御

これに対して非特異的防御は外敵の種類を選びません。たとえば、皮膚がこの役目を担っています。皮膚は、丈夫な角質層により、外敵であるウイルスや細菌を非特異的にはねつけます。非特異的防御は、先天的防御ともいいます。

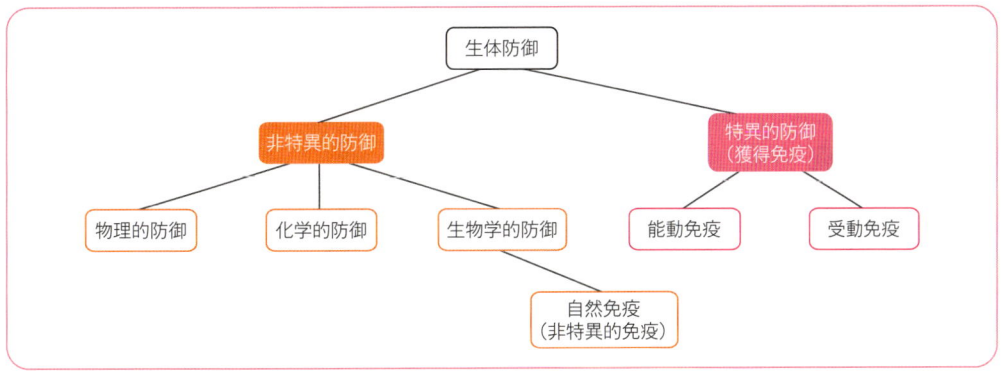

[図9-1] 生体防御機構の分類

② 自然免疫と獲得免疫

　皮膚や粘膜のバリアを越えて外敵が侵入した場合、免疫（自然免疫と獲得免疫があります）がはたらきます。
　自然免疫とは**貪食作用をもつ好中球やマクロファージがはたらき、細菌などを攻撃すること**をいいます（**第7章**参照）。これは免疫の一形態で、非特異的免疫ともいわれ、非特異的防御に属します［**図9-1**］。
　侵入した外敵の種類に応じ、特定のT細胞やB細胞がはたらく免疫機能を**獲得免疫**といい、特異的防御に属します［**図9-1**］。

③ 胸腺、脾臓、リンパ組織

　リンパ球が常在し増殖する場所で、**生体防御の砦ともいえる場所**を**リンパ組織**といいます（ここでいう組織は、第1章で定義した"組織"とは異なります）。リンパ組織には、**リンパ性器官**（リンパ節、胸腺、脾臓、扁桃）と器官とはよべない**リンパ小節**とがあります（リンパ節の中にもリンパ小節があります）。

●―リンパ小節

　リンパ小節は、リンパ球が集まったところです。腸管にはリンパ小節が集合したパイエル板（集合リンパ小節）があります。パイエル板はリンパ性器官に準ずるリンパ組織です。

●―リンパ節

　リンパ節［**図9-2**］はリンパ管の途中にあり、**リンパ液を濾過し、血液循環系に細菌や異物が混入するのを防いでいます**。リンパ節には、リンパ球に加え、マクロファージなどほかの白血球や樹状細胞なども集まっています。リンパ節内部のリンパ小節には、B細胞とB細胞から増殖した形質細胞が存在し、ここで抗体を産生します。

● 胸腺

　　胸腺は、胸骨の裏側に存在するリンパ性器官で、乳幼児では発達していますが、成長とともに退化し、成人を過ぎると脂肪化します。**ここはT細胞が成熟する場**です。

● 脾臓

　　脾臓［図9-3］は左上腹部に存在し、内部には脾柱によって区切られた脾髄という小部屋が存在します。この脾髄のうち85％は血液性の赤脾髄で、赤血球で満たされており、古くなったり異常を生じた赤血球を破壊します。残りがリンパ小節からなる白脾髄で、ここにはリンパ球や樹状細胞、マクロファージなどが集まっています。

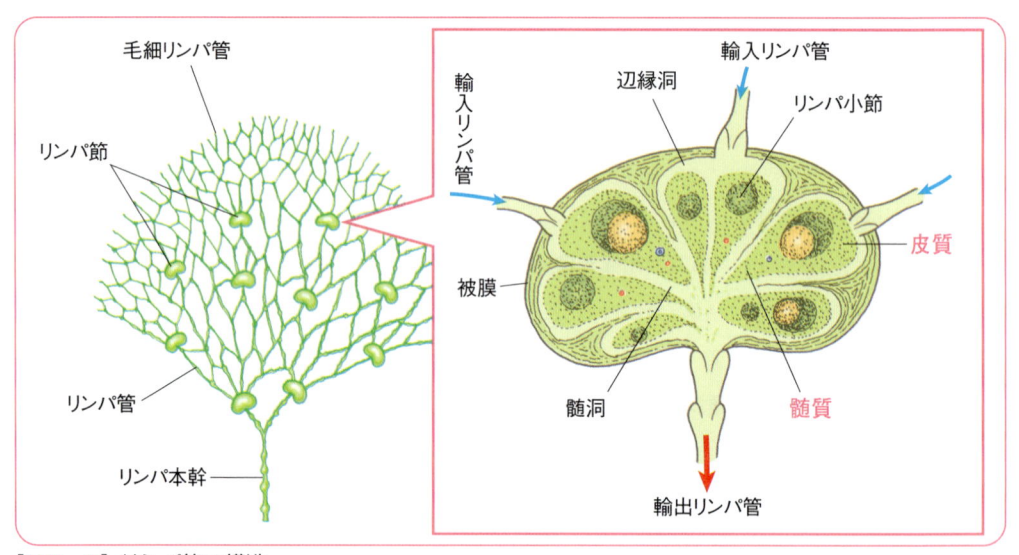

［図9-2］リンパ節の構造

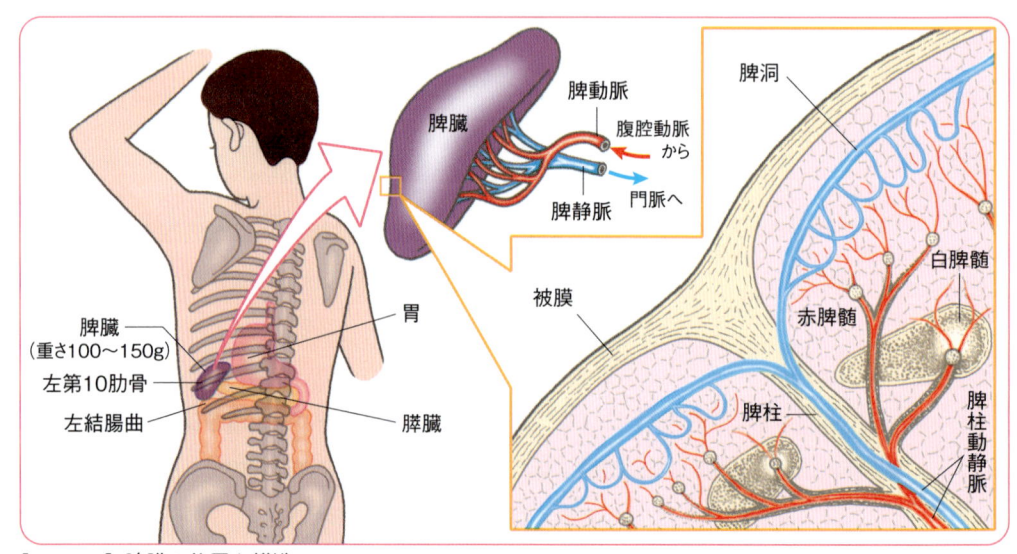

［図9-3］脾臓の位置と構造

2 非特異的生体防御機構

非特異的防御には3種類あります。**物理的防御、化学的防御、生物学的防御**です［図9-1］。物理的防御と化学的防御は、皮膚や粘膜で起こります。生物学的防御には自然免疫、すなわち食細胞による貪食作用やNK（ナチュラルキラー）細胞による防御が含まれます。

❶ 皮膚の構造と防御機構

身体の表面は丈夫な皮膚の層で守られた、非特異的防御の最前線です［図9-4］（p.20参照）。**皮膚の角質層は強固な物理的防御の役目**があり、また分泌される**皮脂は酸性で、細菌が定着しにくい化学的環境を形成**し（化学的防御）、さらに**表面の常在菌はほかの外来菌の増殖を抑制**（生物学的防御）します。

皮膚のメラノサイト（メラニン色素産生細胞）は、メラニン色素を表皮の細胞に分配して有害な紫外線の侵入を防ぎます。また皮膚や粘膜にはマクロファージや樹状細胞（ランゲルハンス細胞も含む）が控えており、免疫系の発動を促します。

角質層
顆粒層
有棘層
基底層

ランゲルハンス細胞
メラニン顆粒
メラノサイト
メルケル細胞
ケラチノサイト（細胞質にメラニン色素をもつ）

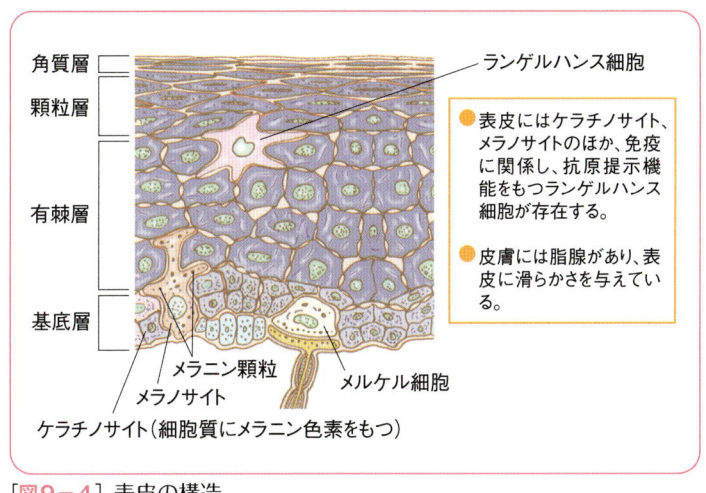

● 表皮にはケラチノサイト、メラノサイトのほか、免疫に関係し、抗原提示機能をもつランゲルハンス細胞が存在する。
● 皮膚には脂腺があり、表皮に滑らかさを与えている。

［図9-4］表皮の構造

❷ 粘膜の構造と防御機構

消化管、尿路、生殖器、気道などの表面は粘膜で覆われています（p.21参照）。胃粘膜から分泌される胃液（胃酸）や、膣からの分泌物は強い酸性で、細菌の侵入を阻みます（化学的防御）。唾液や涙液に含まれるリゾチームという酵素は細菌を破壊します（化学的防御）。

気道から分泌される粘液や気道上皮の線毛は、細菌をとらえ、それらを喀痰や鼻汁とともに体外に排出します（物理的防御）。

❸ 食細胞とサイトカイン

異物に反応し、細胞内に取り込むようにはたらく（これが貪食作用です）細胞を、食細胞といいます。好中球やマクロファージを含め、いろいろな細胞があります。

NK細胞は食細胞ではありませんが、**外部から侵入したウイルスに感染した細胞や、がん化した自分の細胞などを見つけ破壊します**。体内に侵入したウイルスや細菌には、好中球やマクロファージによる貪食作用がはたらきます。一方で、傷害を受けた組織や、好中球やマクロファージからは、仲間に助けを求める**サイトカイン**[*1]という物質が信号として放出されます。サイトカインは好中球やマクロファージを集めたり、炎症反応を起こしたり、視床下部にはたらいて体温の上昇を引き起こしたりします。

貪食作用自体は非特異的防御ですが、マクロファージやマクロファージの仲間である樹状細胞は、抗原提示機能をもち、特異的防御のはたらきを誘起します。

> **Check! *1**
> 細胞から分泌され、細胞間情報伝達を媒介する物質をサイトカインと総称します。機能的にはホルモンの仲間で、内分泌系で取り扱う伝統的ホルモン類とサイトカインとの境目はあいまいです。インターフェロン、エリスロポエチン、コロニー刺激因子などもサイトカインに属します。リンパ球由来のサイトカインをリンフォカイン、単球由来のものをモノカインとよぶこともありますが、現在は白血球間の情報伝達物質という意味の**インターロイキン**（interleukin；「inter」は間、「leuko」は白という意味）と総称されます。

3 特異的生体防御反応（免疫系）

前述のとおり、免疫には自然免疫と獲得免疫とがありますが、よくいわれる免疫とは、獲得免疫のことです。獲得免疫は能動免疫と受動免疫に分けられます［図9−1］。

外敵に対し自分の免疫系がはたらく場合は**能動免疫**、できあがった抗体を胎児が母体から受け取る場合や血清注射などから受け取る場合は**受動免疫**です［図9−5］。ワクチン接種は抗体そのものを受け取るわけではなく、能動免疫を誘起する手段です。

❶ 免疫系の細胞

免疫を担当する細胞は**リンパ球**です。リンパ球には**B細胞**と**T細胞**があります。**B細胞は抗体をつくる細胞**です。一方、**T細胞は異物や外敵の抗原情報を受け取る受容体**

能動免疫

ワクチンを接種されると、自分で外敵に対する抗体をつくる（ワクチン接種によって、抗体そのものを受け取るわけではない）。

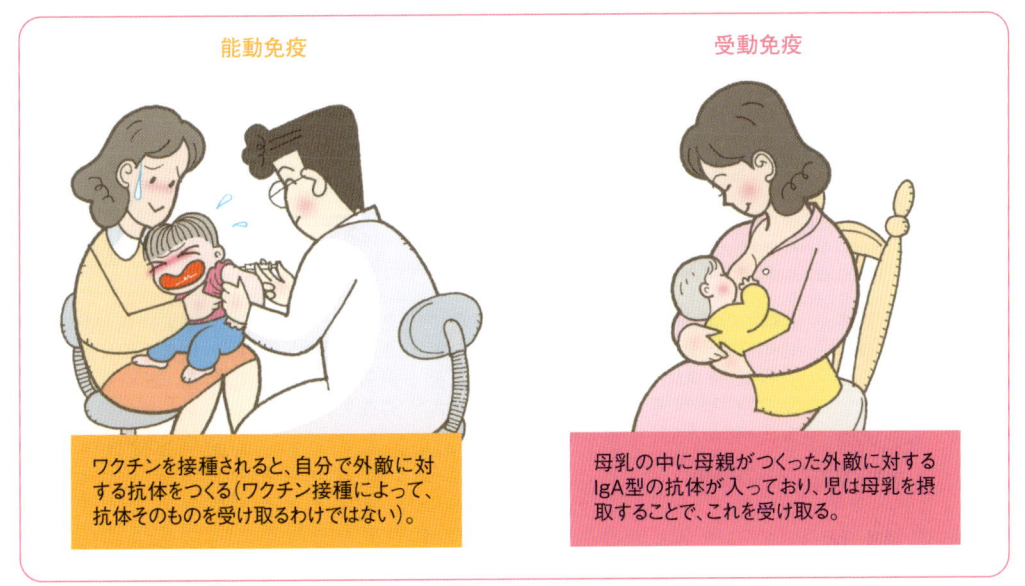

受動免疫

母乳の中に母親がつくった外敵に対するIgA型の抗体が入っており、児は母乳を摂取することで、これを受け取る。

[図9-5] 能動免疫と受動免疫の例

（TCR；T細胞受容体）をもち、大きく3種類あります。マクロファージなどの提示する抗原情報を読み取りB細胞などに指令を出す**ヘルパーT細胞**、外敵や外敵に感染してしまった細胞を攻撃する**キラー（細胞傷害性）T細胞**、それから免疫の発動を適度に調節する制御性T細胞です。

マクロファージや樹状細胞は、**抗原提示細胞**として免疫系ではたらきます。抗原提示の役割は、B細胞や感染した細胞なども果たします。マクロファージなどにはウイルスや細菌の種類を識別する（特異的）受容体があり、外敵に即したシグナルをヘルパーT細胞に送ります[*2]。

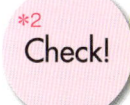

> **Check!** *2 マクロファージの貪食作用は非特異的防御の例とされてきましたが、実は特異的受容体をもっていることがわかってきました。

❷ 抗原と抗体

●―抗原、抗体とは

細菌やウイルスには特徴的な構造部分があり、体内に侵入するとそれらを目印とし、免疫系が異物と認識して攻撃します。その特徴的な部分、あるいはその細菌やウイルスそのものを**抗原**といいます。

抗原に特異的に結合する物質で免疫グロブリンからなるものを**抗体**といいます。免疫グロブリンには5つのクラス――IgD、IgM、IgG、IgA、IgEがあります[図9-6]。抗体を

産生するのは**B細胞**と、B細胞から変化し抗体産生に特化した**形質細胞**です。B細胞に抗原特異的抗体をつくらせるよう指令するのがヘルパーT細胞です。

IgD	IgM	IgG	IgA	IgE
B細胞の表面抗体。血中での機能はよくわかっていない。	B細胞の表面抗体。血中では5量体、一次反応時はIgGに先立って分泌される。	血中に最も多量に存在し、抗体の主役である。胎盤を通過し、Rh不適合に関与する。	2量体として分泌され、母乳、唾液、涙液、腸液などに存在する。	肥満細胞や好塩基球の表面に結合する、即時型過敏アレルギーの原因抗体である。

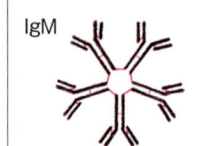

［図9-6］免疫グロブリンの種類

●補体

補体とは、免疫反応を補強する一群の血中タンパク質で、細菌に結合した抗体などにより活性化され、細菌の細胞膜を壊すなどのはたらきをします。

●オプソニン効果

オプソニン効果とは、**抗体や補体が結合した細菌などが、好中球やマクロファージに貪食されやすくなること**です。オプソニン化とは、貪食作用を促進する「味付け」という意味です。

③ 液性免疫と細胞性免疫

●液性免疫

B細胞や形質細胞から放出される抗体を用いて防御するシステムを**液性免疫**（抗体媒介性免疫）といいます。

●細胞性免疫

一方、抗体が関与しない場合は**細胞性免疫**（細胞媒介性免疫）といいます。キラーT細胞が、抗原をもつ細菌や感染した自分の細胞を攻撃したり、ヘルパーT細胞が出すサイトカインでマクロファージや好中球が活動する場合も含みます。

抗原提示細胞とヘルパーT細胞は、外来のウイルスや細菌に応じて発動する免疫を、液性免疫にするか細胞性免疫にするかを決めています［図9-7］。

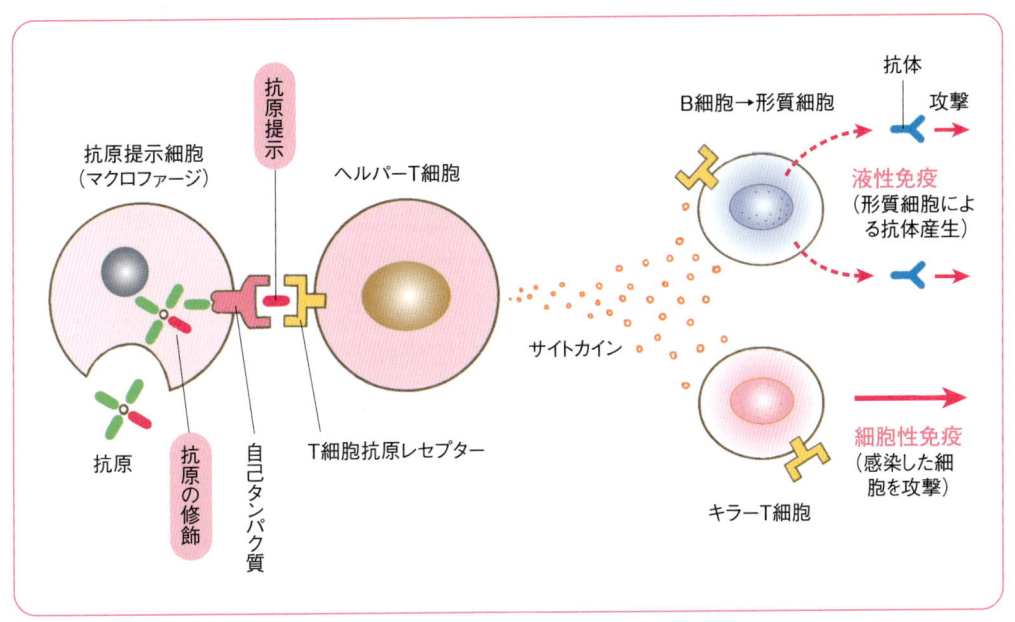

[図9-7] 液性免疫と細胞性免疫

● 自己と非自己

　免疫系は外敵や異物を攻撃しますが、**自分の細胞は攻撃しません**。これは、自分の細胞であることを見分けられるよう、**MHC分子**という名のタンパク質がすべての細胞（赤血球を除く）の表面に発現しているからです。MHC分子は、主要組織適合遺伝子複合体（MHC）という遺伝子群からつくられる各個人に特有のタンパク質です。臓器移植で**拒絶反応**が起こるのは、免疫系が自分のMHC分子と違うMHC分子をもった移植細胞を非自己と認識し、攻撃するためです。他人の臓器を使わず自分の細胞を使って臓器を修復する**iPS細胞**に注目が集まるのもこのためです。免疫系の異常で自分の細胞や組織を攻撃するのが**自己免疫疾患**ですが、これらは原因不明の場合もあります。

　MHC分子には2種類あります。すべての細胞（赤血球以外）はMHCクラスⅠ分子をもち、マクロファージなどの抗原提示細胞は加えてMHCクラスⅡ分子をもっています。このMHC分子は抗原提示にも使用されます（[図9-7]における自己タンパク質の部分）。

❹ アレルギー反応

　アレルギー反応とは、**免疫系が異常あるいは過剰に反応して炎症などを引き起こす現象**です。メカニズムの違いからⅠ〜Ⅴの5つの型に分類できます（Ⅴ型をⅡ型に含める分類もあります）。以下にそれぞれの具体例をあげていますが、そのうち一般にアレルギーといわれるものはⅠ型とⅣ型の一部で、ほかは自己免疫疾患といわれるものです。

103

● Ⅰ型

即時型過敏性反応といい、いわゆる花粉症や食物アレルギーなどがこれに含まれます。**IgEと肥満細胞が関与**します［図9-8］。

● Ⅱ型

細胞傷害型といい、**自分の細胞が非自己と認識され、抗体や補体によって攻撃・破壊されます**。自己免疫性溶血性貧血が例ですが、血液型不適合輸血反応もその典型です。

● Ⅲ型

抗原に抗体・補体などが結合した**免疫複合体が組織に沈着し障害を与えます**。糸球体腎炎、関節リウマチ（RA）、全身性エリテマトーデス（SLE）などがこれにあたります。

● Ⅳ型

遅延型過敏性反応といい、反応がみられるまで1〜2日かかるのが特徴です。**感作（以前、抗原に遭遇した記憶をもっていること）したキラーT細胞やヘルパーT細胞が関与する細胞性免疫反応**で、好中球やマクロファージなどを巻き込んだ反応です。ツベルクリン反応（赤発）が典型例です。

● Ⅴ型

自分の受容体タンパクに対して抗体ができてしまい、受容体のはたらきを止めたり異常刺激を与えます。バセドウ病と重症筋無力症が有名です。これはⅡ型の特殊な場合であるため、Ⅴ型をⅡ型に含めて分類することもあります。

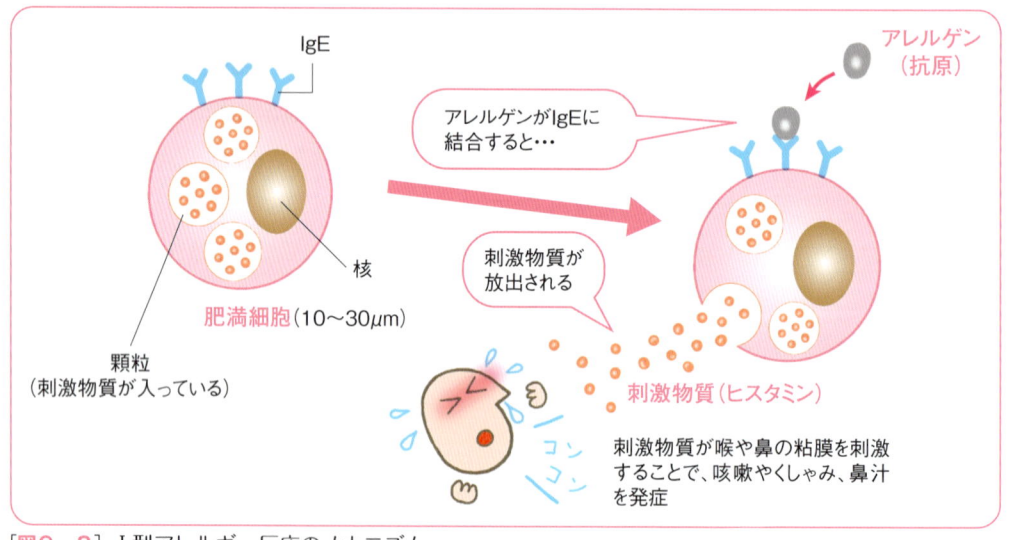

［図9-8］Ⅰ型アレルギー反応のメカニズム

第10章 呼吸器系

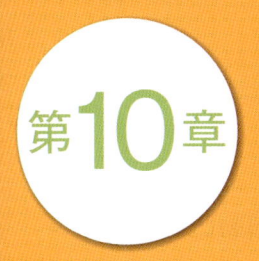

生きることは、
息をすること

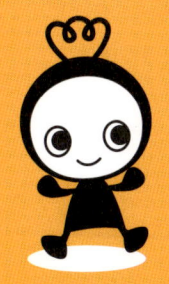

この章のPoint

- 呼吸の目的はATP（アデノシン三リン酸）を産生することで、ミトコンドリアで酸素を使い二酸化炭素を排出します。
- 鼻腔⇔咽頭⇔喉頭⇔気管⇔（主）気管支は**気道**といい、**空気の通り道**です。**肺**は呼吸部で、**ガス交換の場**です。
- 肺は自力では動けないため、空気の出入りのためには**横隔膜**や**肋間筋**といった呼吸筋の収縮を頼りとしています。
- **呼吸中枢は呼吸の自律的リズムをつくり**、最適なガス交換が行われるよう、呼吸運動を調節します。
- 呼吸によって血液の**pH**が変化します。

1 気道

呼吸器系［図10－1］は、空気の通り道である気道と、ガス交換の場である肺からなります。

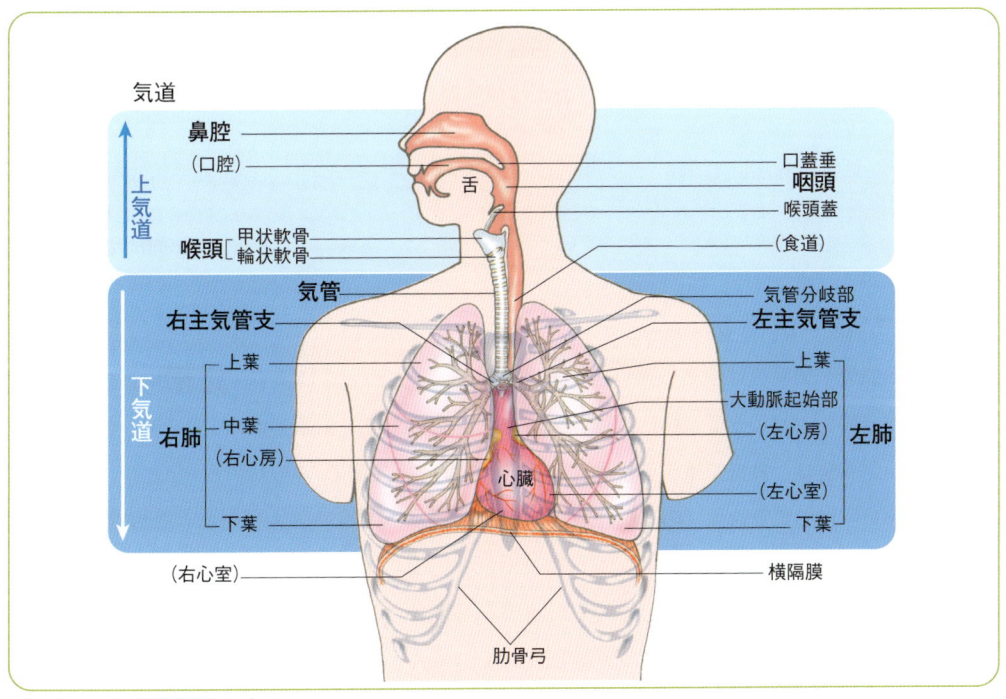

気道
上気道：鼻腔（口腔）、咽頭、口蓋垂、舌、喉頭蓋、（食道）
喉頭：甲状軟骨、輪状軟骨
下気道：気管、気管分岐部、右主気管支、左主気管支
右肺：上葉、中葉（右心房）、下葉
左肺：上葉、大動脈起始部、（左心房）、（左心室）、下葉
（右心室）、心臓、横隔膜、肋骨弓

［図10－1］呼吸器系の全景

105

① 気道の構造と機能

●―鼻腔・副鼻腔

鼻腔の入り口を外鼻孔といい、鼻前庭には鼻毛を備えます。鼻腔は鼻中隔によって左右に分かれ、側壁から上・中・下鼻甲介が棚をつくり、上鼻道、中鼻道、下鼻道をつくり、鼻涙管や副鼻腔が開口します（第5章参照）。

鼻腔の最上部は嗅部といい、嗅覚の受容器である嗅細胞が嗅粘膜に突起を伸ばしています。それ以下の鼻腔は呼吸部といい、粘膜上皮は多列線毛上皮からなり、通過する空気を加温・加湿します。キーセルバッハの部位は血管に富み、特に出血を起こしやすい部位です。

副鼻腔は、鼻腔と交通する空洞をもった骨の中に鼻粘膜が入り込んだもので、前頭洞、篩骨洞（篩骨蜂巣）、蝶形骨洞、上顎洞があります。

●―咽頭・喉頭

咽頭は食物の通路（消化器系）としてだけでなく、空気の通路（呼吸器系）でもあり、3つの部分に区分されます。鼻腔の後方の咽頭鼻部（上咽頭）、口腔の後方で空気と食物の共通通路となる咽頭口部（中咽頭）、喉頭の後方で食物の通路となる咽頭喉頭部（下咽頭）です。咽頭鼻部には中耳（鼓室）と連絡する耳管が開口します。

喉頭は食物と空気の流れを交通整理する場所で、発声にも関与します。喉頭は、いわゆる"のど仏"とよばれる甲状軟骨に加え、輪状軟骨、喉頭蓋軟骨、披裂軟骨といった喉頭軟骨群と各種の喉頭筋群によって構成されています。==呼吸のときには開いている喉頭蓋が、嚥下時には反射的に閉じられることで誤嚥を防ぎます==。

発声のときは迷走神経に支配された喉頭筋群がはたらきます。

> **Check!** 新生児の喉頭は成人より高い位置にあり、ミルクを飲むときに空気も一緒に吸っているため、授乳時には注意が必要です（授乳後に背中を叩くなどして噯気（げっぷ）を誘発させるのはこのためです）。また耳管（咽頭鼻部と交通しています）も短く水平になっているため、中耳炎になりやすいという特徴もあります。

●―気管・気管支

気管・気管支は空気の通り道（気道）で、喉頭と肺を結びます。気管は長さ約10cm、直径約15mmの管で、第4～5胸椎の高さで左右の（主）気管支に分かれます[図10-1]。

気管壁は、食道に接する後部は平滑筋からなる膜性壁で、前方は15～20個の上下に連なるC字形の気管軟骨（硝子軟骨）で補強されており、==常に内腔が保たれることで空気が通れるようになっています==。

気管の内面は線毛細胞と粘液を分泌する杯細胞で覆われています。気管に侵入した異物を、喉頭→咽頭→食道のほうへ排出しています。

気管支（主気管支ともいう）は左右2本ありますが左右非対称です。右気管支は

肺に入り上・中・下の3本に分かれ、左気管支は上・下2本に分岐します。**右気管支は左気管支に比べて太く短く、垂直に近い走行経過をとる**ため、異物が入りやすい傾向があります。

> **Check!**
> ・「**喀痰；たん**」：気道からの粘液（分泌物）や、外界からのホコリなどのごみが集まって喀痰となります。喀痰は、気道の線毛運動によって排出されています。
> ・「**咳嗽；せき**」と「**くしゃみ**」：刺激物やホコリなどが気道に混入した場合には咳嗽が、鼻腔などの上気道に混入した場合にはくしゃみが起こります。いずれも激しい呼気とともに異物を体外に排出させる防御反応です。

> **Check!**
> 気管支喘息は、気道の炎症により、気道の過敏化、分泌物の増加、気管支平滑筋の収縮などのために呼吸困難となった状態です。呼気時に気道が狭くなり、喘鳴が聞こえます。1秒率（p.115参照）も低下します。

❷ 声帯と発声

息を吐きながらその気流を利用して**声帯**［図10-2］を振動させることで、**発声**がなされます。声帯の振動数や喉頭・咽頭・口腔・鼻腔の形状、また唇や舌の形の違いにより、声の高さと音質が決まります。

発声時には、声帯の緊張状態や形状は声門部にある輪状甲状筋、甲状披裂筋、後輪状披裂筋などの筋群によって微妙に調節されます。甲状軟骨の成長による声帯の長さの変化は、男女の声の高さの違いや、成長による声変わりを引き起こします。

声帯を調節する筋は、主に迷走神経の枝である**反回神経**により支配され、**反回神経麻痺が起こると嗄声（しわがれ声）がみられます**。

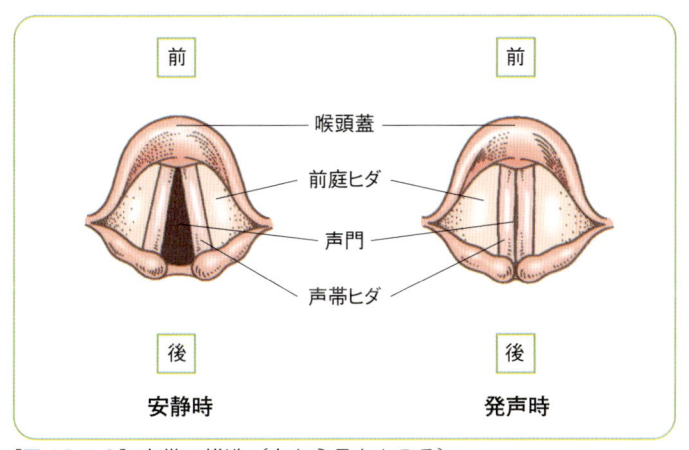

［図10-2］声帯の構造（上から見たところ）

2 肺

1 肺の構造

肺［図10-3］は**血液と外界との間でガス交換をする場**です。

肺内で気管支は、順に葉気管支、区域気管支、細気管支、終末細気管支、呼吸細気管支と枝分かれし、肺胞管・肺胞嚢・肺胞へ続きます［図10-4］。細気管支以降には軟骨はなく、平滑筋が全周を覆います。

肺胞は直径約0.1mmの嚢で、ここでガス交換が行われます。肺胞の内面は、ガス交換を担当する細胞で表面の大部分を覆う扁平な**Ⅰ型肺胞上皮細胞**と、界面活性剤（サーファクタント）を分泌する大型の**Ⅱ型肺胞上皮細胞**からなります。

肺胞の周りは毛細血管で覆われています。肺胞壁と毛細血管壁はそれぞれ1層の細胞が基底膜を挟んで密着し、薄い呼吸膜（**空気血液関門**）を形成し、容易に酸素と二酸化炭素が**拡散**するようになっています。

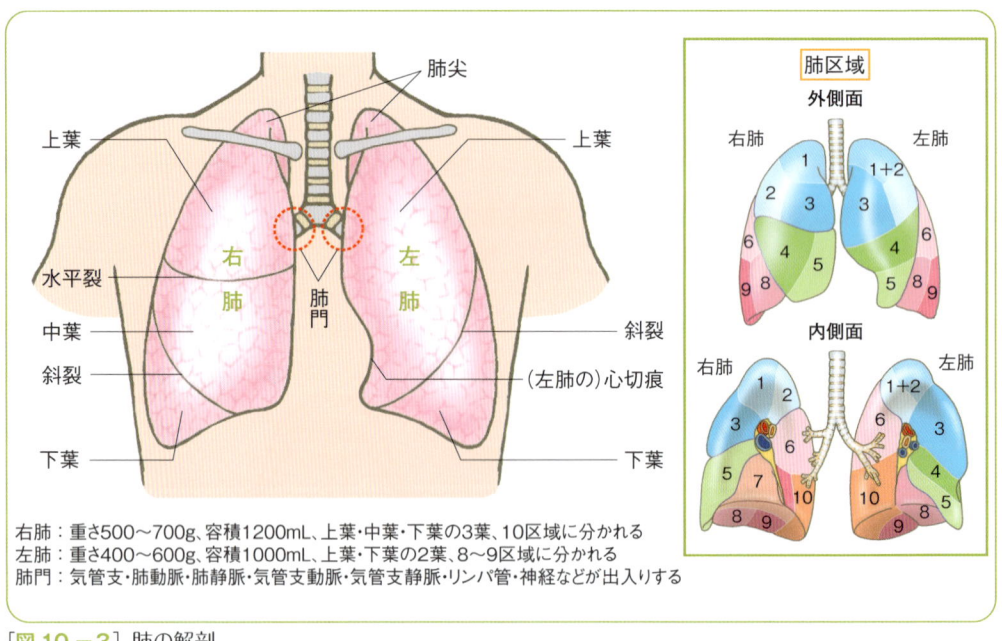

右肺：重さ500～700g、容積1200mL、上葉・中葉・下葉の3葉、10区域に分かれる
左肺：重さ400～600g、容積1000mL、上葉・下葉の2葉、8～9区域に分かれる
肺門：気管支・肺動脈・肺静脈・気管支動脈・気管支静脈・リンパ管・神経などが出入りする

［図10-3］肺の解剖

2 胸膜・縦隔の構造

●─ 胸膜

肺全体は肺門を除き**胸膜**（ひと続きの漿膜は、胸腔壁を裏打ちする壁側胸膜と、肺の表

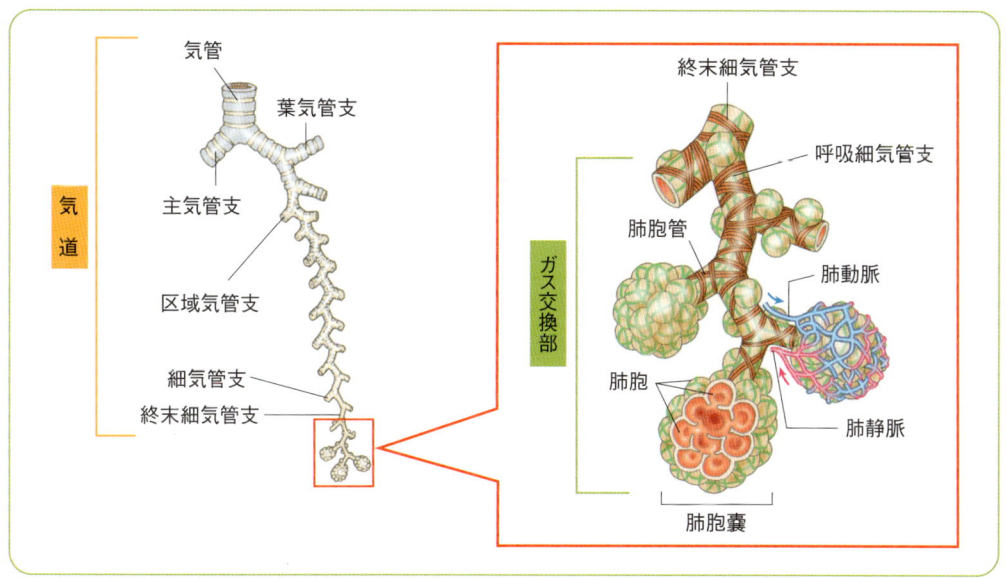

[図10-4] 気管・気管支の分岐と肺胞

面を覆う肺胸膜（臓側胸膜）よりなります）で囲われています［図10-5］。胸膜腔には少量の漿液（胸水）が入っていて、陰圧を保ち、肺の呼吸運動を円滑にしています。

胸膜に穴が開くと胸膜腔に空気が入り、肺が十分に拡張できなくなります。これを気胸といいます。

● 縦隔

縦隔とは、左右は肺（縦隔胸膜）、前方は胸骨、後方は胸椎、上方は胸郭上口、下方は横隔膜で囲われた領域をいいます［図10-5］。縦隔には、胸腺、心臓、胸大動脈や上・下大静脈など太い動脈と静脈、気管と気管支、食道、横隔神経や迷走神経などが位置します。

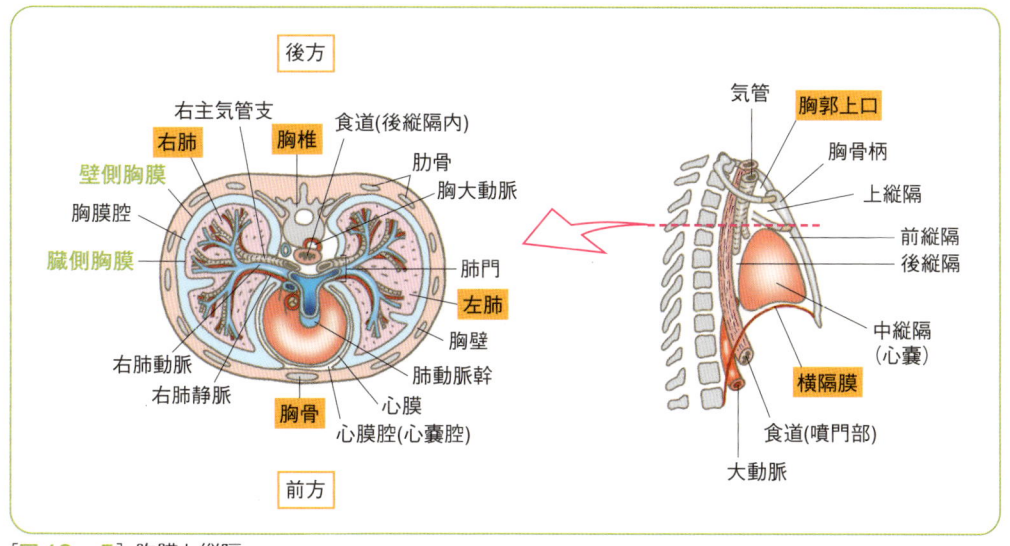

[図10-5] 胸膜と縦隔

3 呼吸

1 呼吸筋と呼吸運動

　肺は心臓のように自分の力で拡張・収縮はできません。**呼吸筋が胸腔の容積を広げると肺が受動的に拡大し、肺内が陰圧になって空気を吸い込みます。胸腔を狭めれば肺が縮小し、肺内が陽圧となって空気を吐き出します**（胸膜腔は通常の安静呼吸時は**陰圧**です）。

　通常の安静呼吸では、**横隔膜**や**外肋間筋**が収縮して息を吸います［図10-6］。これらの筋が活動を止めれば、胸腔および肺が元に戻って息を吐きます。主に横隔膜がはたらくときは**腹式呼吸**、主に外肋間筋がはたらくときは**胸式呼吸**といいます。

　呼吸の亢進時や、意識的に息を吐き出すときには内肋間筋や腹筋が収縮し、積極的に胸腔を狭めることで息を吐きます。また呼吸亢進時には、胸鎖乳突筋、大胸筋、斜角筋などの補助呼吸筋も活動し、いわゆる肩で息をする状態になります。

　横隔膜は横隔神経に、肋間筋は肋間神経に支配されています。

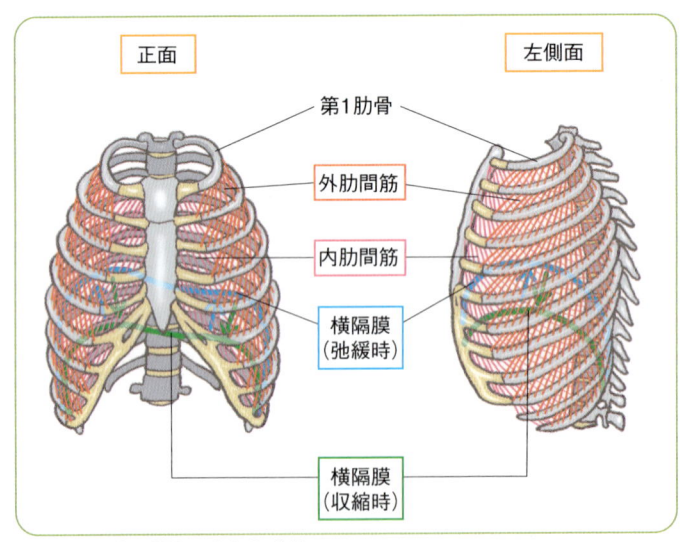

［図10-6］呼吸にはたらく筋

正面／左側面／第1肋骨／外肋間筋／内肋間筋／横隔膜（弛緩時）／横隔膜（収縮時）

Check! 安静時の呼吸数の目安は、新生児40～50回/分、5歳児20～25回/分、成人12～20回/分です。

2 換気

●外呼吸と内呼吸

　肺（肺胞）で酸素を体内に取り入れ、二酸化炭素を排出するガス交換を外呼吸といい、

毛細血管で組織に酸素を供給し二酸化炭素を受け取るガス交換を**内呼吸**といいます［図10－7］。もっと細かなレベルでみると、細胞がATPをつくる過程で酸素を使い二酸化炭素を排出する［図10－8］ことを、細胞性呼吸とよぶこともあります。体内に取り入れた食物から、酸素を利用してエネルギーを取り出すことが呼吸の目的です。細胞内小器官であるミトコンドリアでATPを生成します。

●─ガス交換

ガスは、ガス分圧の大きいほうから小さいほうへ移動します。

肺では、酸素が肺胞内空気から血液中に移動し、二酸化炭素は血液中から肺胞内空気に移動します［図10－7］。組織では、酸素が血液中から組織に移動し、二酸化炭素は組織から血液中に移動します［図10－7］。

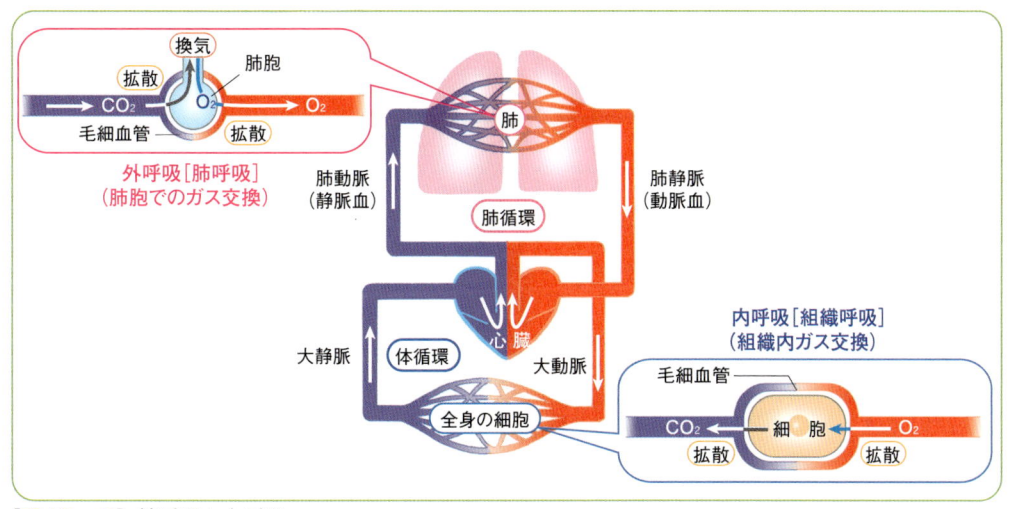

［図10－7］外呼吸と内呼吸

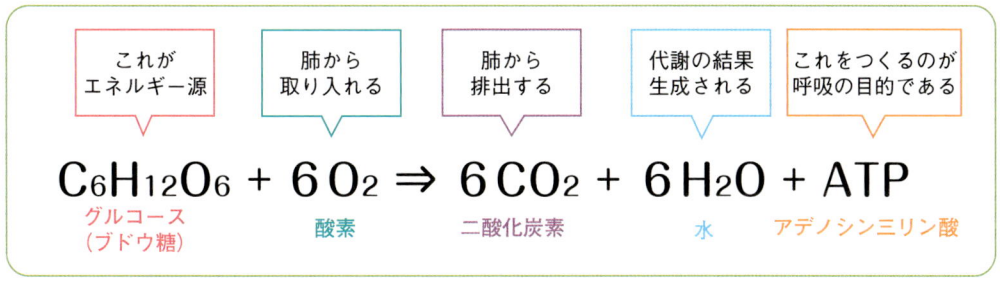

$$C_6H_{12}O_6 + 6\,O_2 \Rightarrow 6\,CO_2 + 6\,H_2O + ATP$$

- これがエネルギー源：グルコース（ブドウ糖）
- 肺から取り入れる：酸素
- 肺から排出する：二酸化炭素
- 代謝の結果生成される：水
- これをつくるのが呼吸の目的である：アデノシン三リン酸

［図10－8］細胞内で起こるエネルギー代謝

Check!
「呼吸商」という値から、体内で使われているエネルギー源を推測することができます。
呼吸商＝排出したCO_2量÷取り入れたO_2量
グルコースが使われると、呼吸商は1となることが図10－8の化学式よりわかります（O_2およびCO_2の係数はいずれも6で、「6÷6＝1」となります）。タンパク質では0.8、脂質では0.7程度になります。たとえば運動時に呼吸商を計測すると、脂肪燃焼の程度を推測することができるのです。

● 酸素の運搬

酸素は赤血球中の**ヘモグロビン**に結合し、血流に乗って血液中を運ばれます。血漿にはほとんど溶けません。

酸素解離曲線［図10-9］とはヘモグロビンと酸素の離れやすさを表したグラフです。反対に酸素の結合のしやすさのグラフとみることもできます（ヘモグロビン1分子に酸素4分子が結合できます。第7章参照）。**酸素の分圧が高いほど結合しやすく、低いほど離しやすくなっています**。つまり肺で酸素を受け取り組織に酸素を渡すのに好都合なのです[*1]。

Check! *1

	肺胞と動脈血中	組織および静脈血中
酸素分圧（P_{O_2}）	約100mmHg	約40mmHg
二酸化炭素分圧（P_{CO_2}）	約40mmHg	約46mmHg

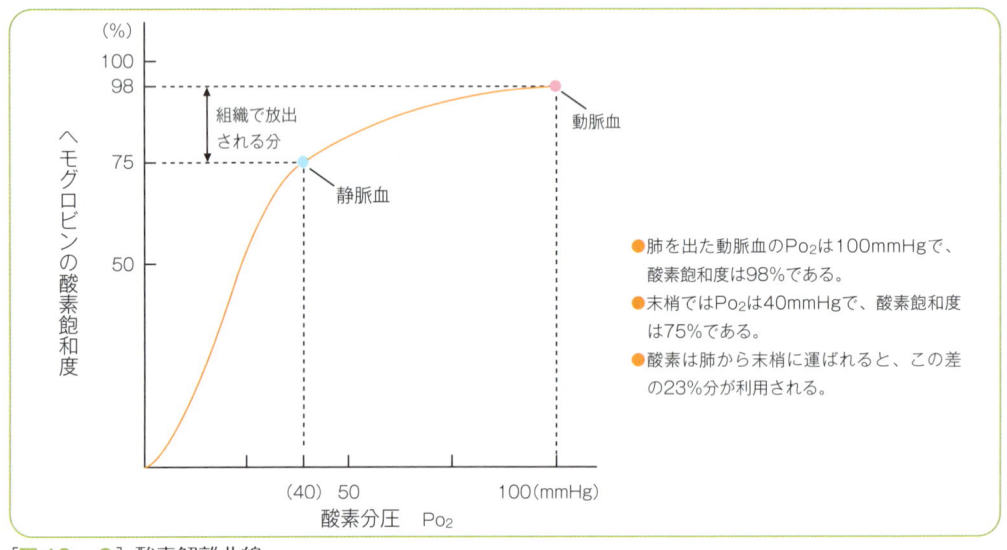

- 肺を出た動脈血のP_{O_2}は100mmHgで、酸素飽和度は98％である。
- 末梢ではP_{O_2}は40mmHgで、酸素飽和度は75％である。
- 酸素は肺から末梢に運ばれると、この差の23％分が利用される。

［図10-9］酸素解離曲線

● 二酸化炭素の運搬

二酸化炭素は主に**HCO_3^-（重炭酸イオン）**の形で、血漿中と赤血球中に溶けて運ばれます[*2]［図10-10］。その際、赤血球中の**炭酸脱水酵素**という酵素が必須で、下の化学反応を示した式（化学反応式）の①の部分を促進します。

$$CO_2 + H_2O \underset{}{\overset{①}{\rightleftarrows}} H_2CO_3 \rightleftarrows H^+ + HCO_3^-$$

この化学反応式は、呼吸および体液の**酸塩基平衡**を理解するうえでの基本的な化学反応を表しています。**血漿中ではこの反応が平衡状態にあります**。

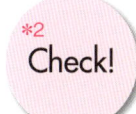

Check! *2 　二酸化炭素は、酸素よりは水に溶けやすいので、ある程度はそのまま血漿に溶けて運ばれます。また二酸化炭素の一部はヘモグロビンにも結合して運搬されます。

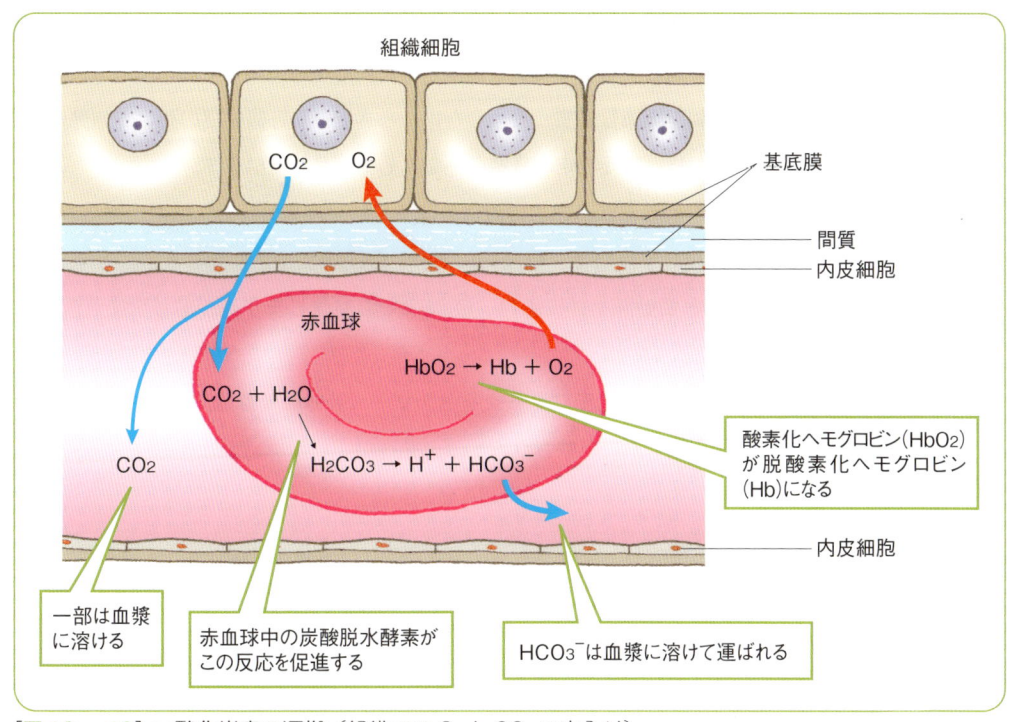

[図10-10] 二酸化炭素の運搬（組織でのO₂とCO₂の出入り）

●酸塩基平衡

　p.112の化学反応式から読み取れるように、換気が不十分で**CO₂が増えれば化学反応式の右方向への反応が盛んになって血液は酸性**になります。反対に、過呼吸で**CO₂が減れば化学反応式の左方向への反応が盛んになって血液はアルカリ性**に向かいます。このように呼吸は、体液のpHを適正に保つという重要な役割を担っています（H⁺が増えると酸性に、H⁺が減るとアルカリ性に傾きます）。

　呼吸により体液のpHが適正値より酸性に向かう状態を**呼吸性アシドーシス**、アルカリ性に向かう状態を**呼吸性アルカローシス**といいます。

　体液の酸塩基平衡には、腎臓のはたらきも大きく関係しています。腎臓やその他のはたらきで体液が酸性やアルカリ性に向かうことを、それぞれ**代謝性アシドーシス、代謝性アルカローシス**といいます。たとえば、糖尿病などでケトン体（酸性物質です）が増えたり、下痢でHCO₃⁻が減ったりすると、さきほどの化学反応式よりH⁺が増えて代謝性アシドーシスになるのがわかります。反対に、嘔吐ではH⁺が減ることにより代謝性アルカローシスになります。

❸ 呼吸調節

寝ているときも、起きているときも、私たちが特に意識しなくても呼吸は止まりません。これは**呼吸中枢**が機能しているからです。

呼吸中枢は脳幹の**延髄**（および橋）に存在し、**呼吸の自律的リズムをつくり出し、吸息筋と呼息筋を交互に収縮させる指令を出します**。また**内部環境に応じて最適にガス交換が行われるよう、呼吸運動を調節します**。こうしたはたらきをもつ呼吸中枢の死は、自発呼吸の停止をもたらすことから、脳死判定の基準の一つにもあげられています。

呼吸中枢には、化学受容器から血中の酸素分圧や二酸化炭素分圧の情報が伝えられます。化学受容器には、中枢化学受容器（延髄内にあり、**CO_2増加で活性化**します）と末梢化学受容器（大動脈小体と頸動脈小体にあり、**O_2減少で活性化**します）があります［図10-11］。

呼吸中枢は、肺の伸展状況をモニターするセンサー（肺伸展受容器）からも情報を得て、肺の伸展具合を呼吸のリズムに反映させます。

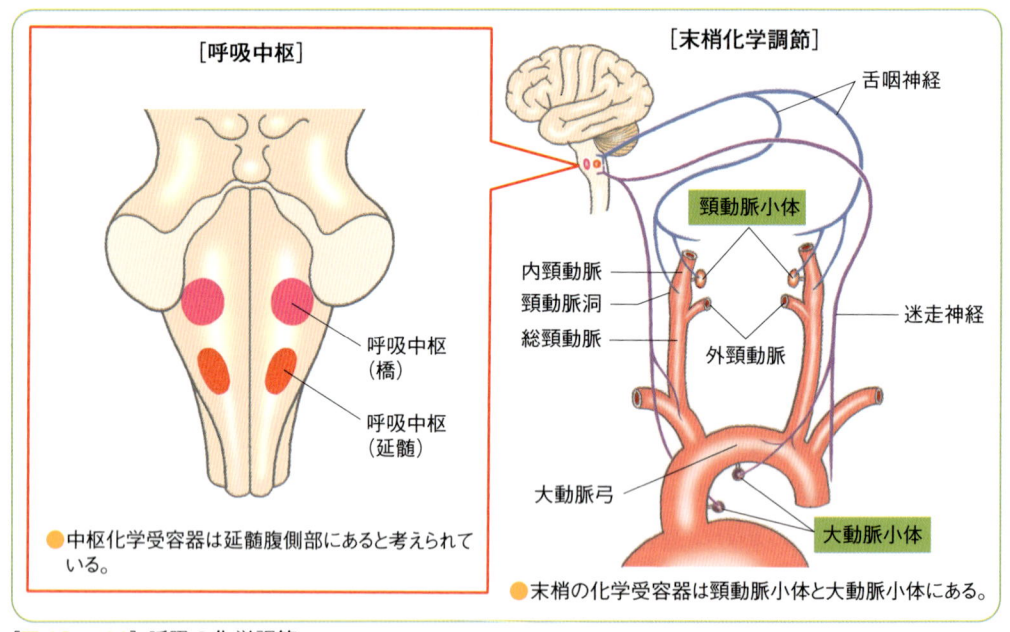

［図10-11］呼吸の化学調節

［呼吸中枢］
- 呼吸中枢（橋）
- 呼吸中枢（延髄）
- ●中枢化学受容器は延髄腹側部にあると考えられている。

［末梢化学調節］
- 舌咽神経
- 頸動脈小体
- 内頸動脈
- 頸動脈洞
- 総頸動脈
- 外頸動脈
- 迷走神経
- 大動脈弓
- 大動脈小体
- ●末梢の化学受容器は頸動脈小体と大動脈小体にある。

❹ 呼吸機能

●肺活量

肺活量などを測定して呼吸機能を評価する、呼吸機能検査というものがあります。

肺活量は、最大限に息を吸い込んですべてを吐き出し、その量を**スパイロメー**

タという器械で測ります（スパイロメータの測定値を図にしたものをスパイログラムといいます［図10-12］）。通常肺活量は４L程度で、すべて吐ききっても１L程度の空気が肺内に残ります。これを**残気量**といいますが、**呼息時にもこの残気量があるために肺でガス交換を継続することができる**のです。

肺活量が、自分の年齢・性別・体格から予測される標準値の何％に相当するかを表したものを**％肺活量**といいます。この**％肺活量が80％未満である場合は拘束性換気障害と判定されます**［図10-13］。肺や呼吸筋に障害がある場合、たとえば肺線維症や重症筋無力症でみられます。

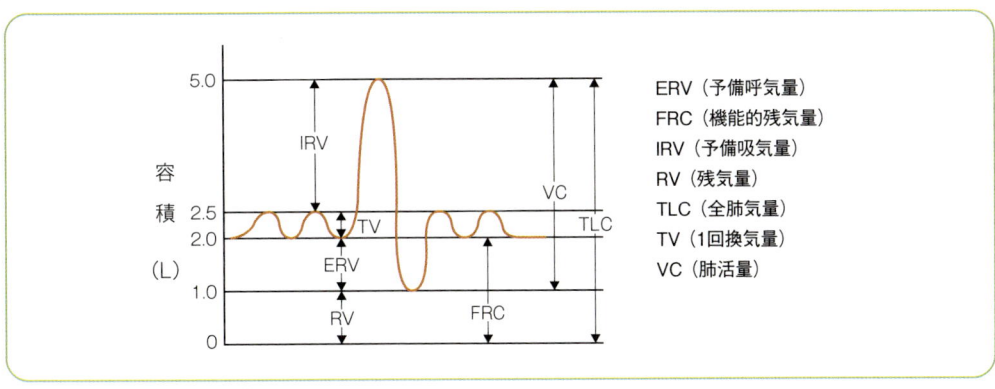

［図10-12］スパイログラム

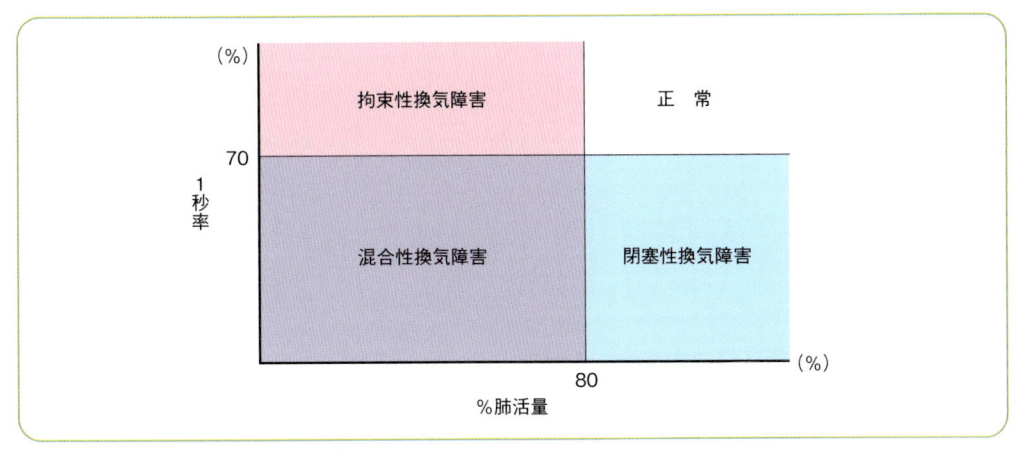

［図10-13］呼吸機能障害の分類

●─１秒率

肺活量と同様に、スパイロメータによって**１秒率**という数値が得られます。これは、最大限に息を吸い込んだ後、できるだけ速く息を吐き出すよう努力したとき、吐き出すべき量（肺活量）の何％を１秒間に吐き出せたかを測定するものです。この**１秒率が70％未満の場合は閉塞性換気障害と判定されます**［図10-13］。空気の通り道（気道）に障害があ

ったり、吐き出す力が弱かったりする場合には、吐き出すのに時間がかかり、閉塞性換気障害をきたします。**慢性閉塞性肺疾患**（COPD；肺気腫や慢性気管支炎を包括した概念）、気管支喘息などでみられます。

●―呼吸音

肺に空気が出入りするときの音は、聴診器を当てると聴取されます。これが**呼吸音**です。**「気道を気流が通る音」と「肺胞が空気で満たされるときに出る音」の2種が呼吸音の基本**で、聴診する場所によって両者の混ざった音も聞こえます。気道や肺のどこかに障害があると、各種の異常な音（**ラ音**といいます）が聴こえるため、疾患の診断に利用されます。

●―異常呼吸

呼吸中枢や化学受容器、また体液のpHなどに異常があると、**異常呼吸**が出現することがあります。チェーン - ストークス呼吸、ビオー呼吸、クスマウル呼吸［図10-14］のほかに、頻（多）呼吸、徐呼吸、あえぎ呼吸などの種類があります。

睡眠時に呼吸が停止する**睡眠時無呼吸症候群**には、呼吸中枢に異常があるために呼吸が停止する場合と、気道が閉塞することにより息が詰まって呼吸ができない場合とがあります。

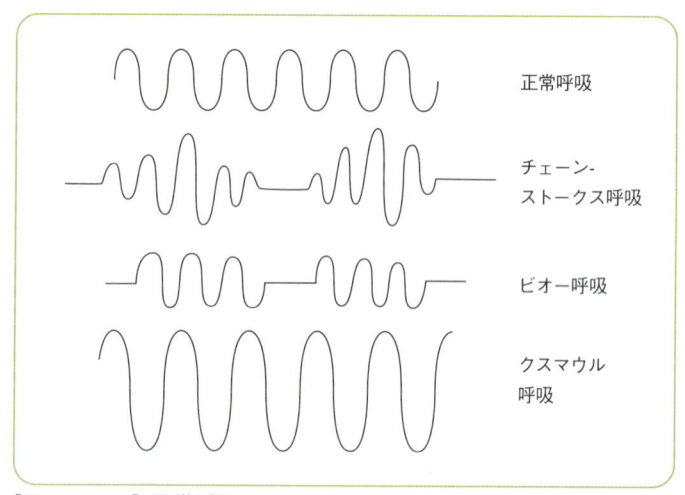

［図10-14］異常呼吸の型

正常呼吸
チェーン-ストークス呼吸
ビオー呼吸
クスマウル呼吸

Check!
・乳幼児突然死症候群（SIDS）：健康と思われていた乳児が、気がついたらふとんの中で死亡していた、ということがあります。原因は不明のことが多いのですが、呼吸中枢を含めた呼吸系に異常があると考えられる場合もあります。

第11章 消化器系

生きるために食べ、
食べるために生きる

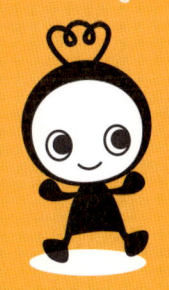

この章のPoint

- 消化器系のはたらきは、食物から**栄養素**を体内へ、すなわち血液中に取り入れることです。
- 食べ物は、口から入り消化管を運搬され、その過程で必要な栄養素が身体に取り込まれ、残りが便として排出されます。
- 十二指腸では、三大栄養素の分解酵素を含んだ消化液や消化管ホルモンが放出されます。
- 毛細血管に吸収された栄養素は、**門脈**を介して肝臓に集められ処理されます。
- 嚥下時には**嚥下中枢**が自動的にはたらき、食物は食道へ、空気は気管へと交通整理されます。

1 咀嚼・嚥下

❶ 歯・口腔の構造と機能

口腔に入った食物は唾液と混ざり、歯で噛み砕かれます。そして頬や唇や舌のはたらきで歯の内側（固有口腔）に保たれ、舌によって味わわれ、嚥下開始とともに咽頭に送られます。

●─歯の構造

歯には乳歯（20本）と永久歯（32本）があり、一生で一度だけ生え変わります。永久歯には、**切歯**（8本）、**犬歯**（4本）、**小臼歯**（8本）、**大臼歯**（12本）といった種類があります［図11-1］。第三大臼歯（智歯）は18～40歳頃に生えるので、「親知らず」ともよばれますが、ヒトによっては生えないこともあります。

歯肉から出ている歯冠の表層部分を**エナメル質**（人体で最も硬い部分です）、歯根の部分を**セメント質**といい、内側には**ゾウゲ質**、さらに中央に**歯髄腔**があり**歯髄**が入っています［図11-1］。

歯は上顎骨、下顎骨に強く固定され、歯列弓をつくっています。歯は骨組織から分化した部分もありますが、骨より硬い組織で骨ではありません。

●─口腔の構造と唾液腺

口腔は口腔前庭（歯の外側）と固有口腔に区別されます。口腔底には舌があります。舌の主体は横紋筋でできており、表面には表皮が特殊に変化した舌乳頭があり、味覚も行ってい

ます。舌の根元（舌根部）には舌扁桃が、口腔の後方には口蓋扁桃があり、生体防御の一端を担っています（p.67 図5−10参照）。

口腔内には**唾液**が分泌されます（1日当たり1〜1.5L程度）。唾液腺には**小唾液腺**（口唇腺、舌腺、頬腺、口蓋腺などで粘膜に埋まっている）と**大唾液腺**（耳下腺、顎下腺、舌下腺）があります［図11−2］。

❷ 咽頭の構造と機能

咽頭の構造は**第10章**を参照してください。食物は咽頭口部、咽頭喉頭部を通り、食道へ行きます。**咽頭に食物が入ると反射的に嚥下が起こり**、食物は食道に送り込まれます。

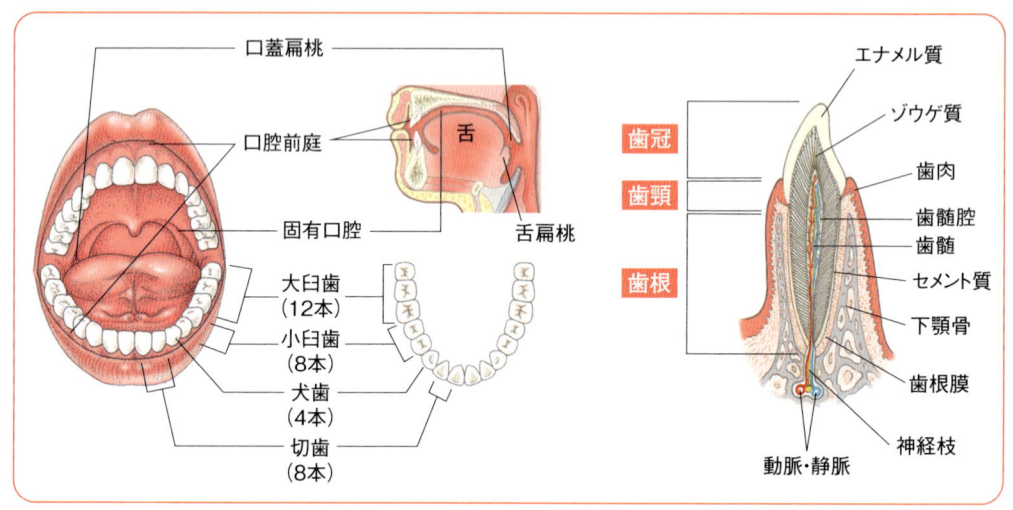

［図11−1］歯・口腔の構造

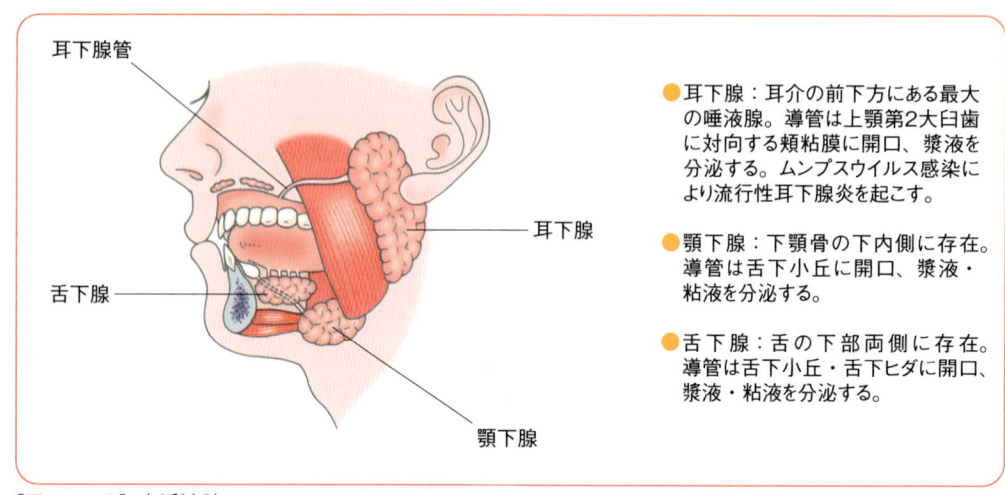

- ●耳下腺：耳介の前下方にある最大の唾液腺。導管は上顎第2大臼歯に対向する頬粘膜に開口、漿液を分泌する。ムンプスウイルス感染により流行性耳下腺炎を起こす。
- ●顎下腺：下顎骨の下内側に存在。導管は舌下小丘に開口、漿液・粘液を分泌する。
- ●舌下腺：舌の下部両側に存在。導管は舌下小丘・舌下ヒダに開口、漿液・粘液を分泌する。

［図11−2］大唾液腺

❸ 食道の構造と機能

食道のはたらきは、咽頭からの食物や水分を胃に送り込むことです。食道は咽頭に続き、気管および心臓の後ろを通り、横隔膜の食道裂孔を貫通して胃に至る管で、全長約25cm程度です。食道は頸部・胸部・腹部食道と分けることもあります。

食道には生理的狭窄部が3か所（起始部、気管分岐部、横隔膜貫通部）あり、ここは食物の通過障害を起こしやすく、また、がんの好発部位ともなります。

食道は上部が横紋筋、下部が平滑筋でできた管で、食物は食道の蠕動運動で胃に送られます。こうした食道の機能のために、ヒトは逆立ちしても物を飲み込むことができるのです。

❹ 咀 嚼

咀嚼とは、口腔内で食べ物を細かく砕き、唾液と混ぜ合わせ、飲み込める状態にすることです。そのためには歯、舌、頬、唾液が共同してはたらきます。唾液には水分だけではなく炭水化物を分解する酵素のアミラーゼ（プチアリン）が含まれています。さらに唾液はリゾチームや抗体を含み、生体防御機能ももっています。

❺ 嚥 下

口腔内の食物を胃に送り込む運動を嚥下といいます。嚥下の最初の段階は随意運動ですが、いったん飲み込み始めると自動的に食物は胃まで送り込まれ、自分の意思では制御できません。

嚥下の過程は口腔相、咽頭相、食道相の3つに分けられます［図11-3］。口腔相が随意運動で、咽頭相と食道相は自動的・反射的に進行します。

咽頭相では、口腔、咽頭、喉頭の筋群が協働し、食物を、気管に入らないようにしながら食道に運びます。食道相では、食道壁の筋が蠕動運動を行い、食物を胃に送り込みます。

嚥下運動は延髄にある嚥下中枢によって制御されます。延髄に障害がある場合や、咽頭・喉頭の筋群やそれを制御する運動ニューロンに障害がある場合は誤嚥（飲食した物が嚥下時に気管に入ってしまうことをいいます）が起こります。

2 消化と吸収

食物は口腔、咽頭、食道、胃、小腸（十二指腸、空腸、回腸）、大腸（盲腸、結腸、直腸）と順に送られ、消化・吸収されて、残りが便として排出されます。

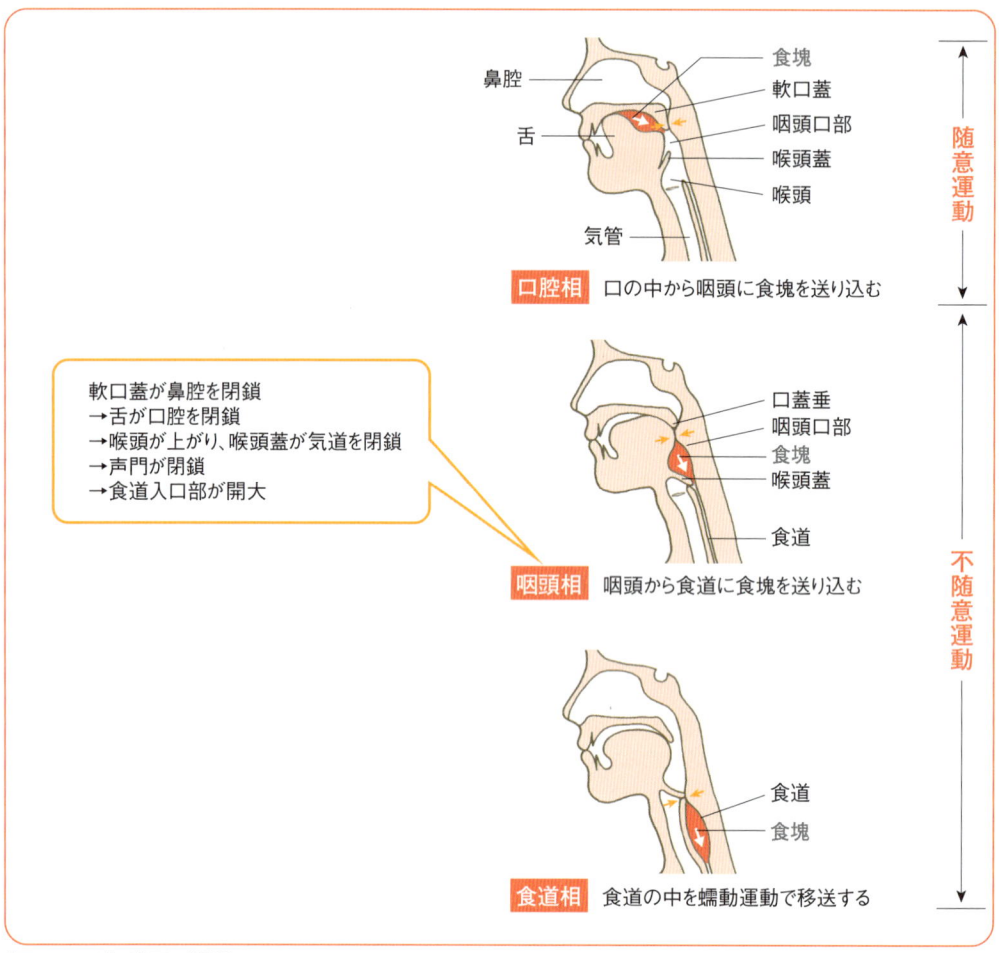

```
                                                                食塊
                                            鼻腔          軟口蓋
                                                         咽頭口部
                                            舌            喉頭蓋       随
                                                         喉頭        意
                                                                   運
                                            気管                    動
                                     口腔相  口の中から咽頭に食塊を送り込む

    軟口蓋が鼻腔を閉鎖
    →舌が口腔を閉鎖                                       口蓋垂
    →喉頭が上がり、喉頭蓋が気道を閉鎖                        咽頭口部
    →声門が閉鎖                                          食塊
    →食道入口部が開大                                     喉頭蓋

                                                        食道        不
                                                                   随
                                     咽頭相  咽頭から食道に食塊を送り込む    意
                                                                   運
                                                                   動


                                                        食道
                                                        食塊


                                     食道相  食道の中を蠕動運動で移送する
```

［図11-3］嚥下の過程

　食物は胃や消化管の運動によって移動しますが、その運動は、胃や消化管の**平滑筋**が調和のとれた収縮をするために起こります。これは腸管神経叢とよばれる神経系が制御する運動で、自律神経系の影響を受けます。
　消化とは、食物を小腸で吸収できる形に分解することをいいます。物理的消化と化学的消化があり、後者は酵素による分解を指します。

❶ 胃の構造と機能

●─胃の構造
　胃は**噴門、幽門、胃底、胃体**に区分され、大彎と小彎の彎曲が特徴的です［図11-4］。小彎側胃体と幽門部の境目には**角切痕**という深いくびれがあり、胃潰瘍の好発部位です。

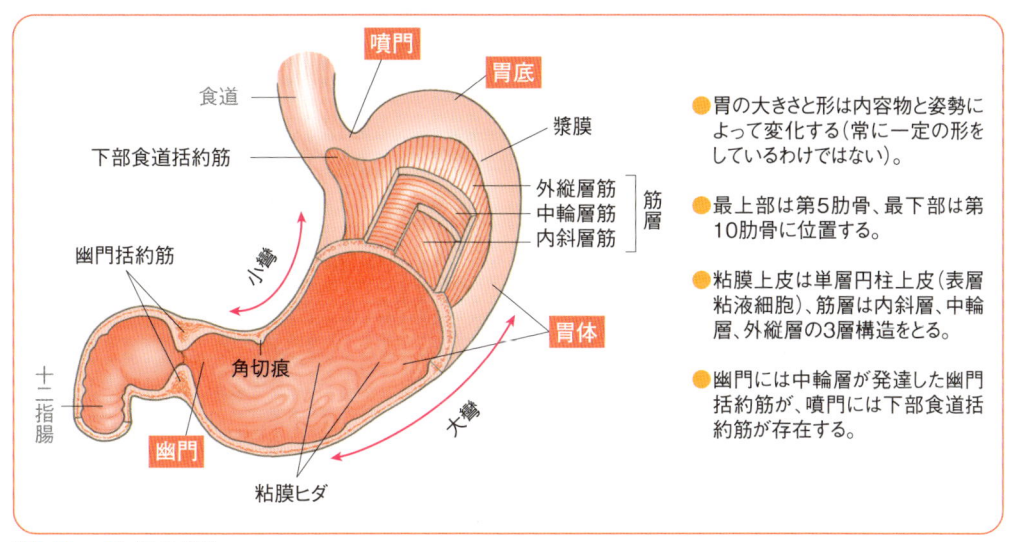

[図11-4] 胃の構造

- 胃の大きさと形は内容物と姿勢によって変化する（常に一定の形をしているわけではない）。
- 最上部は第5肋骨、最下部は第10肋骨に位置する。
- 粘膜上皮は単層円柱上皮（表層粘液細胞）、筋層は内斜層、中輪層、外縦層の3層構造をとる。
- 幽門には中輪層が発達した幽門括約筋が、噴門には下部食道括約筋が存在する。

● 胃液の分泌

胃液を分泌するのは胃腺で、胃底腺［図11-5］、幽門腺、噴門腺の3種類があります。**胃底腺**（胃底、胃体）には**壁細胞、主細胞、副細胞**があり、壁細胞は**塩酸**を分泌します。主細胞から分泌された**ペプシノゲン**は塩酸の存在下で**ペプシン**となり**タンパク質の分解酵素としてはたらきます**。副細胞は**粘液**を分泌し、**胃の内面を塩酸や消化酵素から守ります**。幽門腺と噴門腺は粘液を分泌します。

胃液の分泌は**ガストリン**という消化管ホルモンの刺激で促進されます。ガストリンは食物が幽門付近に達し、幽門部の壁にある**G細胞**を刺激すると放出されます。

● 胃から十二指腸へ

胃は送り込まれた食物を貯蔵し、どろどろの状態（び粥）にし、少量ずつ十二指腸に送り込みます。胃の3層の筋は収縮して食物を胃液と混和し、内容物を幽門から十二指腸に送り

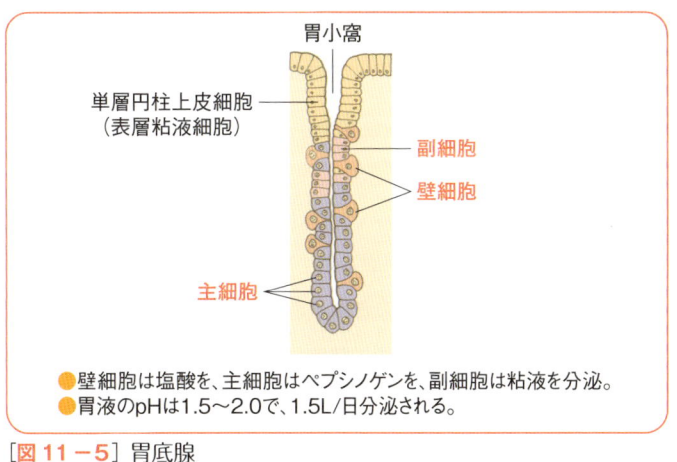

- 壁細胞は塩酸を、主細胞はペプシノゲンを、副細胞は粘液を分泌。
- 胃液のpHは1.5～2.0で、1.5L/日分泌される。

[図11-5] 胃底腺

出します。==胃では、水とアルコールはある程度吸収されますが、栄養素は吸収されません。==

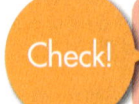

> **Check!** ピロリ菌は、胃の粘液のなかに住む細菌です。ウレアーゼという酵素を出すことによって、強酸性の環境でも生きていられるのです。ピロリ菌の感染により、胃炎や胃潰瘍になることもあります。

❷ 十二指腸の構造と機能

● ―十二指腸の構造

十二指腸は小腸の一部で、膵臓の頭部を抱え込むようなC字形をし、十二指腸空腸曲で空腸に続きます［図11－6］。十二指腸には総胆管が膵管に合流開口し、開口部はオッディ括約筋が取り囲む**大十二指腸乳頭（ファーター乳頭）** を形成します［図11－9］。ここから、膵液と胆汁が放出されます。

● ―セクレチンとコレシストキニンによる膵液分泌の調節

十二指腸に食物が達すると、セクレチンとコレシストキニンという消化管ホルモンが、十二指腸壁の細胞から血中に分泌されます。

セクレチン（S細胞より分泌されます）はHCO_3^-に富んだアルカリ性の膵液を分泌させます。この膵液は、胃液とともに送り込まれた強い酸性のび粥を中和させるとともに、肝臓を刺激して胆汁産生を促進させます。

コレシストキニン（I細胞より分泌されます）は胆嚢を収縮させ、オッディ括約筋を弛緩させて胆汁を放出させるとともに、膵臓を刺激し消化酵素に富んだ膵液を分泌させます。

十二指腸には、==三大栄養素（炭水化物、タンパク質、脂質）それぞれに対応する消化液が膵臓から分泌==されます。

❸ 空腸・回腸の構造と機能

小腸のうち、十二指腸空腸曲から回盲口までは**空腸**と**回腸**が占めます［図11－6］。空腸と回腸は腸間膜をもっています。空腸と回腸には明瞭な境界はみられませんが、空腸壁は平滑筋が発達し、活発な運動を行っています。

● ―腸管壁の微細構造

小腸内面には輪状ヒダがあり、表面には小さな突起の絨毛、さらに細胞表面には微絨毛が存在し、==凹凸をつけることで吸収のための表面積を大きくしています==。絨毛の下には陰窩（腸腺）があり、その底部にはパネート細胞（抗菌物質を分泌）がみられます。

回腸にはパイエル板（集合リンパ小節）が多くあり、細菌などの侵入を防いでいます。また、メッケルの憩室という腸管の一部が袋状に突出した腸管奇形が、約2％にみられること

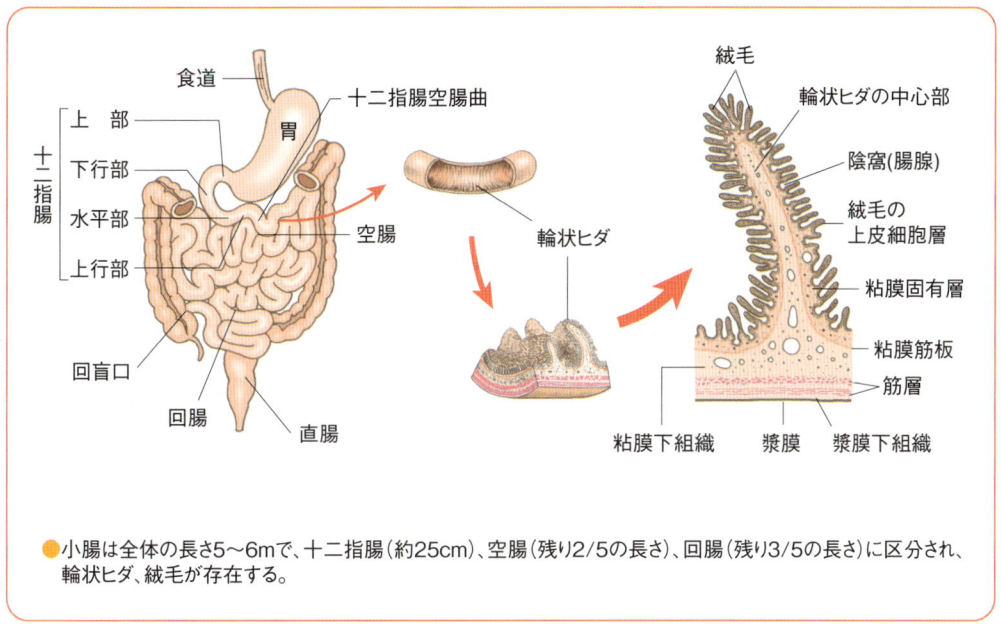

[図11-6] 小腸全景と小腸内面の構造

● 小腸は全体の長さ5〜6mで、十二指腸（約25cm）、空腸（残り2/5の長さ）、回腸（残り3/5の長さ）に区分され、輪状ヒダ、絨毛が存在する。

があります。これは胎児期の卵黄腸管の遺残で、時に炎症を起こすことがあります。

● 栄養素の分解と吸収

十二指腸から送り込まれたび粥は、空腸と回腸を移動する間にだんだん分解されていき、栄養素が腸管壁から吸収されます。腸管は蠕動運動と分節運動で内容物を混ぜ合わせながら大腸に送り込みます。

三大栄養素は小腸の上皮細胞で吸収されるまでに、様々な消化液によって小さい分子に分解されます。糖質は単糖類か二糖類まで、タンパク質はアミノ酸かオリゴペプチド（アミノ酸が数個つながったもの）まで分解されます。脂肪は脂肪酸とグリセリンあるいはモノグリセリドに分解されます。

小腸の上皮細胞は二糖類とオリゴペプチドの分解酵素（刷子縁酵素）をもち、二糖類を単糖類（ガラクトース、グルコース、フルクトース）に分解し、オリゴペプチドはアミノ酸に分解して吸収します。このほか、ビタミンや電解質、水は、小腸に直接吸収されます。

こうして空腸・回腸を通過する間にほとんどの栄養物は吸収され、血液あるいはリンパ液中に入ります。

❹ 結腸・虫垂の構造と機能

● 結腸の区分

大腸のうち結腸は、上行結腸（前面だけを漿膜に覆われ、後腹壁に密着しています）、横行結腸（結腸間膜をもっています）、下行結腸（前面だけを漿膜に覆われ、後腹

壁に密着しています)、**S状結腸**(結腸間膜をもっています)に分けられます[図11-7]。

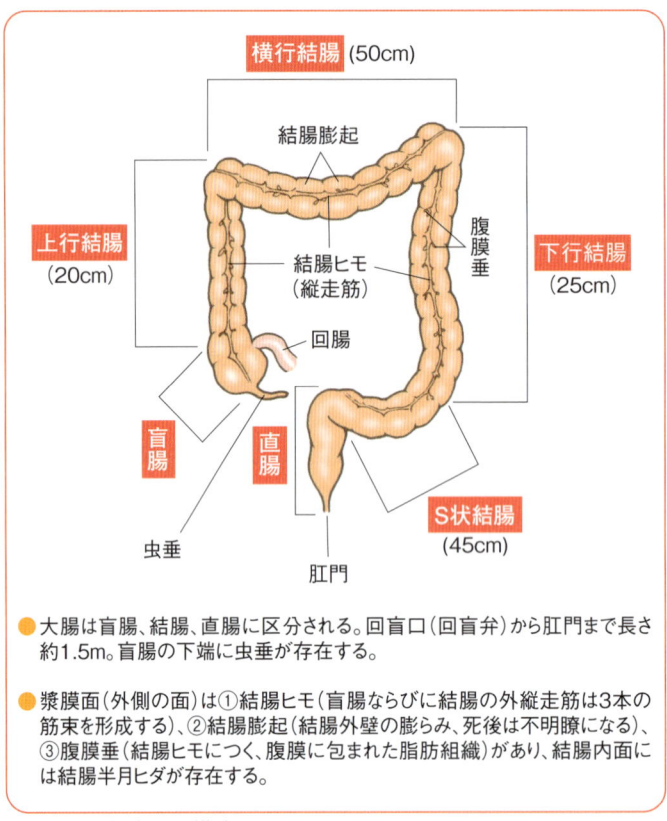

```
横行結腸 (50cm)
結腸膨起
上行結腸 (20cm)
腹膜垂
結腸ヒモ(縦走筋)
下行結腸 (25cm)
回腸
盲腸
直腸
虫垂
肛門
S状結腸 (45cm)
```

- 大腸は盲腸、結腸、直腸に区分される。回盲口(回盲弁)から肛門まで長さ約1.5m。盲腸の下端に虫垂が存在する。
- 漿膜面(外側の面)は①結腸ヒモ(盲腸ならびに結腸の外縦走筋は3本の筋束を形成する)、②結腸膨起(結腸外壁の膨らみ、死後は不明瞭になる)、③腹膜垂(結腸ヒモにつく、腹膜に包まれた脂肪組織)があり、結腸内面には結腸半月ヒダが存在する。

[図11-7] 大腸の構造

●─虫 垂

虫垂は、盲腸の下端に付く長さ5cmほどの管です。粘膜下組織には多数のリンパ小節があり、免疫機能に関与しています。虫垂炎[*1]のとき、マックバーネーの圧痛点に痛みが集中することがあります。

●─水分の吸収と便の生成

回腸からのび粥は、盲腸、上行結腸、横行結腸、下行結腸と送られ、この過程で小腸で消化・吸収された残りから、さらに水分[*2]が吸収され、便になっていきます。

結腸では粘液が分泌され、蠕動運動、分節運動、それに大蠕動がび粥の移動を引き起こします。最後はS状結腸に貯えられ排便を待つ状態となります。

> *1 Check! 一般にいう盲腸炎は、ほとんどが虫垂炎のことです。マックバーネーの圧痛点(臍と右上前腸骨を結んだ下側3分の1の位置)というところに痛みが集中することで、虫垂炎と判断することもあります。

> *2 Check! 水分は食物からのものと、消化液とがありますが、小腸で吸収され、残りは大腸でも吸収されます。便にも水分は残っています。

❺ 直腸・肛門の構造と機能

　　直腸はS状結腸から続きます［図11-7］。直腸下端を肛門といい、内肛門括約筋（平滑筋）と外肛門括約筋（横紋筋）が取り囲んでいます。直腸は通常は空ですが、そこへS状結腸から便が送り込まれ壁が伸展されると便意がもよおされます（排便のメカニズムについては体性神経と自律神経の関与など、基本的には排尿の場合と同じですので、第13章も参照してください）。

　　直腸でも水分や電解質などが吸収されます。坐薬は直腸から吸収され門脈を介さずに体循環に入るので、目的によっては有用です。

❻ 肝臓と胆嚢・胆道の構造と機能

●─肝臓の構造

　　肝臓は人体最大の外分泌腺で、胆汁を分泌しています。

　　肝臓の機能的単位は肝小葉で、断面は直径1mm程度の多角形をしています。小葉間結合組織（グリソン鞘）は肝小葉を区切り、肝三つ組（小葉間動脈、小葉間静脈、小葉間胆管）を含みます［図11-8］。

　　肝小葉の中軸を中心静脈が通り、肝静脈につながります。類洞（洞様毛細血管）は、肝細胞索の間を走る内腔が広い小葉間動脈と小葉間静脈が流入する特殊な毛細血管です。肝細胞索と類洞の壁の内皮細胞の間には、ディッセ腔という隙き間があり、星細胞（脂肪摂取細胞）がみられます［図11-8］。

●─肝臓の機能

　　肝臓は多くの複雑で重要な機能をもっています。主なものは、①胆汁の産生、②各種栄養素の代謝と貯蔵、③物質の解毒・不活性化・排泄機能、④クッパー細胞（マクロファージの仲間）による細菌などの貪食、⑤血漿タンパクの合成などで、さらに胎児では造血も行っています。

●─胆嚢・胆道の機能と胆汁

　　胆嚢は30～50mLのナス状の袋で、胆汁を貯え濃縮する器官です。この胆汁の排出経路を胆道といいます。胆汁は肝小葉でつくられ、肝門から出る左右の肝管、総肝管、胆嚢管を経由して胆嚢に貯蔵されます。胆嚢に貯蔵された胆汁は、胆嚢管、総胆管を経由して、大十二指腸乳頭から放出されます［図11-9］。胆汁には消化酵素は含まれていませんが、胆汁酸塩が脂肪の消化を助けます。

●─門脈のはたらき

　　消化管の毛細血管に入った栄養素は静脈を流れますが、そのまま心臓に戻るわけではなく、門脈を介して肝臓に入ります。そこで分解、合成、貯蔵などが行われます。ただし脂

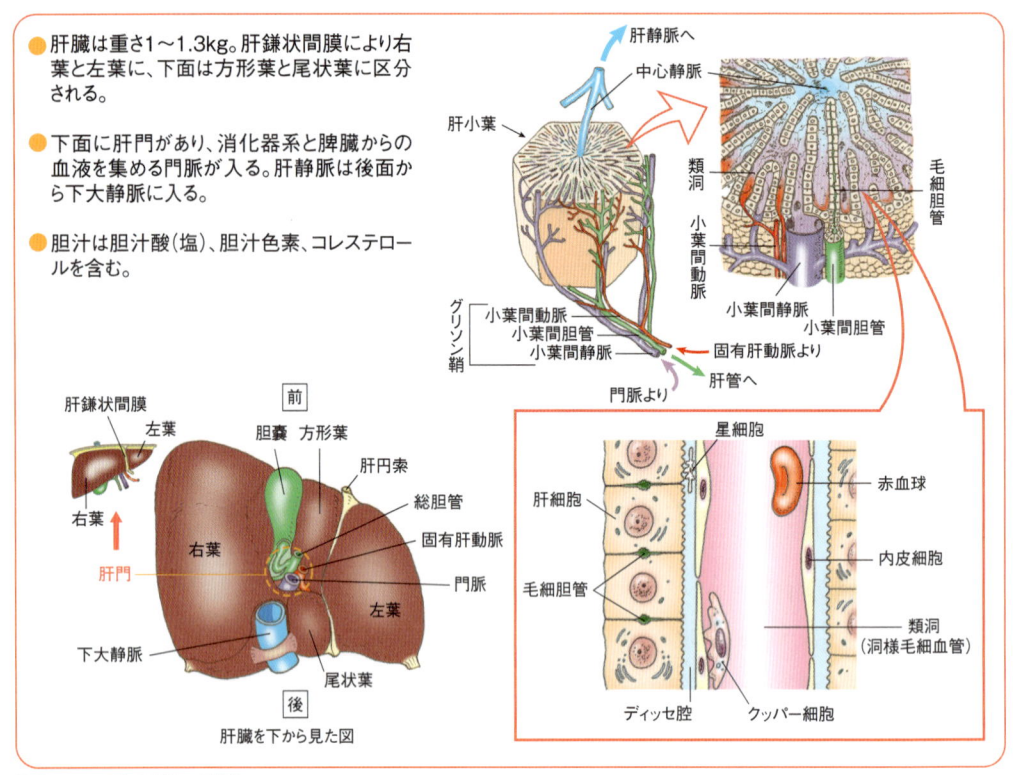

- 肝臓は重さ1〜1.3kg。肝鎌状間膜により右葉と左葉に、下面は方形葉と尾状葉に区分される。
- 下面に肝門があり、消化器系と脾臓からの血液を集める門脈が入る。肝静脈は後面から下大静脈に入る。
- 胆汁は胆汁酸（塩）、胆汁色素、コレステロールを含む。

[図11-8] 肝臓の構造

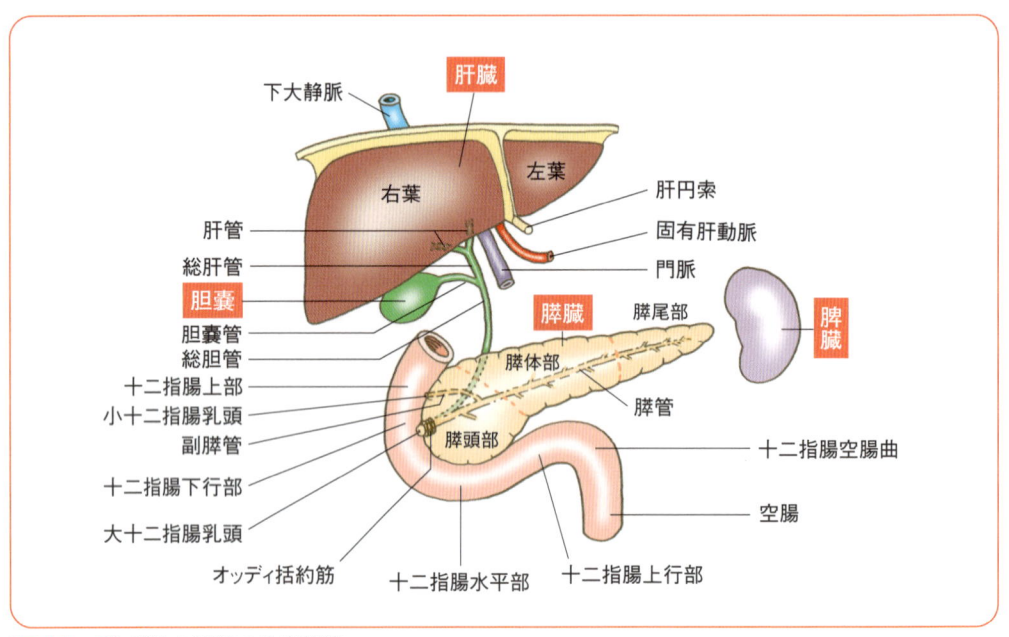

[図11-9] 胆汁と膵液の排出経路

肪はリンパ管に入り、肝臓を介さずに、乳ビ槽、胸管を通りそのまま左静脈角から静脈に入って心臓に戻ります（p.5「人体マップ4」参照）。

7 膵臓の構造と機能

●―膵臓の構造

膵臓は、第1〜第2腰椎の高さにある後腹膜器官の一つです。膵液を分泌する**外分泌部**とホルモンを分泌する**内分泌部**からなります。**膵頭**、**膵体**および**膵尾**の3部に区別されます［図11-9］。

●―外分泌部と内分泌部

膵臓の実質は多くの小葉に分けられ、前述のように外分泌部と内分泌部があります。

外分泌部は、多数の腺房と導管があり、腺房にはトリプシノゲンやキモトリプシノゲンなどの酵素を分泌する腺房細胞と、アルカリ性の液を分泌する腺房中心細胞があります。

内分泌部は**膵島**あるいは**ランゲルハンス島**といわれる細胞の集団で、**インスリンやグルカゴンなどのホルモンを産生します**。膵島は膵臓の左半部、特に膵尾に多数存在します（**第15章**参照）。

●―膵管と膵液の分泌

膵液の導管には、**膵管**および**副膵管**があります［図11-9］。膵管は導管の主で、中心部を走り、総胆管と合し大十二指腸乳頭に開口します。副膵管は膵臓の右半部にみられる細い導管で小十二指腸乳頭に開口します。

膵液はHCO_3^-（Na^+も）を豊富に含むアルカリ性の消化液で、胃液の酸性を中和します。また**膵液には、三大栄養素すべての分解酵素が含まれています**。糖質の分解（**アミラーゼ**）、脂肪の分解（**リパーゼ**）、タンパク質の分解（**トリプシン、キモトリプシン**：最初はトリプシノゲン、キモトリプシノゲンとして分泌されます）の役割をする酵素です［表11-1］。

消化液 分解される栄養素	唾液（口腔） （約1.5L/日）	胃液（胃） （約2L/日）	膵液（十二指腸） （約1.5L/日）
糖質（炭水化物）	アミラーゼ（プチアリン）	―	アミラーゼ
タンパク質	―	ペプシン	トリプシン、キモトリプシン
脂肪	―	―	リパーゼ

［表11-1］口腔、胃、十二指腸における分解酵素

8 消化管運動と反射

●―消化管運動

口から取り込まれた食物は、消化管を口側から肛門側に移動しながら消化液と混和され、消化・吸収されて、残りは便として排出されます。この口側から肛門側への消化管内容物の移動は食道、胃、小腸、大腸で起こる**蠕動運動**（図11-10）の結果です。内容物の消

化液との混和や粘膜との密着には**分節運動**（**図11-10**）や振子運動という運動も関係します。

　これらの**消化管運動は、消化管壁の平滑筋（食道上部は横紋筋です）の調和した収縮・弛緩によって自動的に行われるもので、私たちの意思では起こせません**。消化管運動のメカニズムがすべて理解されているわけではありませんが、消化管壁に存在する腸管神経系（アウエルバッハ神経叢とマイスナー神経叢）が重要な寄与をすることがわかっています。これらは腸管のなかで独立してはたらく神経集団で（**第4章**参照）、蠕動運動では平滑筋（腸管壁内の外側にある縦走筋とその内層にある輪走筋）に運動指令を出します。脳や脊髄から発する交感神経や副交感神経（**第4章**参照）も、腸管壁に投射して腸管運動を抑制・促進しますが、平滑筋に直接の運動指令は出しません。

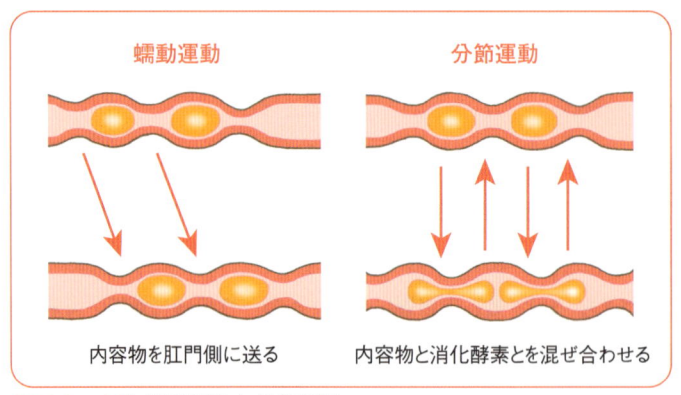

[図 11 - 10] 蠕動運動と分節運動

●―反 射

　食道で起こる蠕動運度は嚥下反射の一環として始まります。これを含め、胃以降で起こる蠕動運動では、腸管内容物の位置を神経系が感知し、反射的に口側の平滑筋を収縮させ肛門側の平滑筋を弛緩させます。内容物の移動に伴い、たとえば噴門や幽門や回盲弁の開閉も反射的に起こります。

　直腸に便が送り込まれ直腸壁が伸展されると、便意がもよおされると同時に、反射的に内肛門括約筋が弛緩し、腹筋や横隔膜が収縮して排便が促進されます。このときヒトは、随意筋である外肛門括約筋を収縮させ、腹筋や横隔膜を制御して排便を抑制することもできますし、その逆に促進させることもできます。

❾ 腹 膜

　腹膜とは、胃や腸などの腹部臓器の全体ないし一部を覆っている薄い膜で、**胸膜や心膜**

と同じ漿膜の一つです。

腹膜は腹壁内面の壁側腹膜と臓器表面の臓側腹膜に区別されますが、両者は連続しており、閉じた空間をつくっています［図11－11］。その空間を**腹膜腔**といい、中には腹水（漿液）が入っています。

●―腹腔内器官

腹腔の中の器官は、①腹膜に完全に包まれるもの、②一部分腹膜を欠くもの（**半腹膜内器官**）、③まったく腹膜に包まれていないもの（**後腹膜器官**）があります［図11－12］。

後腹膜器官とは、普通③（腎臓、副腎、十二指腸、膵臓）をいいますが、②の一部（上行・下行結腸）を含めることもあります。また、①を腹膜（腔）内器官ということもあります。

Check! 腹腔と腹膜腔は厳密には異なった領域を指しますが、よく名称が混合されて使用されます。

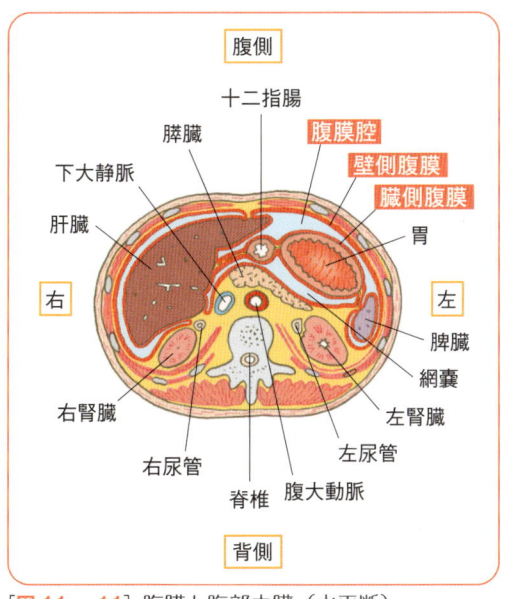

［図11－11］腹膜と腹部内臓（水平断）

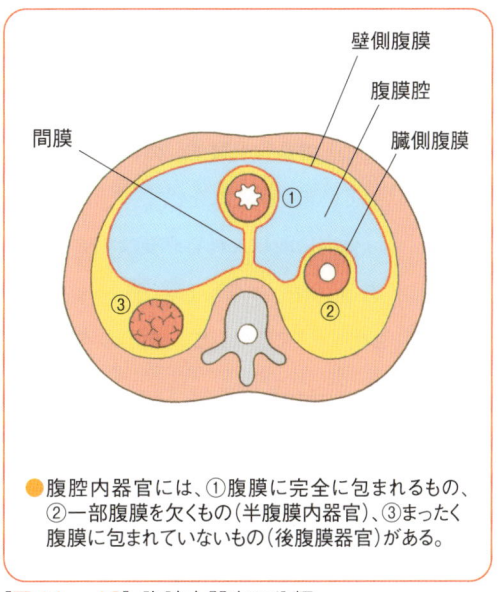

［図11－12］腹腔内器官の分類

● 腹腔内器官には、①腹膜に完全に包まれるもの、②一部腹膜を欠くもの（半腹膜内器官）、③まったく腹膜に包まれていないもの（後腹膜器官）がある。

第12章 代謝

ヒトも車も、エネルギーで動きます

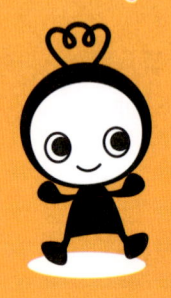

この章のPoint

- 身体は、取り入れた物質を**代謝**することで、必要な物質をつくったり**エネルギー**を取り出したりします。
- 代謝の対象である物質は、**合成**されるか**分解**されるかのどちらかです。前者を**同化作用**、後者を**異化作用**といいます。
- 栄養素は、①**エネルギー源**になる、②**生体の構成要素**になる、③**生体機能の調節をする物質**となる、のどれかです。
- **炭水化物**はエネルギー供給源、**脂肪**はエネルギーの貯蔵庫の役割をします。
- タンパク質の主要なはたらきは、**身体の構成要素になることと生体機能を調節すること**です。

1 栄養とエネルギー代謝

　ヒトは食物を食べ、体内に取り入れ、必要な物質をつくったりエネルギーを取り出したりしています。これを**代謝**（metabolism）といいます。

　体内に取り入れる必要な物質のことを**栄養素**といいます。栄養素には、三大栄養素である**炭水化物**（糖質）、**脂質**、**タンパク質**のほか、各種のビタミン、またカルシウムやマグネシウムなどのミネラルもあります。

❶ 栄養所要量

　毎日の食事において身体が必要とする栄養素の必要量、またエネルギーの摂取量の目安が国によって調査・発表されています（「日本人の食事摂取基準」）。年齢・体格・性別によって違いますが、特にエネルギー所要量（必要量）は労働の質（生活活動強度）によって大きく異なってきます。

　成人男性を例にすると、1日に脂質によるエネルギーは20％強が適量、タンパク質は60g程度、ビタミンCは100mg程度、鉄は10mg程度が推奨量とされています。エネルギー所要量（必要量）は生活活動強度によるため、およそ2000〜3000kcalと幅があります。

　ところで、**脂質は摂取した1g当たり9kcal、タンパク質と炭水化物は1g当たり4kcalの熱量（エネルギー）を体内で放出**します。

> **Check!** BMI（体格指数）という言葉を聞いたことがあると思いますが、これは国際的に用いられる、体格を表す指数で、以下の式で求められます。
>
> $$BMI＝体重（kg）÷身長（m）^2$$
>
> 男女とも、BMI 22で標準体重、25以上は肥満、18.5未満は低体重、と判定します。このBMIに体脂肪率の計測も併用すると、肥満度をより詳しく知ることができます。
> 糖尿病など、代謝障害のある患者さんの食事療法の際には、BMI 22をもとに標準体重を求め、生活活動強度と合わせて、1日のエネルギー所要量を算出することがあります。

> **Check!** 「1cal」とは1gの水を1℃上昇させるのに必要なエネルギーで、1kcalはその1000倍に当たります。

❷ 基礎代謝

基礎代謝とは、何もせずに**安静に横たわっているときの代謝**のことです。そのときに必要とされるエネルギーは**基礎代謝量**とよばれ、成人男性で1日当たり1400kcal程度です。心臓の拍動、呼吸運動、体温維持、脳の最低限の活動などに使われます。

基礎代謝は年齢、性別、体格によって異なります。基礎代謝量は統計的に体表面積に比例することがわかっています。ですから、背が高くやせているヒトでは、体重の割に表面積が大きく基礎代謝量が大きくなります。

> **Check!** 甲状腺ホルモン（第15章参照）は、全身の細胞に作用して酸素消費量を増大させ、基礎代謝量を亢進させます。バセドウ病では、甲状腺ホルモンの分泌が過剰になるために基礎代謝量も過剰に亢進し、頻脈や発汗過多、体重減少、易疲労などといった特徴的な症状が現れます。

2 物質代謝

❶ 同化作用と異化作用

●─ 物質代謝とエネルギー代謝

摂取した物質を分解したり、生体が必要とする物質を産生したりする化学反応を**代謝**といいます。代謝における化学反応では、エネルギーが必要とされたり、エネルギーが放出されたりします。またATP（アデノシン三リン酸）というエネルギー物質を産生することを目的とする代謝もあります。このようなエネルギーに着目した代謝を**エネルギー代謝**

といいます。一方、物質の変化に着目した場合を**物質代謝**といいますが、エネルギー代謝と不可分の関係にあります。

●―同化作用と異化作用

生体内で、物質は合成されたり分解されたりします。前者を**同化作用**、後者を**異化作用**といいます。たとえば、**複雑なタンパク質を合成し、ヒトの身体をつくるのは同化作用、取り込まれた栄養物質をより低分子に分解し、エネルギーを取り出す過程は異化作用**です。

❷ 酵 素

生体内で**化学反応を促進させる（触媒作用）物質で、タンパク質でできているものを酵素**といいます。生体内の化学反応にはほとんどの場合、酵素が関与します。酵素自身は、その反応による化学変化を受けません。

消化酵素（**第11章**参照）にはいろいろありますが、典型的な酵素です。たとえば以下に述べる三大栄養素の代謝中の化学反応には無数の酵素がはたらいています。ATPを合成するためのATP合成酵素や、ATPのエネルギーを引き出すためのATP分解酵素なども有名です。

❸ 炭水化物の代謝（糖代謝）

炭水化物は主要なエネルギー供給源です。血中には**グルコース**として存在するのが基本です。グルコースは肝臓や筋ではグリコーゲンとして蓄えられます。

グルコースは各細胞で、解糖系、TCA回路、電子伝達系などの化学反応によって**ATP**産生に利用されます［図12-1］。TCA回路と電子伝達系は、ミトコンドリアの中で起こる化学反応です。酸素供給が不十分な場合は、TCA回路と電子伝達系が機能しないため、効率が悪い嫌気的解糖でATPを生成します（**第3章**参照）。

乳酸、アミノ酸、グリセリンなどから、ピルビン酸を経由して解糖の逆の流れでグルコースをつくる経路を**糖新生**といい、これは主に肝臓で行われます［図12-2］。

❹ 脂肪の代謝

脂肪はエネルギーの貯蔵庫としての役割をしています。**エネルギーが必要なときは脂肪を分解して取り出し、余分なエネルギーがあるときは脂肪酸合成を介して脂肪として蓄えます。**

脂肪は脂肪酸[*1]**とグリセリンに分解され、グリセリン**は解糖経路に入って代謝されます［図12-2、3］。**脂肪酸**はミトコンドリアに運ばれた後、**β酸化**によってアセ

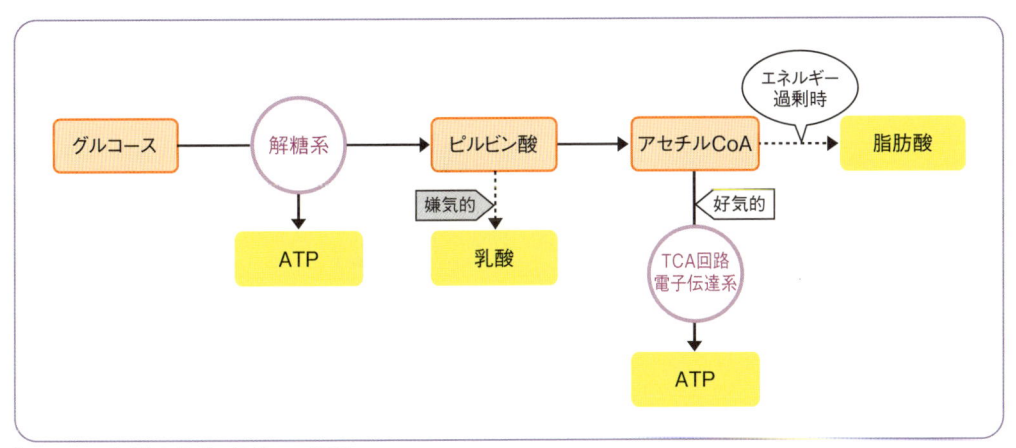

[図12-1] 炭水化物（糖）の代謝

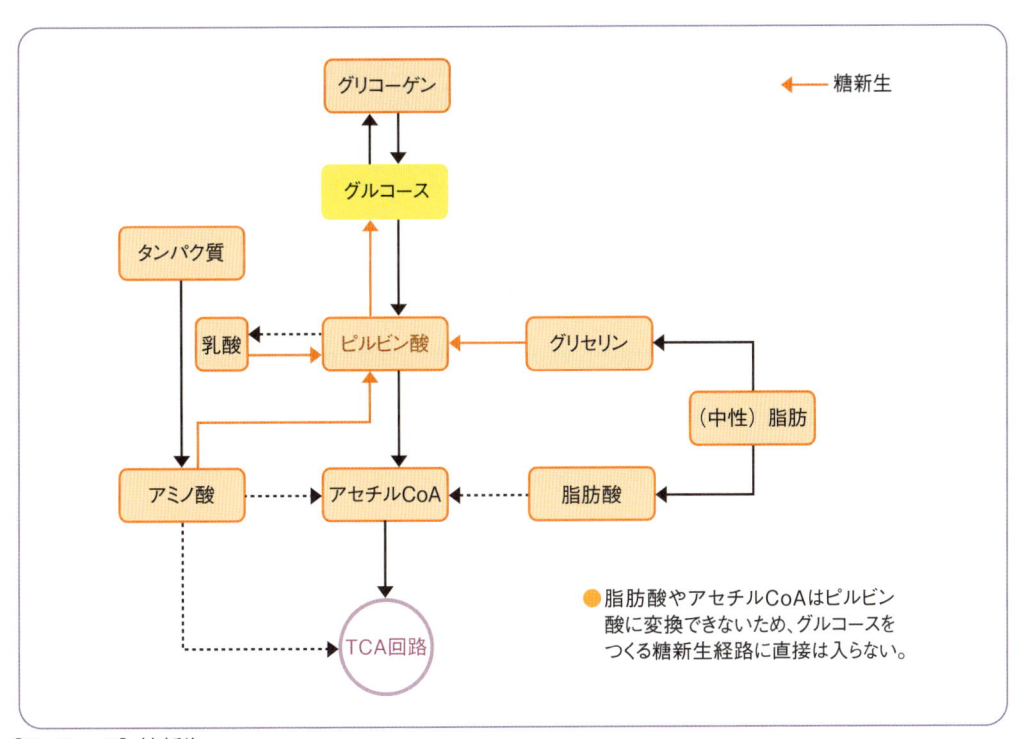

[図12-2] 糖新生

チルCoAにまで代謝されます［図12-3］。

　飢餓時や糖尿病などでグルコースが利用できない場合、脂肪を分解して**ケトン体**をつくります［図12-3］。ケトン体は脂肪酸の分解により肝臓でつくられ、血液中に出され、脳、心筋、骨格筋、腎臓など様々な臓器でエネルギー源や脂肪の合成に再利用されます。

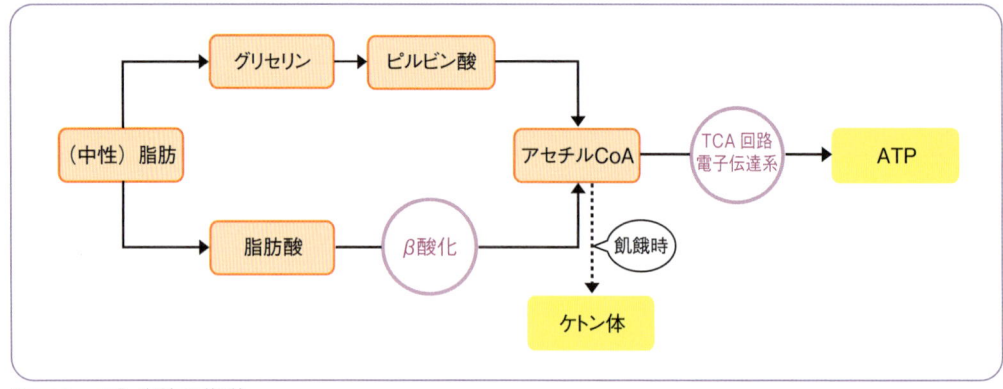

[図12-3] 脂肪の代謝

> **Check!**
> 「脂質」「脂肪」「中性脂肪」の言葉の違いについて説明します。
> 生体関連の有機化合物で水に溶けないものを「脂質」と総称します。このなかにはコレステロールやリン脂質、油脂などが含まれます。油脂とは、グリセリンに脂肪酸が3つ結合したトリグリセリド（グリセリンに脂肪酸が2つ結合したジグリセリド、1つ結合したモノグリセリドも含みます）という化学構造のものをいいます。いわゆる植物油や動物油は油脂です。油脂のうち、常温で固まるものを「脂肪（fat）」といい、これは「中性脂肪」と同義です。脂肪酸には無数の種類があるため、脂肪にも無数の種類があるのです。

> *1 **Check!**
> 脂肪酸とは、炭素原子が鎖状につながった炭化水素を土台にして、カルボン酸という化学構造をしたものの総称です。脂肪酸中の炭素原子の数は様々で、また鎖状のつながり方にもいろいろあるので脂肪酸には無数の種類があります。炭素原子数では16や18や20のものが生体内の主要な脂肪酸です。鎖状の炭化水素の中に2重結合や3重結合を含まないか含むかで、大きく**飽和脂肪酸**と**不飽和脂肪酸**に分けられます。不飽和脂肪酸のうち体内で合成できないリノール酸とリノレイン酸、およびほとんど合成できないアラキドン酸は**必須脂肪酸**といい、食物から摂取する必要があります。

❺ タンパク質の代謝

　　アミノ酸はタンパク質合成の素材としてだけでなく、糖新生［図12-2］におけるグルコース合成や、脂肪酸、ケトン体、コレステロールの合成、ヘムやヌクレオチド合成の原料としても利用されます。

　タンパク質は約20種のアミノ酸からできています。そのうち8～9種のアミノ酸はヒトの体内では合成できないか、されても必要量をまかなえないため食物から摂取する必要があります。これらを必須アミノ酸といって、メチオニン、フェニルアラニン、リジン、トリプトファン、イソロイシン、ロイシン、バリン、スレオニン、（ヒスチジン）をいいます。

　アミノ酸の代謝の結果、有毒なアンモニアが生じます。アンモニアは肝臓の尿素回路で無毒化され尿素として尿中に排泄されます。

❻ 核酸の代謝

　核酸には**DNA**と**RNA**があります。**DNAは核内に存在**し細胞分裂のときに複製されます。RNAの主要なもの（mRNA）は、タンパク質を合成する過程で**DNAからの転写でつくられます**（第1章参照）。

　核酸の構成要素は**ヌクレオチド**といい、**五炭糖**、リン酸および**塩基**からなります。五炭糖にはリボースとデオキシリボースの2種があり、リボースはRNAに、デオキシリボースはDNAに含まれます。塩基には、アデニン（A）、グアニン（G）、シトシン（C）、ウラシル（U）、チミン（T）の5種類があり、A、G、C、TはDNAに、A、G、C、UはRNAに含まれます（第1章参照）。

　アデニンやグアニンを含んだヌクレオチドが分解されると**尿酸**ができます。尿酸は水に溶けにくいため血中濃度が高くなる（高尿酸血症）と関節などに結晶として析出し、激しい関節痛をきたします。この病気を痛風といいます。

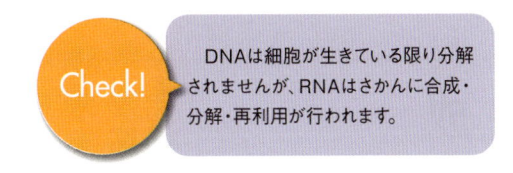

> **Check!** DNAは細胞が生きている限り分解されませんが、RNAはさかんに合成・分解・再利用が行われます。

❼ ビタミン・ミネラルの代謝

　ビタミンは**生体の機能維持に必須の栄養素で、微量ではたらく有機物です**。体内ではまったく合成されないか、合成されても不十分なため、体外から取り入れる必要があります。

　ビタミンは、大きく**水溶性ビタミン**と**脂溶性ビタミン**に分けられます。水溶性ビタミンにはビタミンB群とビタミンCが、脂溶性ビタミンにはビタミンA、D、E、Kの4種が含まれます。

　ミネラルとは、**栄養素として生理作用に必要な無機物の総称**です。カルシウム（Ca）、マグネシウム（Mg）、鉄（Fe）、カリウム（K）、リン（P）、亜鉛（Zn）などがあります。骨や歯の構成成分、細胞内情報の調節因子、ヘモグロビンなど生理活性物質の構成成分、生体膜電位の生成など、様々に使用されます。

第13章 泌尿器系

まずは捨て、必要なものだけを選んで戻す

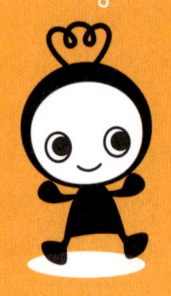

この章のPoint

- 腎臓の主要なはたらきは、**血液中の老廃物を尿として排出する**ことです。
- 腎臓の清掃方式は、いったん捨てて（**濾過**）、その後に必要なものを選んで血液に戻す（**再吸収**）というものです。
- 腎臓が正常にはたらくためには適正な血圧や血流が必要です。そのため**腎臓自身が血圧の調節に関与**します。
- 体液の量および浸透圧のホメオスタシスを維持するため、**アルドステロン**と**バソプレシン**というホルモンが腎臓にはたらきます。
- 排尿は、排尿中枢を中心に、**体性神経系と自律神経系との共同作業**で起こります。

1 尿の生成

❶ 腎臓の構造と機能

●─腎臓の位置と構造

腎臓は後腹膜器官の一つで（第11章参照）、後腹壁で腎筋膜（Gerotaの筋膜）、脂肪被膜、線維被膜といった被膜に包まれ、左右に存在します。腎門には、前から順に腎静脈、腎動脈、尿管が出入りしています［図13－1］。

●─ネフロン

腎臓は尿を生成し、体液の量と組成を調節する器官です。腎臓の最小の機能単位はネフロン（腎単位）で、片側の腎臓で約100万個のネフロンがあります。

ネフロンは腎小体と尿細管からなります。腎小体は糸球体とボウマン嚢からなり、尿細管は近位尿細管、ヘンレのループ、遠位尿細管、そして集合管からなります［図13－2］。

腎小体では濾過、尿細管では再吸収と分泌が行われます。ヘンレのループでは、特徴的なループ構造を利用して腎皮質から腎髄質にかけての浸透圧勾配をつくり出し、水や電解質や尿素などの再吸収や分泌を通じて、尿の濃縮を行っています。

第13章 泌尿器系

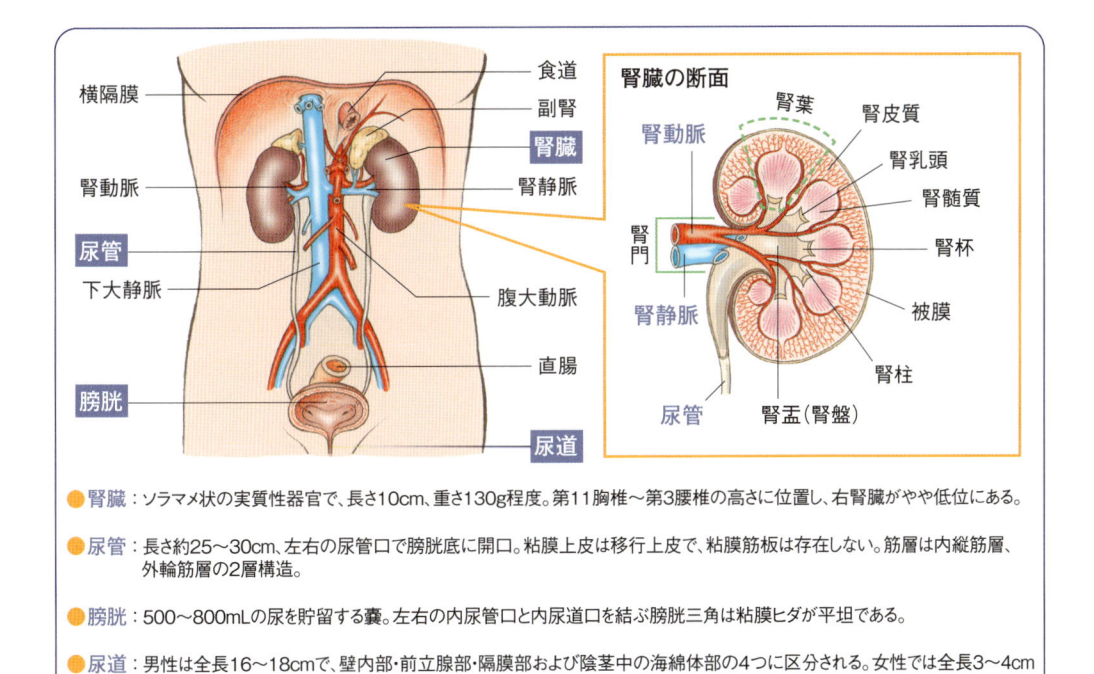

[図13-1] 腎臓と尿路の解剖

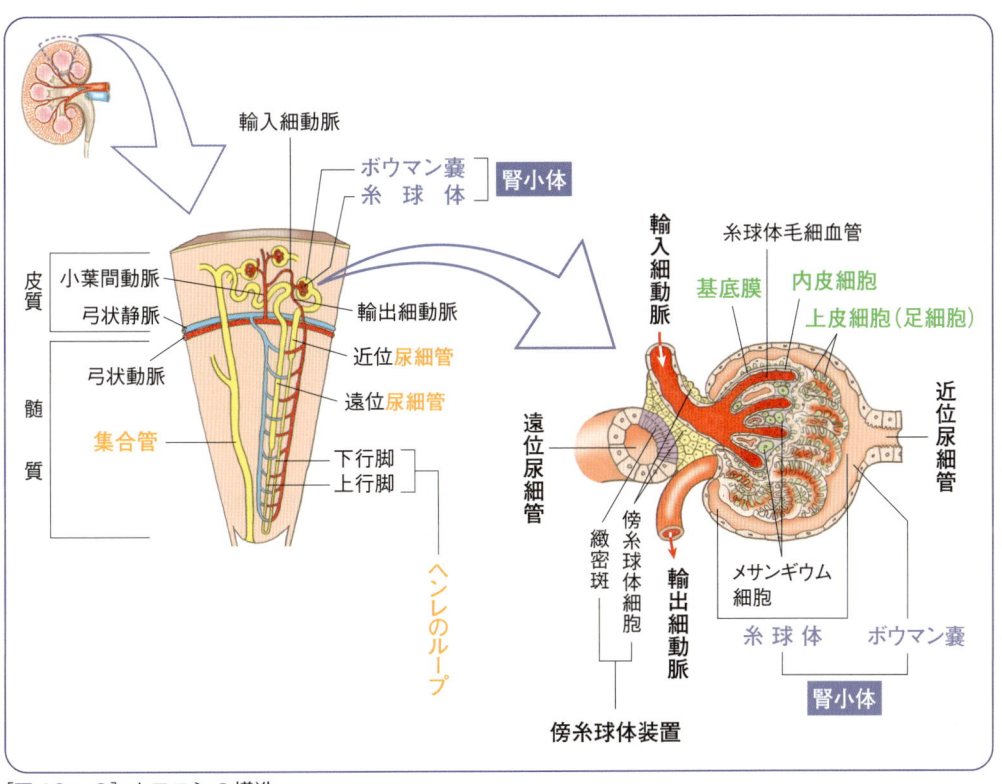

- **腎臓**：ソラマメ状の実質性器官で、長さ10cm、重さ130g程度。第11胸椎〜第3腰椎の高さに位置し、右腎臓がやや低位にある。
- **尿管**：長さ約25〜30cm、左右の尿管口で膀胱底に開口。粘膜上皮は移行上皮で、粘膜筋板は存在しない。筋層は内縦筋層、外輪筋層の2層構造。
- **膀胱**：500〜800mLの尿を貯留する嚢。左右の内尿管口と内尿道口を結ぶ膀胱三角は粘膜ヒダが平坦である。
- **尿道**：男性は全長16〜18cmで、壁内部・前立腺部・隔膜部および陰茎中の海綿体部の4つに区分される。女性では全長3〜4cmと短い。

[図13-2] ネフロンの構造

❷ 濾過

尿生成の方式は、**老廃物も必要物もいったん水と一緒に（血管側から尿管側に）濾過し、その後必要なものを（血管内に）再吸収する**というものです。一連の過程を経て、濾過量の99％は再吸収され血中に戻ります。

糸球体からボウマン嚢への濾過（糸球体濾過）は、内皮細胞、基底膜、上皮細胞（足細胞）の３つの障壁を越えてなされます［図13-2］。濾過の駆動力は、糸球体毛細血管の血圧と膠質浸透圧、ボウマン嚢内圧の圧力差です。**血圧が低すぎると尿生成に支障が出るため、適度の血圧が必要です。**

１日当たりで考えると、腎臓への血流は体循環（7500L）の20％程度で1500Lほどです。その10％の150L程度が糸球体からボウマン嚢へ濾過され、尿細管で大部分が再吸収され、**最終的に尿として排出されるのは濾過量の１％程度に相当する1.5Lほどです**［図13-3］。糸球体濾過量（GFR）は１分当たりで考えると120mLほどになります。

> **Check!**
> 尿量が400mL/日以下は乏尿といい、腎機能の障害が考えられます。尿が完全にストップした場合はもちろんですが、50～100mL/日以下は無尿といいます。一方、普通に飲食していて３～４L/日以上の状態は多尿といいます。
> ちなみに頻尿とは尿の量ではなく、トイレへ行く回数が多いことです。夜間３回以上、昼間10回以上あるとQOL（生活の質）が低下するとされます。

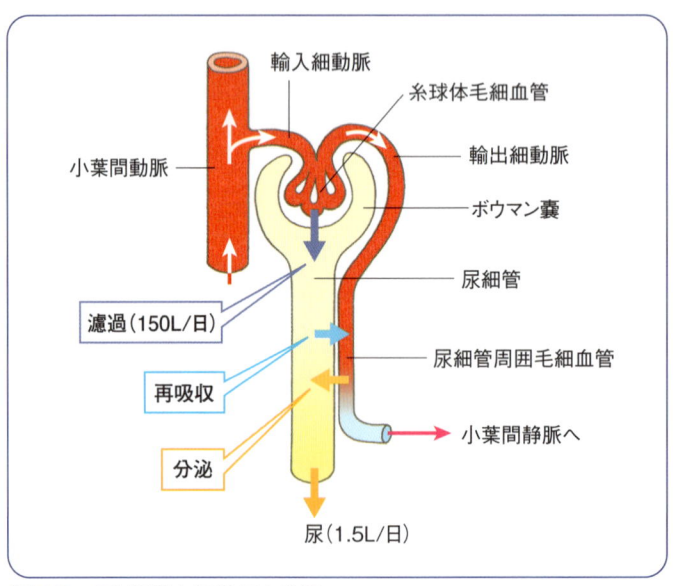

［図13-3］濾過と再吸収と分泌

❸ 再吸収と分泌

●―再吸収

再吸収［図13-3］は尿細管と集合管でなされます。

近位尿細管では水、グルコース、アミノ酸、ビタミンなどの大部分が再吸収されます。**遠位尿細管、集合管ではNa⁺や水の再吸収**が行われます。後述するホルモンがはたらくのはこの部分で、尿生成が大きな調整を受けます。

●―分 泌

一部の不要有害産物（薬物とその代謝物、尿酸（にょうさん）など）は、糸球体濾過に加えて血管から尿細管に積極的に排出（**分泌**といいます）されます［図13-3］。

たとえば、パラアミノ馬（ば）尿酸という外来の有機酸は、血流が腎を通過する間にほとんどが尿中に分泌されるため、腎機能検査の際の指標物質として用いられます。

●―クレアチニンとイヌリン

クレアチニン（Cr、筋クレアチンの代謝（たいしゃ）産物）や**イヌリン**（植物由来多糖類（た とうるい））は糸球体で濾過された後**ほとんど再吸収も分泌もされない物質**で、糸球体濾過量（GFR）の測定などの腎機能検査に用いられます（クレアチニン・クリアランス：Ccrなどの検査があります）。

●―クリアランス（清掃率）

１分間に物質Ａがある量だけ尿中に排泄されたとします。物質Ａをゴミとみなし、何mLの血漿が清掃されてきれいになったのかと考えます。それを物質Ａの**クリアランス**といい、**その値は、排泄された量の物質Ａが含まれていた血漿の体積**になります（単位はmL/分）。

通常、グルコースやアミノ酸は糸球体で濾過されても尿細管で再吸収され、すべて血漿中に戻ります。つまり血漿は清掃されないので、それらのクリアランスは０（mL/分）です。

クレアチニンやイヌリンは、尿細管で再吸収も分泌もされず、糸球体濾過された血漿中のものがそのまま尿中に排泄されるため、**これらのクリアランスは糸球体濾過量そのもの**となります。

●―尿の成分

尿の成分はほとんどが水で、**比重は1.010～1.025**ですが、飲食物によって大きく変動します。尿中には尿素、尿酸、クレアチニン（Cr）、Na⁺、Cl⁻、K⁺、アンモニウムイオン（NH_4^+）などが含まれています。尿素[*1]はタンパク質の代謝産物で、腎機能が低下すると血中に蓄積します。

Check![*1]　血中の尿素を間接的に測定したものがBUN（blood urea nitrogen；血中尿素窒素）で、8～20mg/dLが基準値です。

Check!　排尿後時間をおくと、尿中の尿素が細菌に分解されアンモニア臭が発生します。また尿の薄い黄色はウロビリノゲン（ヘモグロビンの分解産物）の色です。

2 体液量の調節

❶ 抗利尿ホルモンの作用

　下垂体後葉から分泌される**バソプレシン**は抗利尿ホルモン（ADH）といい、その名のとおり尿生成を抑制します。具体的には**集合管における水の再吸収を促進することにより尿量を減らします**［図13-4］。

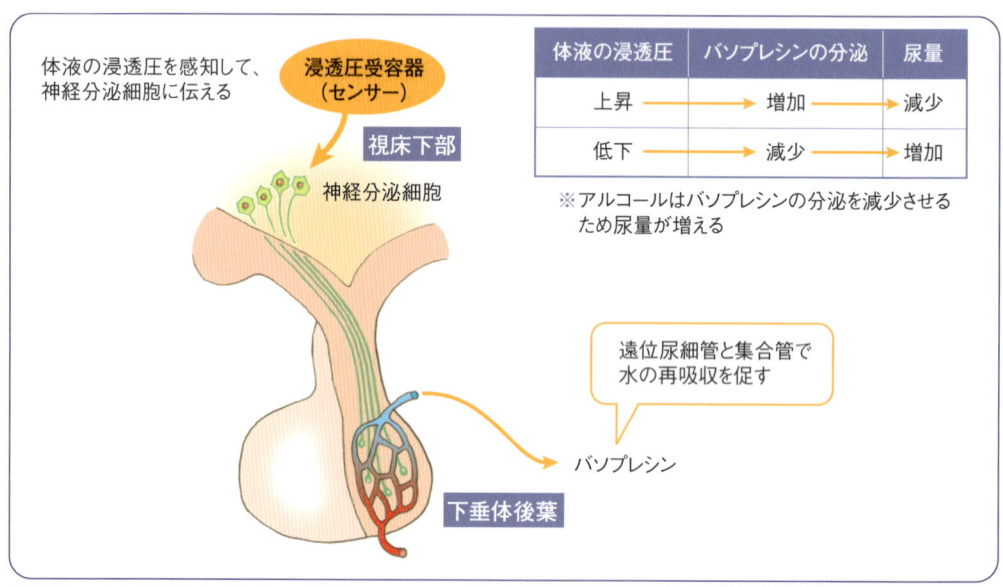

　抗利尿ホルモンの分泌を制御するのは、体液の浸透圧です。視床下部のセンサーが浸透圧を感知し、抗利尿ホルモンの分泌を増減させて浸透圧を一定に保とうとします。

　抗利尿ホルモンは体液（血液）の水分量を増減させるので、結果として血圧も上下させます。

体液の浸透圧	バソプレシンの分泌	尿量
上昇 →	増加 →	減少
低下 →	減少 →	増加

※アルコールはバソプレシンの分泌を減少させるため尿量が増える

体液の浸透圧を感知して、神経分泌細胞に伝える

浸透圧受容器（センサー）
視床下部
神経分泌細胞
遠位尿細管と集合管で水の再吸収を促す
バソプレシン
下垂体後葉

［図13-4］抗利尿ホルモンの作用

❷ レニン・アンギオテンシン・アルドステロン系

　レニンとアンギオテンシンⅡ、アルドステロンは一連のはたらきを互いに作用しながら行うため、**レニン・アンギオテンシン・アルドステロン系**とよばれます［図13-5］。

●—アルドステロン

　アルドステロンは、副腎皮質から分泌される電解質（鉱質）コルチコイドといわ

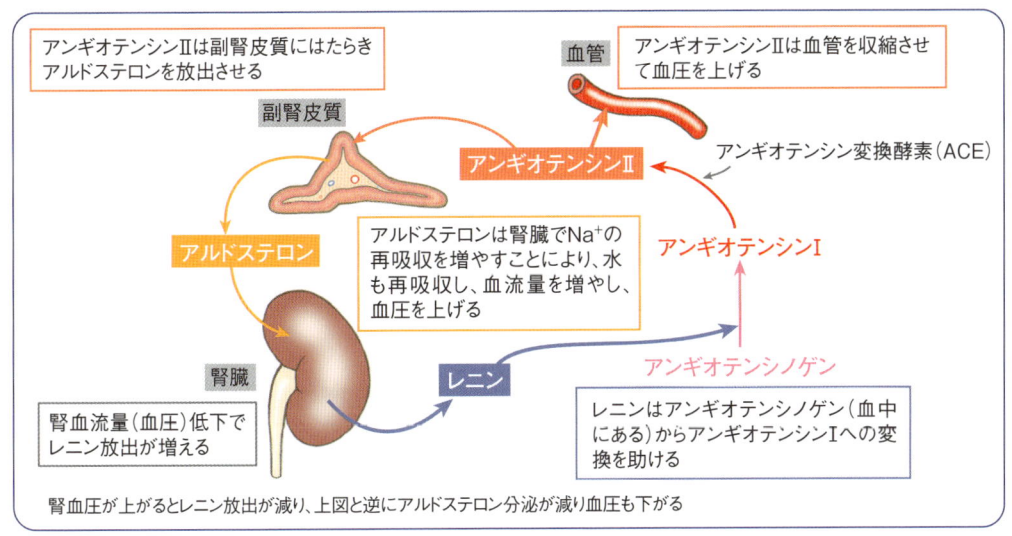

[図13−5] レニン・アンジオテンシン・アルドステロン系

図中のテキスト：
- アンギオテンシンⅡは副腎皮質にはたらきアルドステロンを放出させる
- アンギオテンシンⅡは血管を収縮させて血圧を上げる
- 血管
- 副腎皮質
- アンギオテンシンⅡ
- アンギオテンシン変換酵素（ACE）
- アルドステロン
- アルドステロンは腎臓でNa$^+$の再吸収を増やすことにより、水も再吸収し、血流量を増やし、血圧を上げる
- アンギオテンシンⅠ
- 腎臓
- レニン
- アンギオテンシノゲン
- 腎血流量（血圧）低下でレニン放出が増える
- レニンはアンギオテンシノゲン（血中にある）からアンギオテンシンⅠへの変換を助ける
- 腎血圧が上がるとレニン放出が減り、上図と逆にアルドステロン分泌が減り血圧も下がる

れるホルモンです（**第15章**参照）。主に集合管の主細胞に作用し、Na$^+$の再吸収を促進させることにより体液の浸透圧を上昇させ、それに伴う水の再吸収を増加させます。つまり**アルドステロンが増加すると、尿量が減り、体液の量が増え、結果的に血圧も上昇します。**反対に**アルドステロンの分泌が減れば、尿量は増加し血圧は低下します。**

アルドステロンはNa$^+$の吸収を増加させますが、結果的にK$^+$の尿中への排出を促進します。

● レニン

アルドステロンの放出を促すきっかけとなるのは、腎臓が放出する**レニン**という酵素です。**腎への血流が減少し血圧が下がると、傍糸球体細胞がレニンを輸入細動脈中に放出し、一連の過程を経てアルドステロンの分泌を増加させます。**

● アンギオテンシンⅡ

一連の過程の途中で、アンギオテンシン変換酵素（ACE）の作用によって生成される**アンギオテンシンⅡ**は**それ自体が血管を収縮させる作用がある**ため、アルドステロンによる体液増加作用と相まって、**血圧は上昇します。**

> **Check!** ナトリウム利尿ペプチドといって、アルドステロンとは逆に作用するホルモンも存在します。たとえば、心房性ナトリウム利尿ペプチド（ANP）は、血流が増加し心房壁が引き伸ばされると心臓から分泌され、Na$^+$の再吸収を抑制することで尿量を増加させ、体液の量を減らし血圧を下げる効果があります。

3 排　尿

❶ 尿管の構造と機能

　尿管には、腎臓から膀胱底に開口するまでに3か所の狭窄部があります。起始部（腎門から約7cm）、骨盤入口である総腸骨動・静脈もしくは外腸骨動・静脈との交叉部、膀胱壁を貫通する部位の3か所です［図13-6］。

　腎臓では1分当たり1～1.5mL程度の尿が生成され尿管を通って膀胱に送られます。その際、尿管は蠕動運動を行います。上記の膀胱壁を貫通する部位で、尿管は膀胱壁を斜めに貫いているため、膀胱壁から押しつぶされる力を受けます。そのため、弁はなくても尿が膀胱から逆流しないような構造になっています。

❷ 膀胱の構造と機能

　膀胱は骨盤の恥骨結合のすぐ後ろ、女性では子宮の前、男性では直腸の前に位置します［図13-6］。

　膀胱は弾力性のある器官で、500～800mL程度の尿を溜めることができます。膀胱壁には排尿筋（膀胱利尿筋ともいう）という3層構造の平滑筋があり、排尿時には収縮することで尿を押し出します。

　膀胱の出口は内尿道括約筋（膀胱括約筋）という平滑筋（不随意筋）が取り巻いていて、ふだんは尿を出さないように収縮しています。

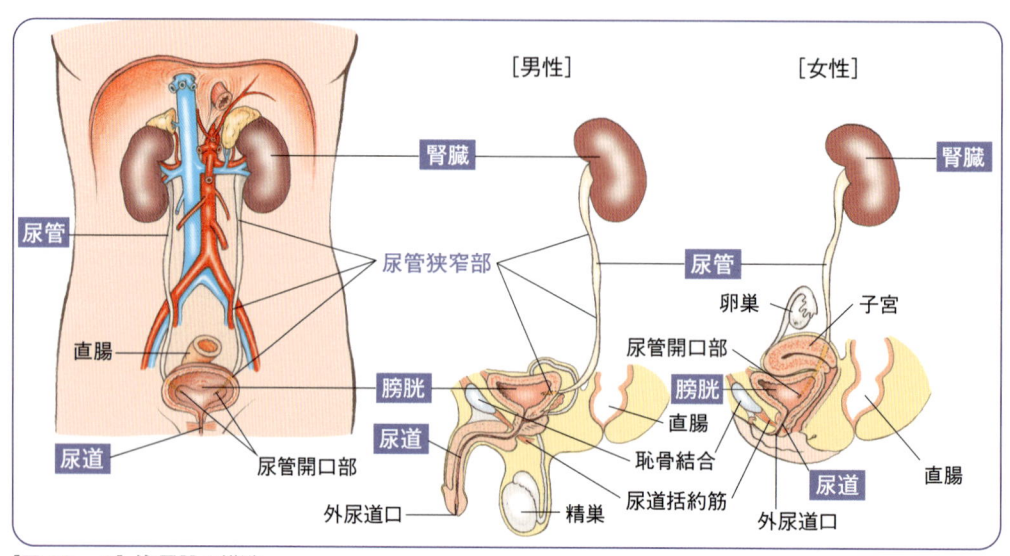

［図13-6］泌尿器の構造

❸ 尿道の構造と機能

尿道は膀胱から体外に尿を排出する通路であり、内尿道括約筋に加えて**外尿道括約筋**という横紋筋（随意筋）が尿道を取り巻いています。

❹ 排尿反射と蓄尿反射

尿が膀胱に溜まると、膀胱壁のセンサー（伸展受容器）を刺激し、尿意（通常は300mL程度溜まると強い尿意を生じます）をもよおします［図13-7］。**排尿するためには外尿道括約筋と内尿道括約筋を弛緩させ、排尿筋を収縮**させます。反対に**排尿を抑えるには両方の括約筋を収縮させ、排尿筋を弛緩**させます。

外尿道括約筋は横紋筋で**随意筋**です。尿意があっても、自分の意思で収縮させ排尿を我慢することができます。内尿道括約筋と排尿筋は**不随意筋**で自律神経によって支配されています。交感神経は排尿を抑制（内尿道括約筋の収縮と排尿筋の弛緩）し、副交感神経は排尿を促進（内尿道括約筋の弛緩と排尿筋の収縮）します。

排尿に関係する筋収縮は、**排尿中枢**によって自動的に調節されているため、たとえば、ふだん膀胱に少々尿が溜まっても排尿が起こることはありません（蓄尿反射）。逆に排尿しようと思ったとき、脳は排尿の実行指令を排尿中枢に送るとともに外尿道括約筋を弛緩させます。後は自動的に排尿が実行されます（排尿反射）。**排尿中枢は脊髄と脳幹の橋にあります**。後者は前者より、より高次の排尿中枢です。

❶ 膀胱に尿が溜まる
→ ❷ 膀胱の伸展受容器を刺激
↓
❸ 骨盤神経が脊髄の排尿中枢に、膀胱に尿がいっぱいになったことを伝える
→ ❹ 脊髄（仙髄）から、膀胱に尿がいっぱいになったことを大脳皮質に伝える
→ ❺ 大脳皮質からの膀胱に尿が溜まったという情報が橋の排尿中枢を経由し、仙髄の排尿中枢に排尿の許可を与える
↓
❻ 骨盤神経が、排尿筋に収縮するよう命令する
❼ 陰部神経が外尿道括約筋に、下腹神経が内尿道括約筋に、それぞれ弛緩するように命令する
↓
❽ 排尿が起こる

- 交感神経：排尿抑制（内尿道括約筋を収縮させ排尿を抑制）
- 副交感神経：排尿促進（内尿道括約筋を弛緩させ排尿筋を収縮）
- 外尿道括約筋は随意筋（意識的に調節することも可能）

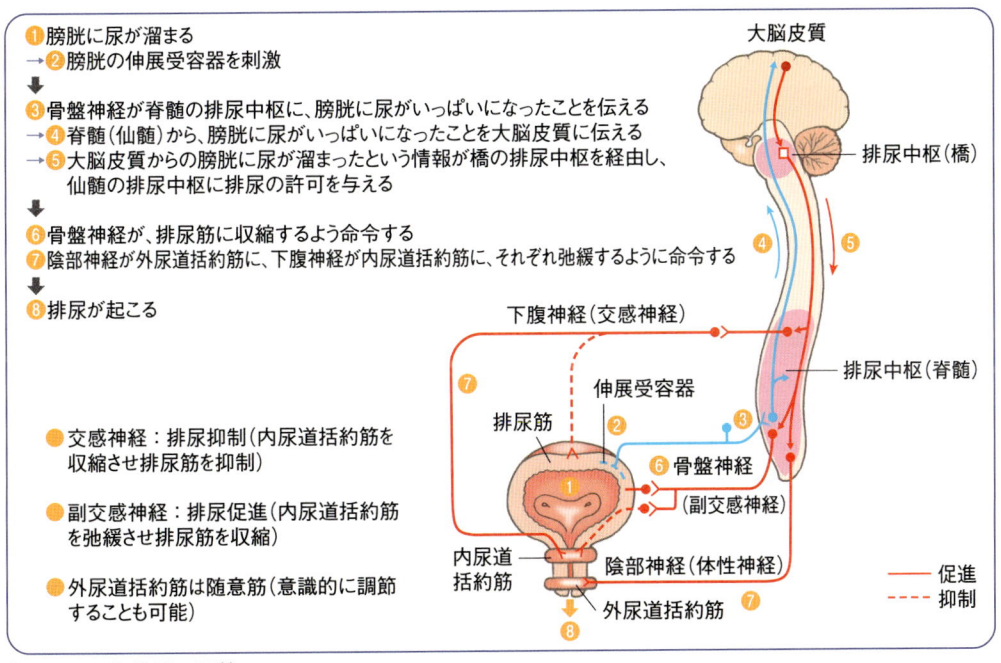

［図13-7］排尿の調節

第14章 体温調節

ヒトは恒温動物です

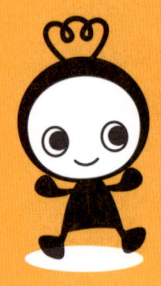

この章のPoint

- 体温維持は**ホメオスタシス**の典型例で、**負のフィードバック機構**がはたらいています。
- **身体の中心の温度（核心温）は37℃弱に保たれ、周辺部温度（外殻温）は環境により大きく変化します。**
- 体温は、体内で常時産生される熱と体表を介して逃げる熱のバランスで決まります。
- 体温調節中枢は間脳の**視床下部**にあります。
- うつ熱は体温調節中枢の調節が効かない熱の蓄積で、解熱薬は効きません。

1 体温

❶ 体温の成り立ち

　ヒトは恒温動物です。身体の温度すなわち体温は**37℃弱**に保たれています。この体温の維持は生命の維持に直結しています。なぜなら、**身体の中で起こる化学反応が、体温によって大きく影響を受ける**からです。特に代謝を触媒する様々な酵素類がその活性を発揮する至適な温度は37℃付近です。温度が低ければ体内の代謝は抑えられ、高ければタンパク質でできている酵素が変形を受け活性を失ってしまいます。

　体温には、個人差や日内変動（第2章、第4章参照）、さらに女性の性周期に伴う変動（第16章参照）などがありますが、そういう変動幅は1℃以内程度です。**この安定した体温は、身体が産生する熱と身体から逃げる熱のバランスで決まります**。以下に述べるように、積極的にバランスをとり、約37℃に保つホメオスタシス機構がはたらいています。

❷ 核心温度と外殻温度

　ヒトの体温は一定とはいっても、**身体の中心部で一番高く、周辺にいくほど温度は低くなります**[*1]。脳の温度も含め、身体の中心の温度を**核心温**（深部体温）、周辺部の温度を**外殻温**といいます。体表面の温度は外界に影響されるので、お風呂につかっているときや外気温が体温より高いときは、例外的に外殻温のほうが核心温より高くなります。**体温維**

持にとって重要なのは核心温で、これを37℃弱に保つ必要があるのです。

Check! *1　体温は腋窩、口腔、直腸などで計測しますが、部位により差が出ます（腋窩＜口腔＜鼓膜＜直腸）。最も核心温に近いのは、鼓膜温や直腸温です。最近は非接触体温計で鼓膜の温度も計れるようになっています。

2 体温の調節

❶ 熱放散と熱産生

　ヒトの身体が一定の体温を保つということは、**体内で産生される熱と身体から逃げる熱が釣り合っている**ということです。

　ヒトの身体は常時熱を産生しています。体内の細胞で行われる代謝（**第12章**参照）では、生命活動に必要なエネルギーをATP（アデノシン三リン酸）の形で取り出したり必要な物質を合成したりしますが、代謝という化学反応自体が熱を発生します。また産生されたATPを使用すると必ず熱が発生します。たとえば骨格筋や脳や心臓や消化器官も、ATPを使ってはたらいた副産物として熱を発生させます。一方、筋をふるえさせたり、褐色脂肪細胞の脂肪を燃焼させるのは、熱で体温を上げることを直接の目的にしています。このようにして産生された熱が、体温維持に寄与します。

　熱は、**輻射**（**放射**）、**伝導**、水分の蒸発に伴う**気化熱**により体表を介して逃げます。ただし、熱いお風呂に入ったときや外界の気温が体温よりも高いときは、体表を介して熱が身体に入ってきます。また直射日光やストーブからも輻射で熱が身体に入ります。

●─ 輻射

　輻射とは、体表からエネルギーを電磁波（主に赤外線）として放出することです。体温が高いほど、放出するエネルギーは大きくなります。放出された赤外線のエネルギーを分析すれば身体の表面の温度が分かります。サーモグラフィ［**図14-1**］というものを見たことがあるかと思いますが、これはその原理を応用したものです。

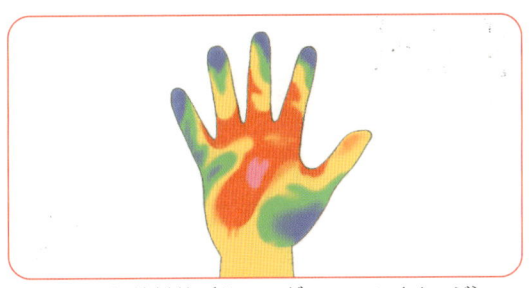

［図14-1］放射熱（サーモグラフィのイメージ）

● 伝 導

体表からの伝導とは、皮膚に接している物体（普通は空気）に熱が移動することです。接触している物体の温度が低いほど、熱は移動しやすくなります。熱伝導率の小さい皮下脂肪（身体内部の熱の伝導を阻害）や空気の層の存在は、熱の移動を阻害します。また接触している物体がすぐに温まってしまう（比熱が小さい）と伝導の効率は悪くなります。

対流とは、体表と物体間の熱の移動ではなく、身体の中の熱の移動、物体の中の熱の移動のことです。身体と接触する空気の温度が上がった場合、空気が対流で入れ替わってくれると熱の移動の効率がよくなります。皮膚に接する暖まった空気を扇風機で追い払うと、伝導効率は上がります。

● 気化熱

水分の蒸発による気化熱は、身体から熱を奪う有効な手段です。ヒトが汗をかくのはそのためです。水は、汗腺を介さずに皮膚の表面や気道粘膜からも蒸発します。それを**不感蒸泄**（ふかんじょうせつ）といいます。気温が体温よりも高いとき、身体には伝導で外から熱が流れ込んできます。そういう場合でも気化熱を利用すると体温を逃がすことが可能です。

● やせ型と肥満型、大型と小型

身体で発生する熱は、体重が重いほど多くなります。一方逃げる熱は、身体の表面を通って出入りするので、表面積が大きいほど多くなります。同じ体重なら、やせ型のヒトのほうが肥満型のヒトより表面積が大きくなります。つまり、**やせ型のヒトのほうが熱は逃げやすい**ので、暑さに強くなりますが、寒さには弱くなります。また、皮下に脂肪が多いと熱伝導の効率が悪くなるという効果と、表面積の効果が相まって、肥満型のヒトのほうが寒さには強く、暑さには弱いという傾向があります［図14-2］。

ゾウのような大型動物とネズミのような小型動物を比べると、体重に対する表面積の割合は、前者のほうがずっと小さいので、熱は逃げにくくなっています。ヒトでも、大人と子どもでは、熱の逃げやすさは当然異なります。

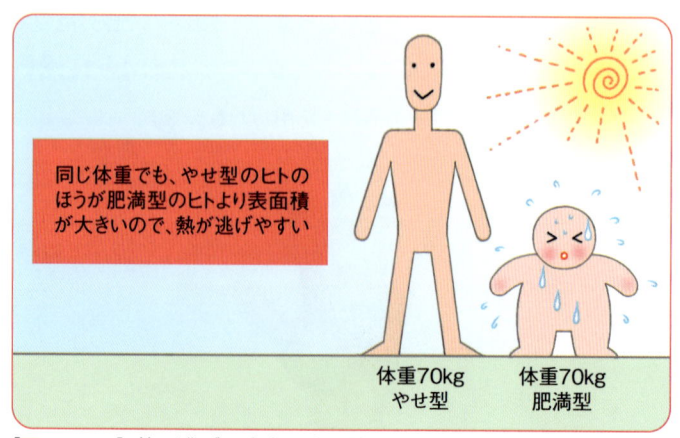

［図14-2］熱の逃げやすさと表面積

❷ 体温調節中枢

● ― 体温調節の仕組み

ヒトの体温維持はホメオスタシスの典型例で、負のフィードバック機構（**第2章**参照）により実現しています。負のフィードバック機構の要素には、調節中枢、センサー（受容器）、効果器があります。体温の調節中枢は脳の視床下部（**第4章**参照）にある神経機構で、それを体温調節中枢とよびます。温度のセンサーは、皮膚と視床下部にあります。そして効果器としてのはたらきには、いろいろなメカニズムがあります。血管を収縮・弛緩させたり立毛筋を収縮（鳥肌をたてる）させたりして熱の放散を調節することや、汗の量を調節すること、細胞内の脂肪を燃やすこと、また細胞の代謝を亢進させたり、筋をふるえさせて熱を発生させることなどです。

体温調節中枢は、核心温をある目標値（セットポイントといいます）に合わせるよう調節します［図14－3］。通常のセットポイントは37℃弱です。ところがインフルエンザなどにかかると発熱し、体温が上昇します。これはウイルスと闘うために体温調節中枢がセットポイントを高めに設定したためです。悪寒がするのは目標値より実際の体温が低いためで、ブルブル震えるのは新しい目標値に向かって体温を上げるべく筋に熱を発生させているためです。回復期にはセットポイントを平熱の37℃弱に戻します。このとき実際の体温が高いと身体に熱を感じ、汗をかいたりします。これらは、体温調節中枢が自律神経系や内分泌系にはたらきかけることで起こります。

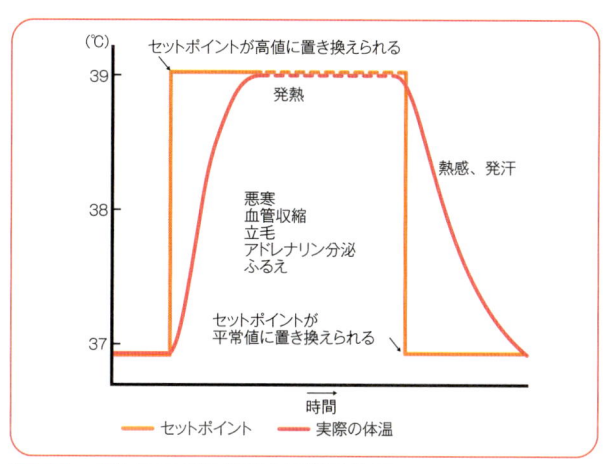

［図14－3］体温の目標値と実際の体温

● ― うつ熱

体温調節中枢が主導する発熱は、身体の正常機能です。一方、熱中症などで起こる体温上昇は、体温調節中枢の調節能力を超えて熱が蓄積する状態で、うつ熱といいます。解熱薬はセットポイントを下げることで体温を下げるので、正常の発熱には効果がありますがうつ熱には効きません。うつ熱時に体温を下げるには身体を冷やすしかないのです。

第15章 内分泌系

体内を駆け巡る情報物質

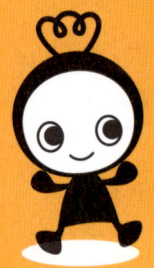

この章のPoint

- 内分泌細胞が血液中に分泌した**ホルモン**は、そのホルモンに対する受容体をもつ特定の標的細胞にはたらきかけます。
- 内分泌器官にはいろいろありますが、**視床下部は内分泌系の司令塔**で、**下垂体は副司令官**の役割をしています。
- ホルモン分泌は**負のフィードバック機構**で調節され、血中のホルモン濃度は安定しています。
- **ホルモンを分泌するニューロン**（神経分泌）が視床下部に存在します。
- **消化管や腎臓や心臓**もホルモンを分泌します。

1 ホルモンの種類

① ホルモンの化学的性質

　ホルモンは、**内分泌細胞によって産生され、血液中に分泌されて体内を循環**し、標的細胞に到達して、細胞表面あるいは細胞内に存在する**受容体**に結合し、その細胞に様々な反応を引き起こします。

● 性質による分類

　ホルモンは、水（血液）に溶けにくい**脂溶性ホルモン**と、溶けやすい**水溶性ホルモン**に区別できます。

● 化学構造による分類

　ホルモンは化学構造から、アミン型ホルモン、ステロイドホルモン、ポリペプチドホルモンの3種に分類できます。

　アミン型ホルモンには甲状腺ホルモン、カテコールアミン（アドレナリン、ノルアドレナリン）が、**ステロイドホルモン**には副腎皮質ホルモンと性腺ホルモンが、**ポリペプチドホルモン**には下垂体ホルモン、視床下部ホルモン、インスリン、グルカゴン、カルシトニン、上皮小体（副甲状腺）ホルモンなどが属します。

　ステロイドホルモンと甲状腺ホルモンが脂溶性ホルモンで、その他はすべて水溶性ホルモンです。

❷ ホルモンの受容体

　様々なホルモンは、それぞれに対応する受容体に結合して機能を発揮します。
　脂溶性ホルモンは比較的自由に細胞膜を通過できる特性があります。そのためホルモンを受け取る**受容体も標的細胞内にあります**［図15－1］。一方、水溶性ホルモンは標的細胞の細胞膜を通過できないため、**受容体は細胞膜上にあります**［図15－1］。

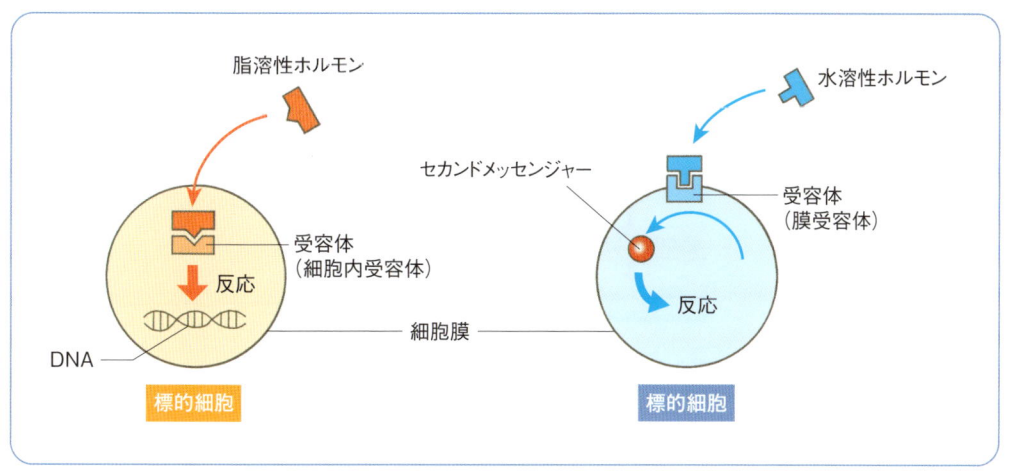

［図15－1］ホルモンと受容体（ホルモン作用の発現機序）

2 ホルモン分泌の調節

❶ ホルモン分泌の調節と拮抗ホルモン

●ホルモン分泌の調節

　ホルモンは、内分泌腺から必要十分な量だけ分泌されるよう調整されています。ホルモンの分泌は、①血中の物質（グルコースやカルシウムなど）、②自律神経、③上位内分泌腺からのホルモンによって調節されます。
　具体的には、①の例はインスリンや上皮小体ホルモンなどで、②の例は副腎髄質からのホルモンです。
　③の例は**視床下部・下垂体前葉**の系です［図15－2］。**視床下部は内分泌系の最上位に位置し、下垂体前葉からのホルモンを制御する放出ホルモンを分泌します**。それを受けて下垂体前葉からは臓器に作用するホルモンやさらに下位の分泌細胞にホルモン分泌を促す刺激ホルモンが放出されます[*1]。

> *1 Check! 下位のホルモン分泌を抑える抑制ホルモンが上位から分泌されることもあります。

```
視床下部
 │
 例 甲状腺刺激ホルモン放出ホルモン(TRH)
 ↓
下垂体前葉
 │
 例 甲状腺刺激ホルモン(TSH)
 ↓
例 甲状腺
 │
 例 甲状腺ホルモン
 ↓
標的器官・細胞
```

→ⓐ分泌刺激
→ⓑ分泌抑制

ⓐ上位器官からのホルモンが下位器官からのホルモン分泌を刺激する。
ⓑ下位器官からのホルモンは上位器官からのホルモン分泌を抑制する。

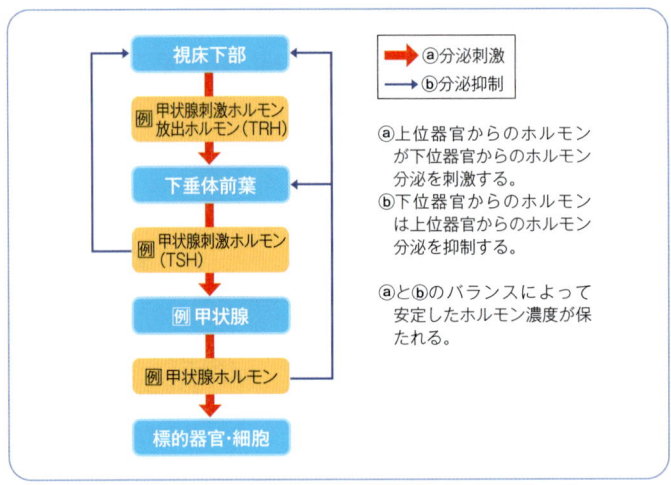

ⓐとⓑのバランスによって安定したホルモン濃度が保たれる。

[図15−2] ホルモン分泌の調節（フィードバック機構）

● 拮抗ホルモン

ある作用に着目したときに、それと反対の作用をするホルモンを**拮抗ホルモン**といいます。たとえば、"インスリンとグルカゴンは互いに拮抗ホルモンである"とか"グルカゴンやアドレナリンはインスリンの拮抗ホルモンである"と表現します。

② フィードバック機構

負のフィードバック、すなわち**変化が起こったらそれを打ち消すようにはたらく機構**（第2章参照）が、内分泌系における分泌調節の基本です。

甲状腺、性腺、副腎皮質などのホルモン分泌は下垂体前葉ホルモンの制御を受け、その下垂体前葉ホルモンは視床下部ホルモンの制御を受けるという階層構造をしています［図15−2］。一方、甲状腺、性腺、副腎皮質などからのホルモンは、下垂体前葉ホルモンや視床下部ホルモンの分泌を抑制します。たとえば、甲状腺ホルモンは甲状腺刺激ホルモンによって分泌が促進されますが、甲状腺刺激ホルモンの分泌は甲状腺ホルモンによって抑制されます。

> Check! ホルモンは微量で生体に影響を与えるため、その量は厳しくコントロールされています。多すぎても（亢進症）少なすぎても（低下症）悪影響を及ぼします。疾患としては、成長ホルモンの過剰による巨人症・不足による低身長症（小人症）、甲状腺ホルモンの過剰によるバセドウ病・不足によるクレチン病や橋本病、糖質コルチコイドの過剰によるクッシング症候群・不足によるアジソン病などがあります。

3 内分泌器官の構造とホルモンの機能

内分泌器官には［図15-3］のようなものがあります。

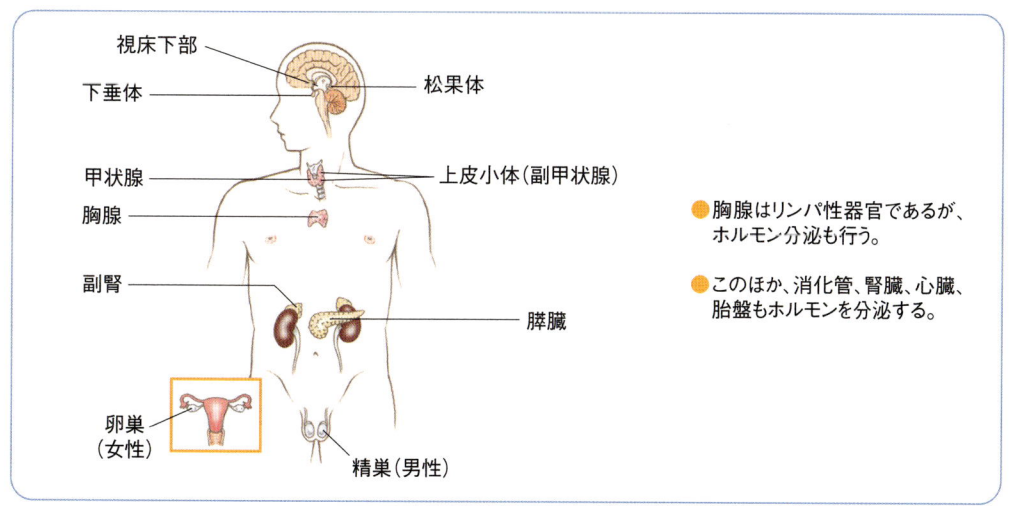

[図15-3] 主な内分泌器官

① 視床下部

視床下部［図15-3］は、神経組織（間脳の一部）でかつ内分泌系にも属し、ホルモン分泌細胞も含みます。**自律神経系と内分泌系を統合する最高中枢**ともいうべき場所です。

視床下部のホルモン分泌細胞は軸索をもち、活動電位も発生させるニューロンです。細胞体は視床下部にあり、軸索末端からホルモンを血中に放出します［図15-4］。これを**神経分泌**といいます。**視床下部ホルモン**と**下垂体後葉ホルモン**が神経分泌されます。

視床下部ホルモンには、甲状腺刺激ホルモン放出ホルモン（TRH）、副腎皮質刺激ホルモン放出ホルモン（CRH）、性腺刺激ホルモン放出ホルモン（GnRH、LHRH）、成長ホルモン放出ホルモン（GHRH）、成長ホルモン抑制ホルモン（GHIH）、プロラクチン放出ホルモン（PRH）、プロラクチン抑制ホルモン（PIH）などがあります。

② 下垂体

●下垂体の構造

下垂体は、視床下部の正中隆起から垂れ下がっている約0.6gの器官で、トルコ鞍の中（下垂体窩）に位置します［図15-3］。下垂体窩の上面、視床下部との境には脳の硬膜のひだ（鞍隔膜）があります。

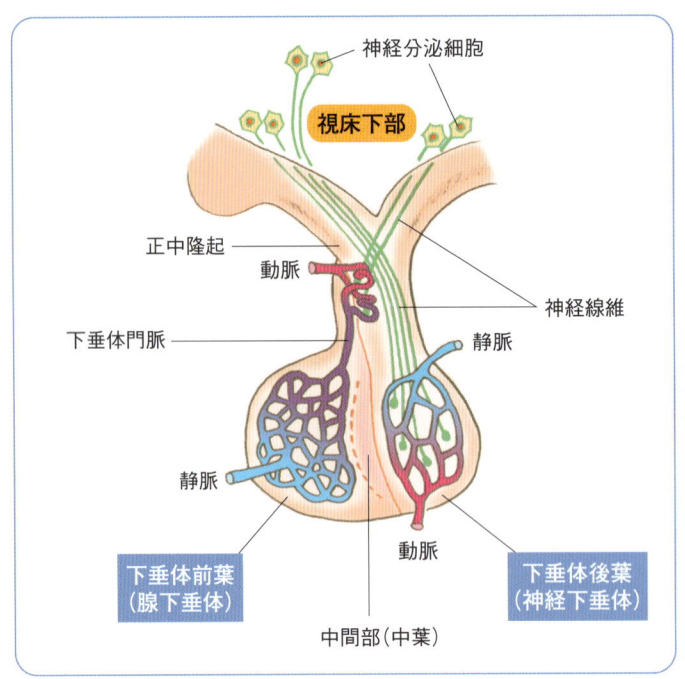

[図15-4] 視床下部と下垂体

下垂体前葉と**下垂体後葉**は、構造的にも機能的にもまったく別モノです。

後葉は**神経下垂体**といわれ、視床下部に連続する脳の一部です［図15-4］。前葉は**腺下垂体**といわれ、内分泌細胞の集団が脳にくっついていますが、神経連絡はありません［図15-4］。これは胎生時に口腔粘膜の上皮が上方に落ち込んで生じたもの（ラトケ嚢）が変化したものです。中間部（中葉）も前葉の一部に含まれます［図15-4］。

●下垂体前葉ホルモン

下垂体前葉から放出されるホルモンには、**副腎皮質刺激ホルモン（ACTH）、甲状腺刺激ホルモン（TSH）、性腺刺激ホルモン**（卵胞刺激ホルモン；**FSH**、黄体形成ホルモン；**LH**）、**成長ホルモン（GH）、プロラクチン（PRL）**があります。これらのホルモンは、**下垂体門脈**を経由してくる視床下部ホルモンによって調節を受けます。

- **副腎皮質刺激ホルモン**：副腎皮質ホルモンの分泌を促進します。
- **甲状腺刺激ホルモン**：甲状腺ホルモンの分泌を促進します。
- **性腺刺激ホルモン**：女性では卵胞を刺激し、エストロゲンの分泌、排卵、黄体の形成を促進します。男性では精子形成やアンドロゲン分泌を促進します。
- **成長ホルモン**：骨や軟骨組織を刺激してヒトの成長を促進します。夜寝ているときに分泌が高まります。
- **プロラクチン**：乳腺を発達させ乳汁を分泌させます（第16章参照）。男性での機能は不明です。

● 下垂体後葉ホルモン

下垂体後葉ホルモンは**バソプレシン**と**オキシトシン**の2種類です。ホルモンを**分泌する細胞の細胞体は視床下部にあります**［図15-4］。

バソプレシン（抗利尿ホルモン）は腎臓に作用し、水の再吸収を促進します（**第13章**参照）。オキシトシンは子宮と乳腺の平滑筋を収縮させ、分娩と授乳に作用します（**第16章**参照）。

③ 甲状腺

● 甲状腺の構造

甲状腺は、喉頭および気管の前と外側を取り囲み、甲状軟骨に接して位置する、重さ15〜20gの器官です。右葉、左葉とその間の峡部があり、H字型（あるいはU字型）を示します［図15-5］。ヒトによっては、錐体葉をもつ場合もあります。

内部には濾胞（小胞）という直径50〜100μmの球状あるいは不正多角体状の構造が無数にあります。濾胞は、コロイド（膠質）の詰まった濾胞腔を、単層の濾胞上皮細胞が取り囲んでできています。

コロイドの主成分は糖タンパクである**サイログロブリン**で、これとヨウ素を原料に濾胞上皮細胞が甲状腺ホルモンを生成します。濾胞腔はできあがった甲状腺ホルモンの貯蔵にも使われます。

甲状腺から放出されるホルモンには、いわゆる甲状腺ホルモンとカルシトニンがあります。

● 甲状腺ホルモン

甲状腺ホルモンには、**サイロキシン**（T_4）と**トリヨードサイロニン**（T_3）の2種類があります。共に**ヨウ素**が含まれています。

甲状腺ホルモンは、ほぼ全身の組織・細胞に作用し、**新陳代謝やエネルギー代謝を促進します**。ですからバセドウ病などで病的に甲状腺機能が亢進すると過度に汗をかいたり、頻脈になったりします。反対に機能低下では、体謝の低下や発育障害などが起こります。

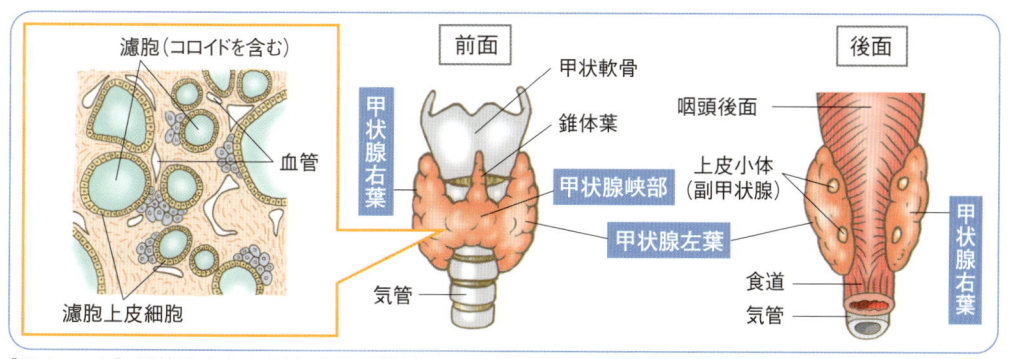

［図15-5］甲状腺と上皮小体（副甲状腺）

● **カルシトニン**

カルシトニン[*2]は傍濾胞細胞（**C細胞**；濾胞上皮の基底部あるいは濾胞の間に存在します）から放出されるホルモンで、Ca^{2+}を骨に沈着させるなどして**血中のCa^{2+}濃度を下げる**方向にはたらきます。次に説明する上皮小体（副甲状腺）ホルモンと連携してはたらきます。

> [*2] Check!
> カルシトニンは甲状腺から放出されますが、甲状腺ホルモンとはよばないのが普通です。

④ 上皮小体（副甲状腺）

上皮小体は米粒ほどの大きさ（重量0.05～0.3g）の器官で、甲状腺の後外縁に通常4個接着して存在し［図15-5］、副甲状腺ともよばれます。主細胞から上皮小体（副甲状腺）ホルモン（**パラソルモン**といいます）を分泌します。

血中のCa^{2+}濃度が下がると、パラソルモンが放出され、**血中のCa^{2+}濃度を上げる**方向にはたらきます。また破骨細胞を活性化し、骨からもCa^{2+}を取り出します。

⑤ 膵島

膵臓は腹部で胃の背側に存在します。消化液を外分泌します（分泌物を運ぶ導管をもつ腺を外分泌腺とよびます）が、内分泌器官でもあります。

膵臓全体に内分泌細胞の集団である**膵島（ランゲルハンス島）**が約100万個分布します。膵島は50～200μm程度の大きさで、**A（α）細胞**から**グルカゴン**、**B（β）細胞**から**インスリン**、**D（δ）細胞**から**ソマトスタチン**を分泌します［図15-6］。

血中グルコース濃度（血糖値）が上がるとインスリンが放出され、全身の細胞、特に肝臓や筋の細胞にグルコースを取り込ませて**血糖値を下げます**。インスリンは肝臓や筋の細胞内で、グリコーゲン生成を促進します。

反対に**血糖値が下がればグルカゴンが放出され**、肝臓に作用しグリコーゲンからグルコースへの変換を促進し、血糖値を上げて全身にグルコースを供給します。

血糖値を上げるホルモンにはグルカゴンのほかに、アドレナリンや甲状腺ホルモンなどがありますが、下げるのはインスリンだけです。したがって**インスリンの系統に障害が起こると代償するホルモンはありません**[*3]。

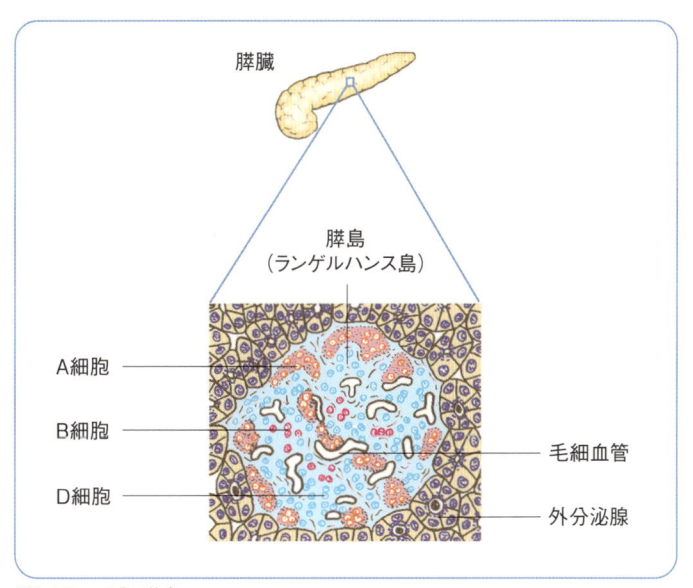

[図15-6] 膵島

Check! *3
インスリンと深く関連した疾患として糖尿病があります。慢性的に高血糖状態を呈します。インスリンの分泌不足、あるいは受け取る側の感受性不足では血糖値が高くなります。インスリン依存性の細胞（たとえば筋）は細胞内にグルコースが取り込めなくなります。逆に、ある組織（たとえば網膜）では血糖値が上がると余分のグルコースが細胞内に入ってきます。どちらにしても重大な障害が現れます。

6 副腎皮質

　副腎は、左右の腎臓の上部を覆うようにして存在する重さ5〜7g程度の臓器です［図15-7］。発生学的にも機能的にも、異なる2種類の内分泌器官からなります。外側の**副腎皮質は腺組織**で、内側の**副腎髄質は交感神経系由来の神経組織**です。

　副腎皮質は上皮様細胞の集団が球状帯・束状帯・網状帯の3層構造をしており［図15-7］、3種のステロイドホルモンを放出します。

　最外層の球状帯からは**電解質コルチコイド**（**鉱質コルチコイド**）が、中間層の束状帯からは**糖質コルチコイド**が、最内層の網状帯からは男性ホルモン（**アンドロゲン**ともいいます）が放出されます。

　副腎皮質ホルモンの分泌は、下垂体の副腎皮質刺激ホルモン（ACTH）の制御を受けます。ただし電解質コルチコイドは、レニン・アンギオテンシン系からの作用を主に受けます。

●電解質（鉱質）コルチコイド

　電解質（鉱質）コルチコイドは腎臓に作用し、Na^+の再吸収を通じて**水の再吸収を促進**します。体液を増やして血圧を上げる作用があります（**第13章**参照）。**アルドステロン**が代表的ホルモンです。

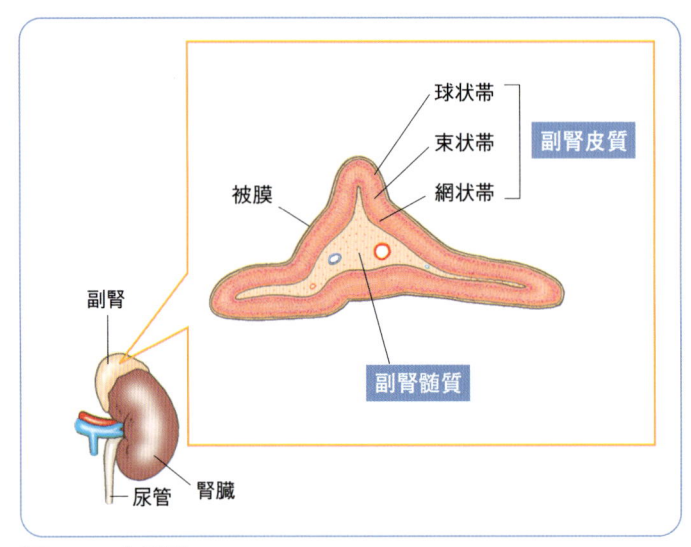

[図15-7] 副腎

● 糖質コルチコイド

糖質コルチコイドの作用は複雑ですが、主な作用は**グルコース産生（糖新生）の促進**です。そのためほとんど全身の細胞に作用してタンパク質の分解や脂肪の分解を促進させ、細胞が使えるアミノ酸と脂肪酸を増やし、アミノ酸とグリセリンを肝臓に供給することで**糖新生**を促進させます（第12章参照）。いくつかの構造の異なるものがありますが、**コルチゾル**が代表的なホルモンです。

また、アドレナリンやグルカゴンや成長ホルモンなど、**ほかのホルモンのはたらきを助ける許容作用**も、糖質コルチコイドの重要な機能です。

さらに**免疫系を抑制する作用と抗炎症作用**もあります。本来の目的を考えると、生体にとって不都合と思えるこれらの作用の目的は不明ですが、この作用は薬物に応用されています。

また各種の**ストレス負荷時に糖質コルチコイドの分泌が亢進する**ことが知られていて、抗ストレス作用も機能の一つと考えられています。

● アンドロゲン

副腎皮質から分泌される男性ホルモン（**アンドロゲン**）の主成分はデヒドロエピアンドロステロン（DHEA）です。このホルモンは、男性では精巣からも大量に男性ホルモンが分泌されるため重要度は低く、**むしろ女性にとって重要**です。特に、**閉経後の女性では、エストロゲンはこのアンドロゲンを経由して生成されます**。

7 副腎髄質

副腎髄質は、特徴的に染色される顆粒をもつ細胞（クロム親和性細胞）から、アドレナリンとノルアドレナリンを分泌します［図15-8］。交感神経節前線維がその細胞にシナプ

スをつくっているため、副腎髄質ホルモン分泌細胞は、交感神経節後ニューロンの特殊な形態と考えられます（**第4章**参照）。

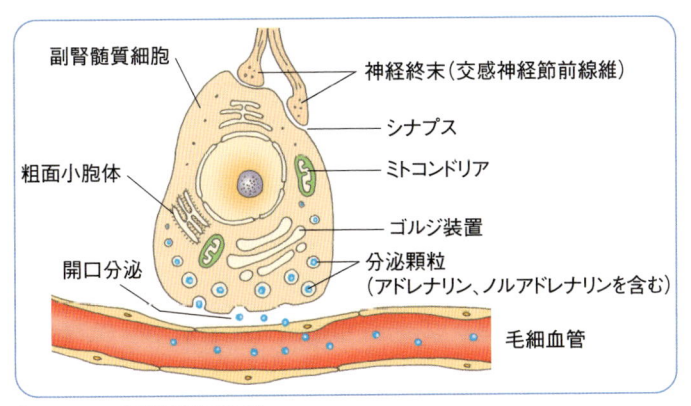

[図15-8] 副腎髄質細胞

⑧ 消化管ホルモン

消化管では、基底顆粒細胞からホルモンが分泌されます。
胃から分泌される**ガストリン**は、胃酸とペプシノゲンの分泌促進、**十二指腸**から分泌される**セクレチン**はアルカリ性の膵液分泌およびガストリン抑制、**コレシストキニン**は胆汁と消化酵素に富んだ**膵液**を分泌させます（**第11章**参照）。

⑨ 腎臓のホルモン

腎臓は、**エリスロポエチン**を放出し**赤血球産生を促進**します。**低酸素が刺激となり**、尿細管周囲の細胞から血管内に分泌されます。

ホルモンという定義には当てはまりませんが、腎臓は腎血圧の低下が刺激となり**レニン**という活性物質（酵素）を放出し、体液の増加や血圧上昇を起こします（**第13章**参照）。また、**腎臓はビタミンDを活性化**します。活性化ビタミンDはホルモン的にはたらいて、カルシウムの吸収を促進します。

⑩ 性腺ホルモン

性腺（**卵巣**と**精巣**）からはいわゆる女性ホルモン（卵胞ホルモン＝**エストロゲン**、黄体ホルモン＝**プロゲステロン**）と男性ホルモン（**アンドロゲン**）が分泌されます。

エストロゲンにもアンドロゲンにも、化学構造の異なるいくつかの種類があります。エストロゲンにはエストロン（E1）、エストラジオール（E2）、エストリオール（E3）の3種類があり、代表的なアンドロゲンはテストステロンです。

● 女性ホルモン

　エストロゲンは、卵胞の膜を形成する細胞から分泌されます。また排卵後は黄体からプロゲステロンとともに分泌され、妊娠後は胎盤からこれらのホルモンが分泌されます。

　卵胞の発育を促し、エストロゲンの生成・放出を促進するのは下垂体からの卵胞刺激ホルモン（FSH）です［図15-9］。エストロゲンは、生殖器などの発育、女性性徴の発現、卵胞の発育、子宮内膜の増殖などを促します。

　プロゲステロンは、エストロゲンと共同して子宮内膜を肥厚化させ着床準備を行います。着床後は妊娠を継続させる作用があります。また視床下部の体温調節中枢にはたらき、基礎体温を上昇させます。プロゲステロンは黄体から分泌されますが、排卵と黄体の形成は黄体形成ホルモン（LH）によって引き起こされます（第16章参照）。

● 男性ホルモン

　精巣のライディッヒ細胞（間質細胞）からはテストステロンが分泌され、生殖器の発育、男性性徴の発現、FSHと連携して精子生成の促進をします（第16章参照）。下垂体からのLHはテストステロンの分泌を促進します。

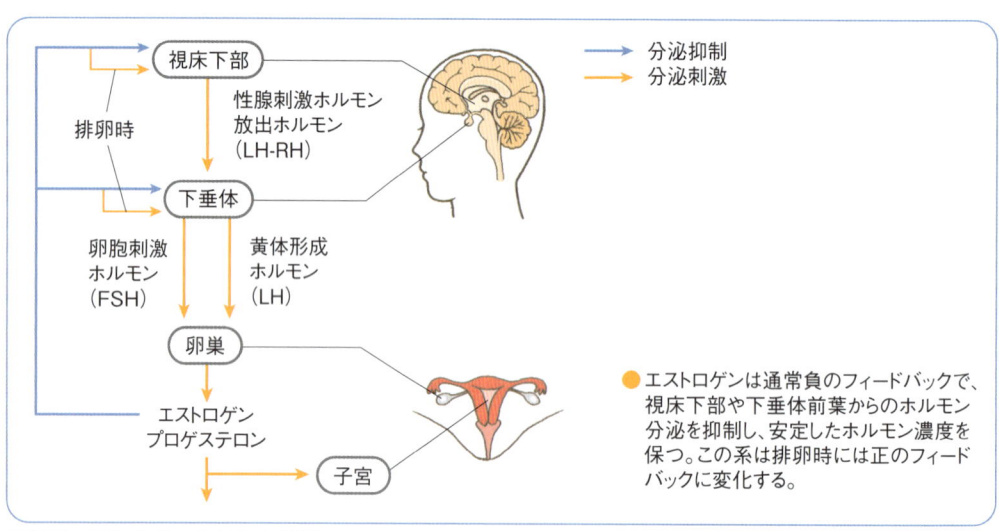

［図15-9］女性ホルモンの調節

⑪ 松果体

　松果体は、視床の背面正中線で中脳蓋の上、第3脳室の後壁に位置する、重さ0.2g、エンドウマメ大の神経組織に由来する器官です。

　松果体はメラトニンというホルモンを分泌します。分泌はサーカディアンリズムに同期し、夜間に増加、日中は低下します。環境の明暗サイクルに睡眠などの体内機能を同調させる機能があると考えられています（第2章参照）。

第16章 生殖と老化

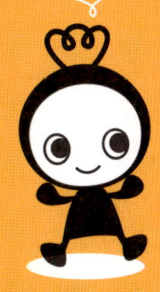

男と女、生と死

この章のPoint

- 成人女性の卵巣は、**女性ホルモン**と、卵子のもととなる**卵母細胞**をつくり出します。
- 女性における**約28日**の**性周期**は、"女性の脳"と各種ホルモンがつくり出します。
- 男性の**精巣**は、**男性ホルモン**と**精子**とを産生します。射精された精子は鞭毛運動をして卵子と出会います。
- **受精**は卵管膨大部で起こり、受精卵は数日かかって子宮にたどり着き着床します。妊娠成立後は母体に様々な変化が生じます。
- **思春期**は視床下部が性腺刺激ホルモン放出ホルモンの分泌を開始すると始まり、**二次性徴**が出現します。

1 女性の生殖器系

女性の生殖器周辺の矢状断面を［図16-1］に示します。

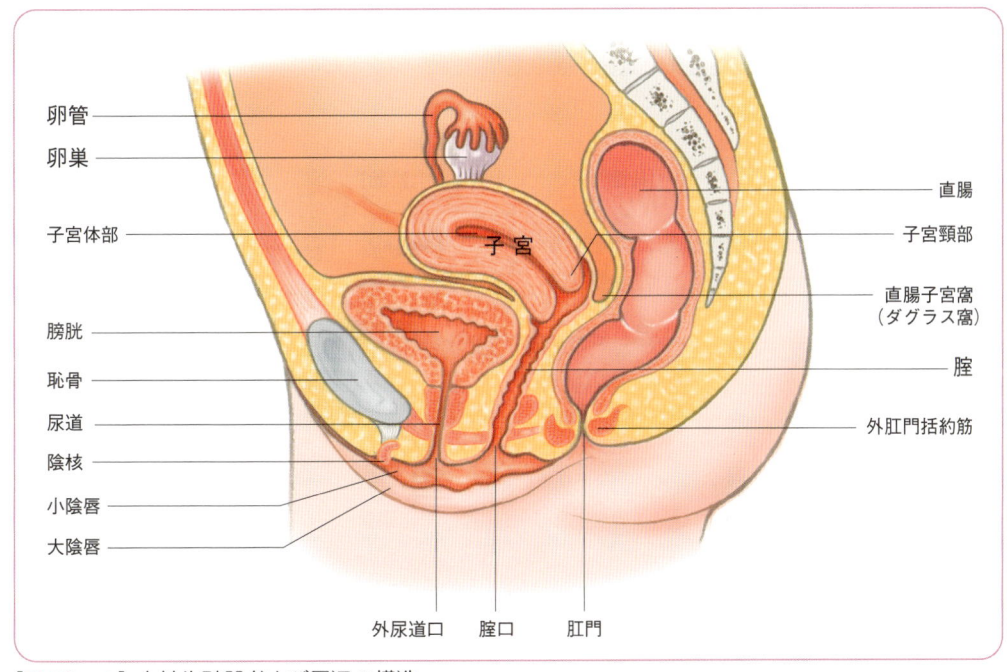

［図16-1］女性生殖器および周辺の構造

1 卵巣の構造と機能

●卵巣の構造と機能

卵巣は左右1対、母指頭大で小骨盤の上縁に位置し、卵巣提索、固有卵巣索、子宮広間膜により固定されています［図16-2］。表層の皮質と、深部の髄質からなります。

卵巣は卵胞を保有し、育成・成熟させるはたらきをもち、また卵胞から女性ホルモンを放出します。

●卵胞と卵子の発生

卵胞は、卵母細胞とそれを取り巻く卵胞上皮細胞からなります。

女児では、胎生7か月頃には卵胞をもつようになりますが、この段階の卵胞を**原始卵胞**（卵胞のうち最も未熟な段階のもので、卵母細胞が単層の扁平な卵胞上皮細胞に包まれたもの）といいます。出生時には100万個程度を保有し、その後減り続け、思春期で40万個、成人で15万個程度になります。

思春期になると月経周期の初めに複数の原始卵胞が発育を始めます。そのなかの1つが選ばれ、**胞状卵胞**（グラーフ卵胞）となります。さらに完全に成熟した成熟卵胞となり、卵胞の薄い壁（卵胞膜）が破裂して、卵母細胞は卵胞液とともに卵巣外に（腹膜腔へ）放出されます［図16-3］。これが**排卵**です。最終的に排卵にまで達するのは、左右どちらかの卵巣からの1個です。排卵に至らなかった卵胞は、閉鎖卵胞となって退化し、消滅します。**妊娠が起こらなければ、約28日周期で排卵が繰り返されます。**

排卵直後の卵胞は赤体といいますが、3～4日後に**黄体**となり、卵胞ホルモン（エストロゲン）に加えて**黄体ホルモン（プロゲステロン）**を分泌します。

卵胞中の卵母細胞は第一減数分裂の途中で止まっています（**一次卵母細胞**）。排卵

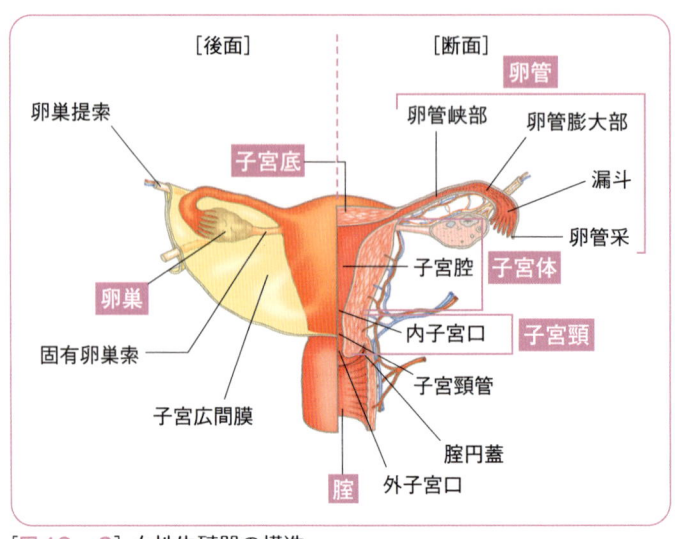

［図16-2］女性生殖器の構造

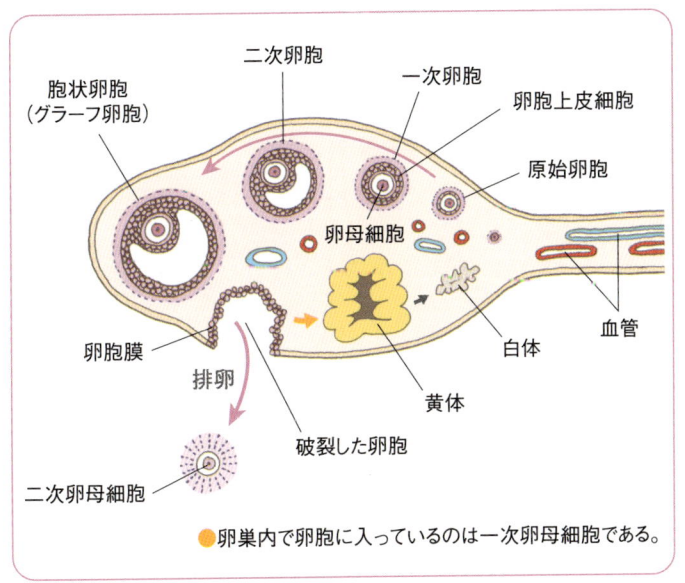

[図16－3] 卵胞の成熟と排卵

の時点で第一減数分裂が完了し、第二減数分裂を開始します。これもまた分裂途中で止まったままで精子を迎えます（**二次卵母細胞**）。二次卵母細胞に精子が貫入すると第二減数分裂を完了し、正式に卵子となり受精が起こります[*1]。

Check! *1 卵母細胞は、排卵時に第一減数分裂が完了し大小2つに分割されます。これらのうち大きいほうを二次卵母細胞とし、小さいほうは一次極体といいます。第二減数分裂時には同様に二次極体が生成されます。

❷ 卵管・子宮・腟の構造と機能

●―卵 管

卵管は**卵巣でつくられた卵子を子宮に運ぶ**約7～15cmの管で、**卵管膨大部**および**卵管峡部**の2部に大別できます［図16－2］。卵管壁の粘膜上皮は線毛細胞と粘液細胞からなり、精子と卵子の受精の場でもあり、受精卵を子宮まで送る導管でもあります。
　卵管采は卵管の末端で腹膜腔に開き［図16－2］、卵巣から排卵された卵子を卵管内へ取り込みます。

●―子 宮

子宮は**受精卵を着床させ、これを養って胎児とし、また胎児が成熟すると収縮して分娩を起こします**。子宮は膀胱と直腸との間に位置し［図16－1］、成人女性で全長約7cmのほぼ鶏卵大の器官です。子宮底、子宮体および子宮頸の3部に区別できます［図16－2］。
　子宮壁は、粘膜、筋層および漿膜の3層からなります。粘膜（子宮内膜）は約28日の周期的変化（月経）をします［図16－4］。

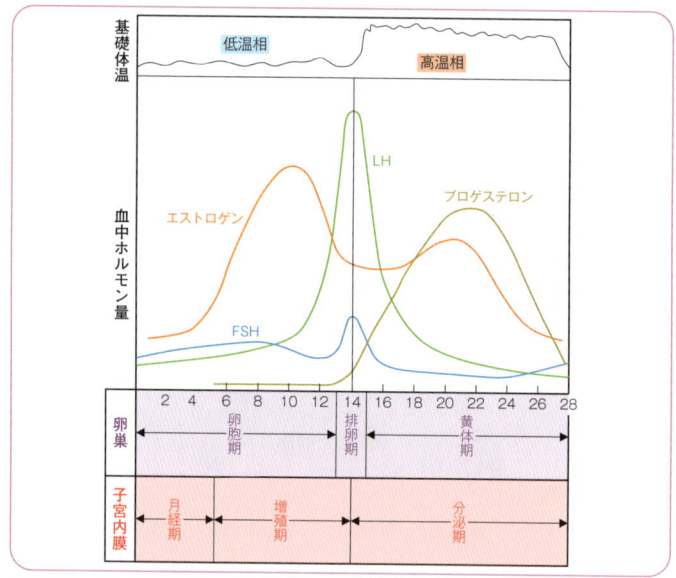

[図16-4] 性周期とホルモン

● 腟

腟は、子宮に続く前後に扁平な管状部で、尿道の後ろ、直腸の前に位置します［図16-1、2］。腟は交接器であるとともに、分娩時には胎児が通る産道の一部となります。

③ 外陰部・会陰

● 外陰部

生殖器のうち、外部に露出している部分を**外陰部**といいます［図16-5］。**恥丘**は皮下脂肪が発達して厚く、思春期以後には陰毛が生じます。外側に大陰唇（男性の陰嚢に相当）、内側に小陰唇というヒダがあり、陰核（男性の陰茎に相当）、外尿道口、腟口を狭むようにあります。前庭球や大前庭腺（バルトリン腺：男性の尿道球腺に相当）もあります。

● 会陰

会陰とは、男性では尿道と肛門の間を、女性では腟と肛門の間の狭い領域を指します。恥骨結合、尾骨、左右の坐骨結節を結ぶ菱形の領域を指すこともあります。

会陰では、尿生殖隔膜、骨盤隔膜、会陰筋などによって骨盤の底が支えられています（p.37 図3-10参照）。

④ 性周期

性周期のリズムは女性型の脳がつくり出します。男性の場合は生殖器のみでなく脳も男性化されるので性周期はなくなります。

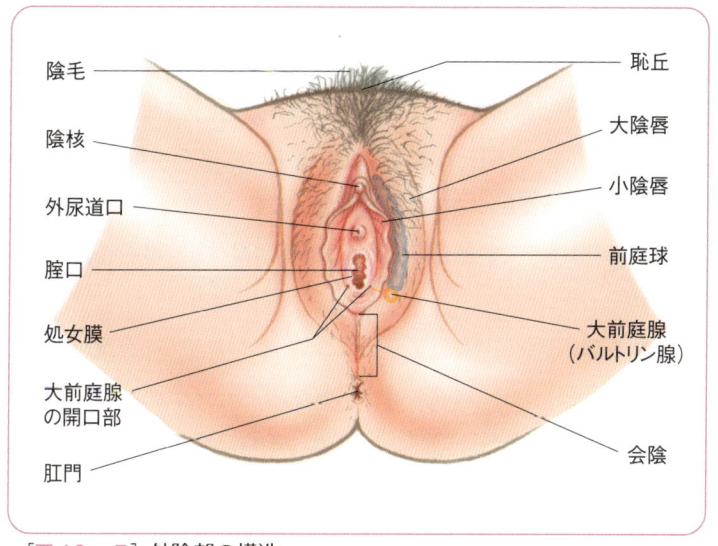

[図16-5] 外陰部の構造

●一卵巣周期と月経周期

　卵胞は下垂体前葉から放出される卵胞刺激ホルモン（FSH）と黄体形成ホルモン（LH）の影響で成熟し、エストロゲンを分泌し、子宮内膜の増殖を進めます。通常はエストロゲンが増えるとFSHとLHの分泌は抑えられます（負のフィードバックのはたらきによります）。しかし排卵期にはこのエストロゲンの濃度が閾値を超えるとLH（FSHも）を増大させる方向にはたらき（正のフィードバック機構がはたらきます）、LHの急激な増加（LHサージ）が起こり（FSHも増加します）、約1日後に排卵が起こります。これは人体において正のフィードバックがはたらく例外的な現象です（第2章、第15章参照）。

　排卵後の卵胞の膜はLHの作用で黄体となり、女性ホルモンのエストロゲンとプロゲステロンを分泌します。これらは子宮内膜の分泌活動を促進し、着床の準備をします。

　妊娠が成立しない場合は、黄体が退化し、エストロゲンとプロゲステロンの分泌が減少して子宮内膜の脱落が起こり、月経が始まります。同時にFSHの作用で次の卵胞が成熟を開始し、エストロゲンを分泌しはじめる、という周期を繰り返します。この卵巣で起こる周期を卵巣周期（「卵胞期」「排卵期」「黄体期」に分かれます）、それに対応して子宮内膜に起こる周期を月経周期（「月経期」「増殖期」「分泌期」に分かれます）といいます［図16-4］。プロゲステロンは視床下部の体温調節中枢に作用し、体温を上昇させる作用があります。このため、性周期に応じ、基礎体温は低温相と高温相の二相性を示します。

❺ 妊娠・分娩・産褥

　受精卵は胞胚という構造をとり、その栄養膜よりhCG（**ヒト絨毛性ゴナドトロピン**）というホルモンを分泌するようになります。このホルモンは黄体の退化を阻止し、黄体からホルモン分泌を継続させ月経を阻止します。同時期に着床が完成し**妊娠**が成立します。黄体からのホルモンは妊娠の経過とともに胎盤から放出されるようになります（p.168～169参照）。

　分娩を引き起こす誘因ははっきりとはわかっていません。分娩が開始され胎児が下降するにしたがって子宮頸が伸展され、その情報が**オキシトシン**というホルモンを放出させます。オキシトシンは子宮収縮を増強させ、さらに子宮頸が伸展されるという**正のフィードバック機構**がはたらきます。

　分娩後、母体が生理的な復旧過程を経て出産以前の状態に回復する段階のことを**産褥期**といい、2か月程度です。生殖器官も回復します。ただし授乳している母親の場合では、乳汁分泌に関連するホルモンである**プロラクチン**や**オキシトシン**が性周期の再開を遅らせます。

❻ 乳　房

●乳房の解剖

　乳房は、女性では半球状に膨らみ、**乳腺**と脂肪組織が発達しています。乳房の内部は結合組織（**乳房提靭帯**＝クーパー靭帯）で支持され、大胸筋の筋膜に結合しています［図16-6］。乳房の中央には**乳頭**および**乳輪**があり、乳輪には乳輪腺（モン（ト）ゴメリー腺）が十数個開口して乳頭に潤いを与えています。

　乳腺は**乳汁を分泌する腺**で、アポクリン腺の一種です（男性にもありますが、発達して

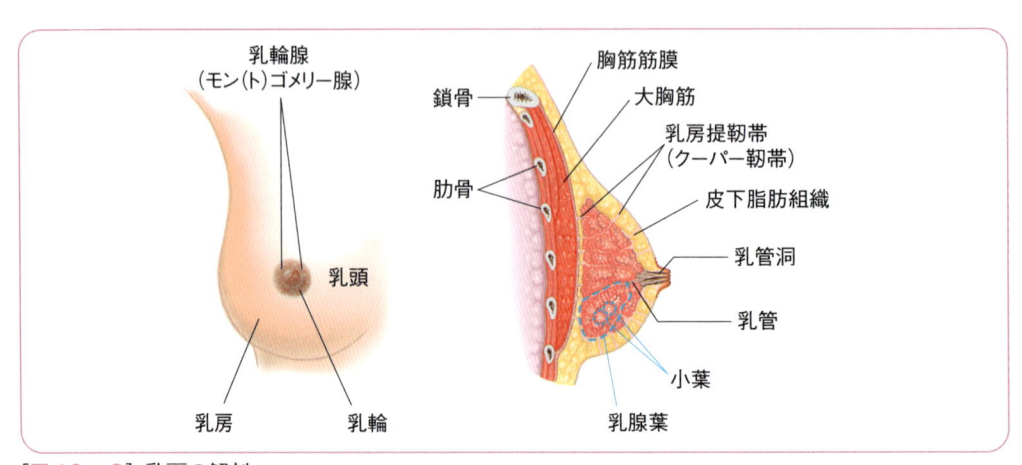

［図16-6］乳房の解剖

いません）。十数個の葉が乳頭を中心に放射状に配列しており、それぞれ1本の導管（**乳管**）をもち、乳頭の表面に開口します。葉はさらに多数の小葉に分かれますが、妊娠が成立しないと腺の終末部（分泌部）は形成されません。分泌部は腺細胞とそれを取り囲む筋上皮細胞からなります。乳汁が分泌され、乳管が開口する直前で紡錘状に拡張するところがあり、これを**乳管洞**とよぶことがあります。

●乳汁の産生

妊娠中に胎盤から分泌されるエストロゲンは下垂体前葉からプロラクチンの分泌を促進し、**プロラクチンは乳腺を発達させ乳汁の産生を促進します**。ただし、分娩前はエストロゲンとプロゲステロンによって乳汁産生は抑制されています。乳汁の産生が本格的に始まるのは、分娩後にエストロゲンとプロゲステロンの分泌が減少してからです。

分娩後のプロラクチンの分泌は、乳頭の吸引刺激で促進されます。またこの**吸引刺激はオキシトシンの分泌も促進します**。オキシトシンは乳腺の平滑筋を収縮させ、**射乳**を起こします。

2 男性の生殖器系

男性の生殖器周辺の矢状断面を［図16-7］に示します。

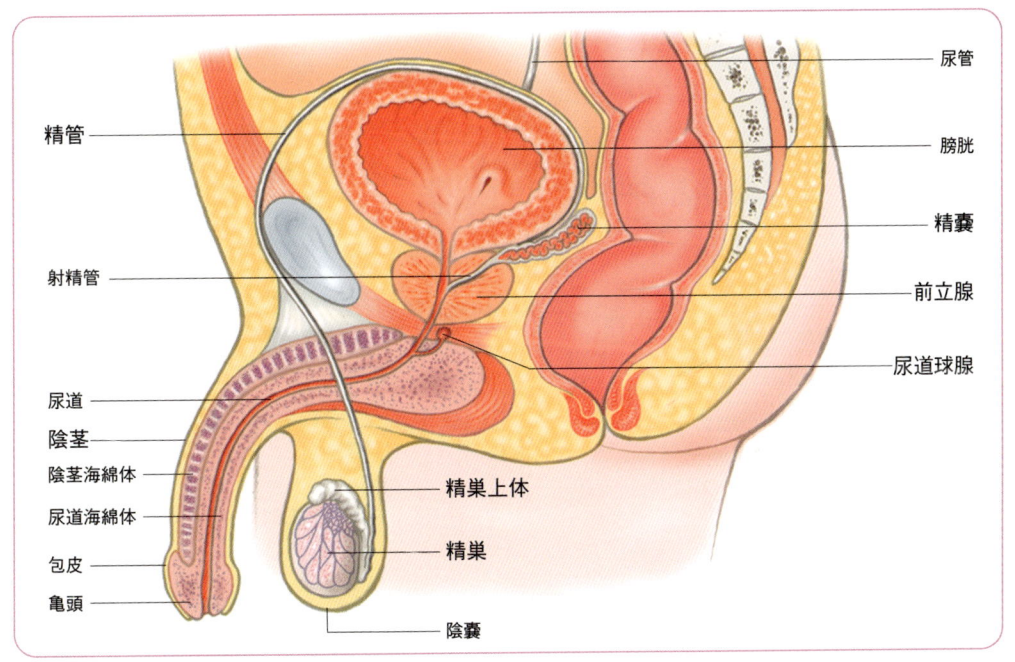

[図16-7] 男性生殖器および周辺の構造

1 精巣・精巣上体の構造と機能

● 精 巣

精巣（睾丸）は、精巣上体（副睾丸）とともに陰嚢中に存在する8～10gの左右一対の器官です［図16-7、8］。**精子形成と男性ホルモン分泌という2つの機能**をもっています。

精巣は、胎生期の初めは体腔の背側壁に位置し、発生が進むにつれて下方に向かって鼠径管を通り、陰嚢中に下降します（**精巣下降**といいます）。そのため**腹膜の一部である精巣鞘膜（漿膜）に包まれています**［図16-9］。陰嚢内は腹腔よりも2～5℃温度が低く精子の産生に適した環境です。

精巣の実質は白膜に包まれ、それに続く精巣中隔によって100～200個の円錐形の精巣小葉に分けられます［図16-9］。小葉には2～4本の曲精細管（太さ0.13～0.28mm、長さ70～80cm）があり、その中には精子を形成する**精細胞**および**セルトリ細胞**の2種類の細胞が存在します［図16-10］。

● 精巣上体

精巣上体は精巣の上端から起こり、精巣の後縁を下降する細長いヒモ状の管です。精巣輸出管（十数本あります）と精巣上体管（1本あり、全長6mです）よりなります［図16-9］。**精子は精巣上体管の中を20日かけて移動しながら運動能と受精能を獲得し、精管に送られます。**

● 精 管

精管（輸精管）は、精巣上体管に続く長さ40cmほどの管で、陰嚢から鼠径管（精索の中にあります）、膀胱の背側を通って前立腺を貫き（この部分を射精管とよびます）、尿道へ

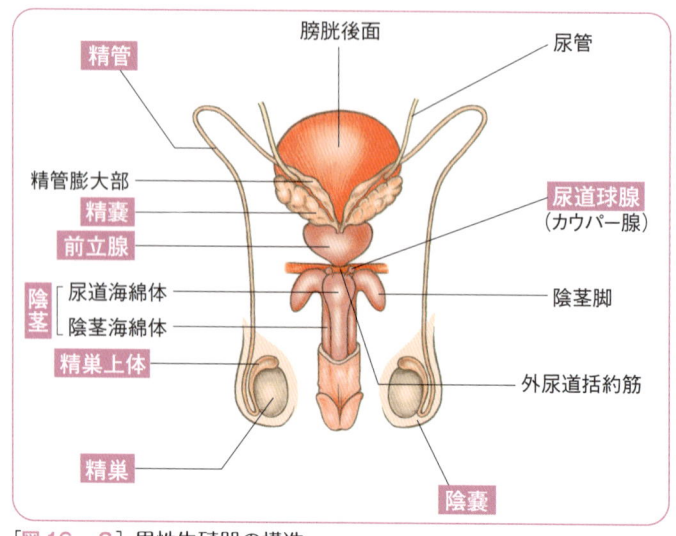

［図16-8］男性生殖器の構造

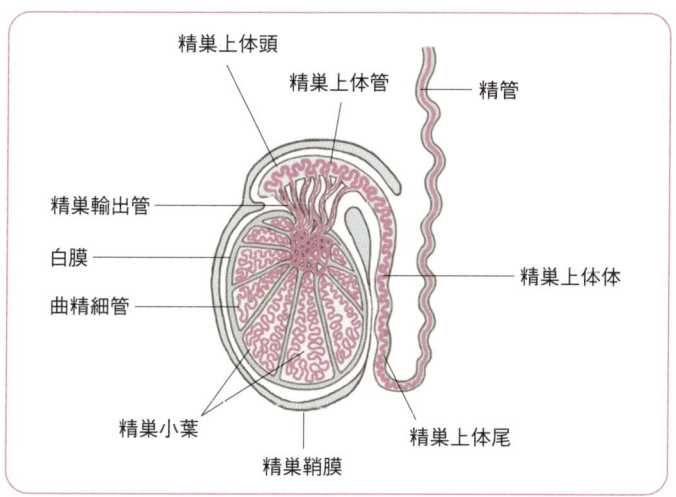

[図16-9] 精巣と精巣上体

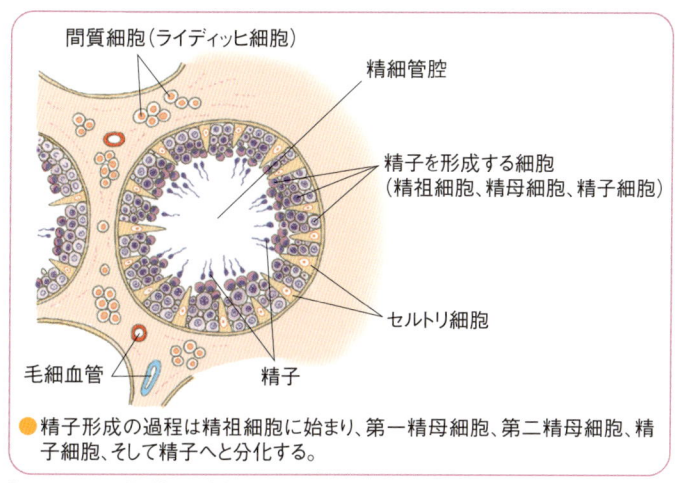

[図16-10] 精子形成

● 精子形成の過程は精祖細胞に始まり、第一精母細胞、第二精母細胞、精子細胞、そして精子へと分化する。

開口します［図16-7］。

❷ 精子の形成

　思春期以降の男子の精巣では、精母細胞の減数分裂が常時進行し、精細管内で**毎日、数千万から1億個の精子が生成され続けます**［図16-10］。精子形成は**FSH**および**テストステロン**（精巣ホルモン）によって促進されます。テストステロンはLHによって刺激され、間質細胞（ライディッヒ細胞）から放出されるホルモンです。
　精子の頭部にはDNAが含まれ、尾部は鞭毛運動の仕組みを内蔵し、中部は多量のミトコンドリアを保持して鞭毛運動のためのエネルギーを供給します。

❸ 付属生殖腺および外生殖器の構造と機能

●―付属生殖腺

　精嚢は膀胱底の後ろにある左右一対の細長い器官です［図16-8］。放出される粘液は、ビタミンCやエネルギー源となる果糖を含み、精子を活性化します。

　前立腺はクリの実状の腺器官で、尿道と射精管が通っています［図16-7］。数十の細管（前立腺管）が尿道に開き、その分泌物はアルカリ性で乳白色をした漿液性の液体で精子の運動を促進します。精嚢や前立腺では、平滑筋が収縮し分泌を促進します。

　尿道球腺（カウパー腺）は前立腺の下方に位置し、左右一対の小さい球状をなしています［図16-7、8］。射精に先立ち、アルカリ性で透明の粘液を尿道に分泌します。

●―外生殖器（陰茎）

　陰茎は内部に尿道海綿体と陰茎海綿体をもちます［図16-7］。性的興奮などの刺激によって陰茎動脈が拡張（副交感神経により促進）すると海綿体内に血液が流入し勃起が起こります。射精は、性的興奮が閾値に達したときに反射的に起こります（主に交感神経のはたらきによります）。

3　受精と発生

❶ 受　精

　精子は、1回の射精で1億～4億個が放出され、女性生殖器内で48時間程度生存します。一方、卵子は排卵後24時間程度卵管内で生存します。

　受精は通常、卵管膨大部で起こります［図16-11］。

　精子が卵母細胞に貫入すると、精子と卵子の核が合体し、受精卵となります。この間、卵母細胞を包む膜の性質が瞬時に変化するため、それ以降の精子の侵入は阻止されます。

　受精卵はすぐに細胞分裂（卵割）を開始し、細胞数を増やして初期発生が開始されます。**二次卵母細胞[*2]と精子が出会って24時間程度で受精が完了**です。

> **Check!** *2　繰り返しになりますが、卵巣から排卵された二次卵母細胞は第二減数分裂の途中の段階で止まっています。精子が卵母細胞に貫入すると、その刺激で第二減数分裂が完了し、正式に卵子となります。

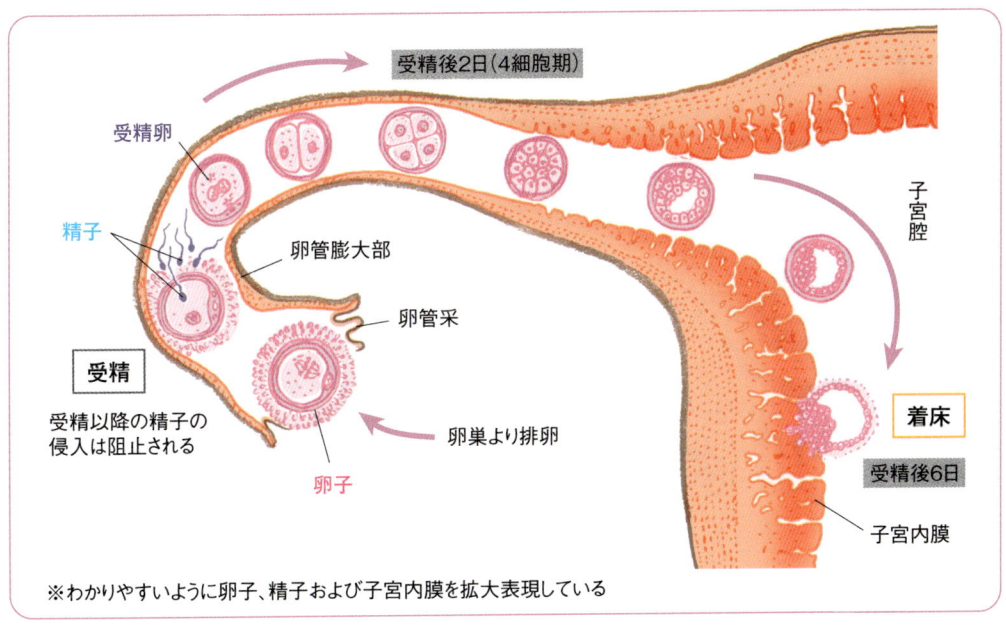

[図 16 - 11] 受精と着床

② 胎児の発生

●― 受精卵の着床、妊娠の成立

受精卵は細胞分裂を繰り返しながら3〜4日かけて卵管を下り、子宮に至ります［図16-11］。この時点で、子宮は黄体から出るプロゲステロンの作用で胞胚とよばれる状態まで細胞分裂が進んだ受精卵を受け入れる準備ができています。

胞胚外側の細胞集団は栄養膜を形成し、受精卵を子宮内膜にもぐり込ませるはたらきをします。この物理的連結に引き続いて栄養的な連結が起こり、**着床**が完成します。普通、**着床は排卵後1週間程度で完成します。**

胞胚内部の細胞塊は**胚子**（受精後8週まで）とよばれますが、その胚子の栄養膜は**絨毛膜**の形成を開始し、この胚子絨毛膜から（排卵後8日目くらいまでには）**hCG**[*3]の分泌が開始されます。これで**妊娠の成立**です（このhCGがなければ黄体が退化し、月経が始まります。p.164参照）。

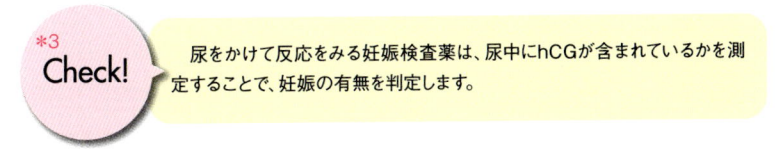

> **Check!** [*3]
> 尿をかけて反応をみる妊娠検査薬は、尿中にhCGが含まれているかを測定することで、妊娠の有無を判定します。

●― 胎盤の形成と妊娠の維持

胚子絨毛膜は、子宮側の膜（子宮内膜も厚くなり、**脱落膜**というものになります）と協力して**胎盤**を形成します［図16-12］。胎盤は徐々に（10週頃）黄体に取って代わって、

169

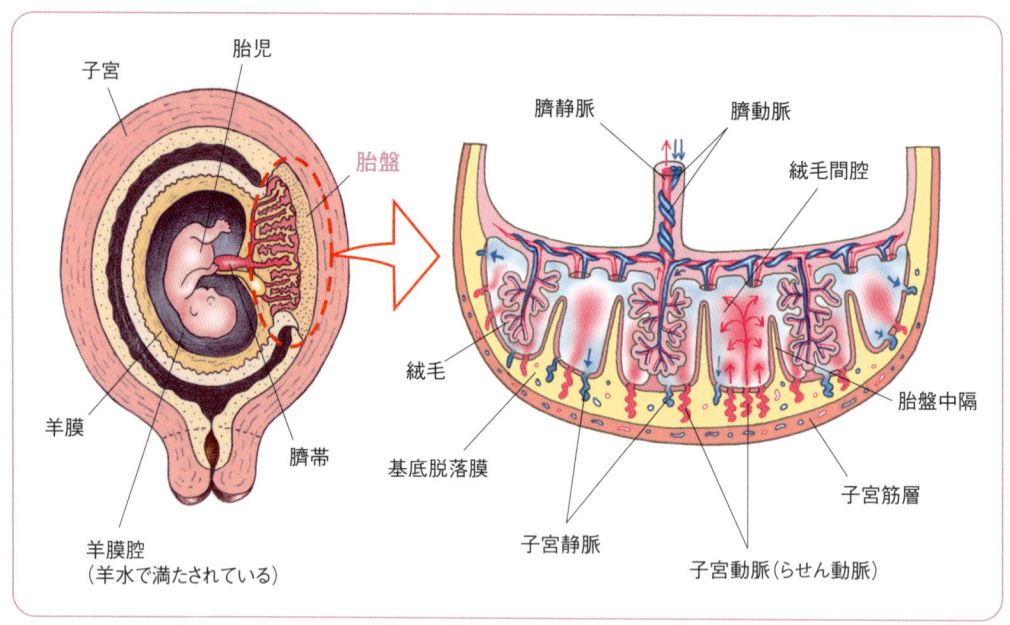

[図16-12] 胎盤の構造

　プロゲステロンとエストロゲン（エストリオール；E3という成分が特に増加します）分泌の主役となり、妊娠が維持されます。胎盤は受精後15週頃に完成します。
　胚子絨毛膜の内側に**羊膜**ができ、その中を**羊水**が満たすようになります。==胚子では外胚葉、内胚葉、そして中胚葉が完成し、受精後8週までには各器官の原基の形成が完成します。==これ以降、胚子は胎児とよばれるようになります。

● 性の決定

　受精卵の==性は、受精した精子がX染色体をもつかY染色体をもつかで決まります。==Y染色体上にSRY（sex-determining region Y）という領域があり、そのはたらきでヒトは男性化します。精巣は胎生8週頃、ミュラー管抑制因子（MIF；女性生殖器化を抑制します）やテストステロンを分泌し、外生殖器なども男性化します。つまり、SRY領域がはたらかなければ女性化するということです。

4 成長と老化

1 組織および臓器の加齢変化

● 成 長

　ヒトは新生児期、乳幼児期、幼児期、児童期、思春期、成人期と、成長・成熟します。その間、身長・体重が増加しますが、これは個々の組織・臓器が成長した結果です。さらに細

かくみれば、細胞が分裂して数が増加しています。

　成長時には単にサイズが大きくなるだけではありません。たとえば脳のニューロン数は誕生以降は増えませんが（特殊な例外を除いて）、それでも知能は向上します。これは、ニューロン同士の結合部位であるシナプスが増加するとともに、不必要なシナプスやニューロンが積極的に排除されるなどの結果です。

●老化

　老化は、成熟後、各臓器個々の機能あるいは統合機能が低下し、個体としての恒常性を維持できなくなり、死に至る過程のことです。細胞の死滅や組織・臓器の萎縮が徐々に進行します。皮膚や筋の萎縮は目に見えますが、心臓、肺、消化器、脳など、見えないところでも不可逆的な変化が起こっています。

　成長と老化の道筋はヒトの遺伝子に組み込まれた過程です。そのメカニズムについてはいろいろな説がありますが、まだ解明されていません。この加齢変化に影響を与えるのは、個々の身体の内部要因（ホルモンや健康状態など）と外部要因（栄養や生活環境など）です。

●性成熟

　思春期には男女の**二次性徴**が出現します。個人差がありますが、目安として、女子では９〜12歳頃に思春期に入り、14〜16歳頃に終わります。男子では10〜13歳頃に始まり、15〜18歳頃に終わります。

　二次性徴を発現させるのは、視床下部からの**性腺刺激ホルモン放出ホルモン**（GnRH）の分泌開始です。このホルモンによって下垂体から性腺刺激ホルモンが分泌され、男女とも性腺からそれぞれ男性ホルモンと女性ホルモンが分泌されます（**第15章**参照）。

　性ホルモンは生殖器を発達・成熟させるとともに、肉体的、精神的変化をもたらします。女性では乳房や骨盤の発達など、男性ではひげや筋肉の発達などが特徴です。また、脳も性的に成熟し、男女とも異性に対する関心が高まります。

　ところで、一次性徴とは生殖腺（精巣か卵巣）および生殖器の男女にみられる差異のことです。

●更年期

　女性では生殖機能が30歳代以降徐々に低下します。45〜50歳頃には月経周期がだんだん不規則となり、ついには月経が停止します（**閉経**）。**閉経後の女性では、卵巣からのエストロゲン分泌が激減します。**生殖器官・乳房の萎縮、性機能の減退に加えて、様々な**更年期障害**の症状──のぼせ、冷え、動悸、循環系などの自律神経系の失調や、骨粗鬆症や脂質異常症（高脂血症）などが、エストロゲンの欠乏[*4]によって出現します。

　これに対し、同じ年代の男性では男性ホルモンがわずかに減少するだけです。

> *4 Check!　エストロゲンによる負のフィードバックが効かなくなり、LHとFSHの分泌は増加します。これも更年期障害の一因と考えられています（第15章参照）。

❷ 代謝機能の加齢変化

●エネルギー代謝

　加齢は、エネルギー代謝に大きな影響を与えます。基礎代謝量は男女とも思春期が終わる頃が最大で（15〜17歳の男性で1580kcal/日）、老化とともに減少します（70歳以上の男性で1280kcal/日）。体格の影響を除くため、体重1kg当たりに換算した基礎代謝量基準値は、細胞分裂や新陳代謝の盛んな乳幼児が最大で、年齢とともに一様に減少します。1〜2歳（男）では61.0（kcal/kg/日）、18〜29歳（男）で24.0（kcal/kg/日）、71歳（男）では21.5（kcal/kg/日）です。

　老化に伴う基礎代謝量の減少は、各臓器におけるエネルギー使用量が減少するためですが、特に大きく影響しているのは**骨格筋の量の減少**です。このため日常生活におけるエネルギー所要量も少なくなります。**高齢者が若い頃と同じような食事を続けると余分のエネルギーが体脂肪に変換され、メタボリックシンドロームの状態になる**場合もあります。

●生体機能の老化

　個体差はありますが、老化とともに組織・臓器の機能が衰えます。背景にあるのは、細胞数の減少と新陳代謝低下による、組織・器官の萎縮や線維化です。

　脳・神経系の萎縮は、運動能力、感覚受容能力、記憶力、判断力などの低下を引き起こします。特に**自律神経系の機能低下は、各種臓器のはたらきをうまく調節できなくさせます**。心機能の低下や動脈硬化は、心筋梗塞などの危険性を増大させ、血液による酸素、栄養、老廃物などの運搬に支障をきたします。肺も線維化と弾性低下が進み、普通に呼吸していても血中酸素分圧が低く、息切れがしたりします。消化管運動の減弱は便秘の原因となりますが、胃腸粘膜の萎縮と相まって栄養摂取にも影響します。さらに嚥下機能の衰えは食物摂取に影響を与えるだけでなく、**誤嚥性肺炎**を引き起こしたりします。

　骨格筋などの細胞の減少は、細胞に含まれている水分も喪失することを意味します。成人（男性）では体重の60％ある水分が、高齢者では50％程度まで減少することもあります（**第8章**参照）。そのため、腎機能の低下と相まって水分調節が難しくなり、容易に脱水症になったり浮腫を引き起こしたりします。

PART III

器官・系統別
おさらい書き込みドリル

最後は、イメージを知識に変える。

ここまでの内容を、ドリルでおさらい！
少し難しい問題も登場するけど、挑戦してみよう！
"ヒトのからだ"のイメージが、確かな知識に変わります。

第1章 細胞・組織

カッコに当てはまる言葉を答えよう！選択式の問題は正しいものを選ぼう！

Question / Answer

1 細胞の構造

細胞膜と細胞質

1 ● 細胞は生きる最小単位で、約60［万、億、兆］個が集まりヒトの身体をつくる。
　1 兆

2 ● 細胞は、［①　　　］脂質を主体にした膜である［②　　　］で外界から自分を区切り、内側の細胞質には様々な［③　　　］が存在する。
　2 ①リン ②細胞膜 ③細胞内小器官

3 ● 細胞膜には、特定のイオンや水を通す［①　　　］という孔が開いていることがある。①以外にも、物質の移動を助けるキャリアーや、能動輸送のためのポンプといわれる分子の仕組みが［②　　　］に埋め込まれている。
　3 ①チャネル ②細胞膜

核

4 ● 核は、［①　　　］で細胞質から仕切られ、内部にDNAを［②　　　］質という形態で含む。
　4 ①核膜 ②染色

5 ● 核の中には［①　　　］があり、リボソーム［②DNA、RNA］の合成にかかわる。
　5 ①核小体（仁） ②RNA

細胞内小器官と細胞骨格

6 ● 右図は細胞の模式図である。①〜⑥に当てはまる名称を答えなさい。
　6 ①ゴルジ装置 ②リボソーム ③核 ④粗面小胞体 ⑤核小体 ⑥ミトコンドリア

7 ● 細胞内小器官でATP産生の場は［①　　　］、タンパク質を合成する場は［②　　　］である。
　7 ①ミトコンドリア ②リボソーム

2 遺伝子と遺伝情報

8 ● 細胞骨格は、［①細胞質、核］に存在し、細胞内の物質運搬、細胞の運動、細胞分裂などにはたらく［②線維、円盤］状をした［③糖質、タンパク質］である。
　8 ①細胞質 ②線維 ③タンパク質

ゲノムと遺伝子

9 ● 遺伝子の本体である［①　　　］は長い分子で、通常は［②
　9 ①DNA（デオキシリボ

第1章 細胞・組織

Q

　　　　　　　　　　　］という形態で［③　　　　　　］の中に存在する。RNA（リボ核酸）は核の中のほかに［④　　　　　　　　］にも存在する。

10● DNAの塩基は［①　　　　　　　　］（A）、［②　　　　　　　　］（G）、［③　　　　　　　　］（C）、チミン（T）の4種類があり、RNAの塩基はチミンの代わりに［④　　　　　　　　］（U）となる。

染色体の複製と有糸分裂

11● 細胞分裂のときにはDNAが［　　　　　　］という構造をとる。

12● 染色体は合計で［①　　　］本あり、［②　　　］組の常染色体と［③　　　　　］組の性染色体よりなる。

13● ヒトの細胞分裂は、分裂時に染色体や微小管よりなる［①　　　　　　］体といった糸状構造が出現するため、［②　　　　　　］分裂という。

タンパク合成

14● DNAの二重らせんがほどけ、鋳型になってmRNAへ情報が写し取られることを、遺伝情報の［　　　　　　］という。

15● アミノ酸がmRNAの塩基の情報に従って順に結合しタンパク質が合成されることを、遺伝情報の［①　　　　　　］といい、［②　　　　　　］で行われる。

16● mRNAの［　　　］つの塩基の組み合わせをコドンといい、これに一つのアミノ酸が対応する。

3 組織

上皮組織　解答順不同→17

17● 組織には［①　　　　　］組織、支持組織、［②　　　　　］組織、神経組織の4つがある。

18● ［　　　　　］組織は細胞が基底膜の上に乗り、間質が少なく血管の侵入のない組織である。

19● 右図の形態を示す上皮組織は［①移行上皮、多列上皮、重層扁平上皮、単層円柱上皮］で、［②尿管、表皮、胃、気管］にみられる。

支持組織

20● ［　　　　　］組織は間質が多く、細胞が少ない組織である。

21● 間質には組織液のほか、膠原線維や弾性線維の線維成分があり、膠

A

核酸）　②二重らせん　③核　④細胞質

RNAにはmRNA、tRNA、rRNAの3種類がある

10 ①アデニン　②グアニン　③シトシン　④ウラシル

11 染色体（クロモゾーム）

12 ①46　②22　③1

13 ①紡錘　②有糸

14 転写

15 ①翻訳　②リボソーム

16 3

17 ①上皮　②筋

18 上皮

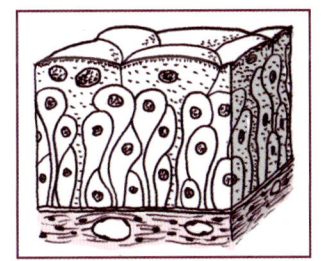

19 ①移行上皮　②尿管

20 支持

175

原線維の主成分は［①　　　　］、弾性線維の主成分は［②　　　　］である。

21 ①コラーゲン ②エラスチン

筋組織

22 ● 筋組織は、横紋をもつ骨格筋と［①　　　　］、また横紋をもたない［②　　　　］に分けられる。

22 ①心筋 ②平滑筋

神経組織

23 ● 神経膠細胞は［①　　　　］細胞ともよばれ、神経情報伝達を［②担う、支持する］。

23 ①グリア ②支持する

器官と器官系

24 ● 2種類以上の組織が集まり［　　　　］をつくる。

24 器官

25 ● たとえば、唾液腺、胃、腸、肝臓などが集まり［　　　　］系をつくる。

25 消化器

皮膚と膜　解答順不同→31

26 ● 皮膚は外側から［①　　　　］、［②　　　　］、皮下組織の3層構造をとる。

26 ①表皮 ②真皮

27 ● 小汗腺は別名［①　　　　］といい、全身に分布し、［②　　　　］調節に関与する。大汗腺は別名［③　　　　］といい、腋窩など特別な場所に分布し、体臭に関与する。

27 ①エクリン腺 ②体温 ③アポクリン腺

28 ● 粘膜は、気管や消化管のように体外に通じている［　　　　］器官の内腔側に存在する。

28 中腔性

29 ● 中腔性器官は内腔側から［①　　　　］、［②　　　　］、外膜の3層になっている。

29 ①粘膜 ②筋層

30 ● 漿膜とは、臓器の表面を覆う［①　　　　］漿膜と体腔壁に沿う［②　　　　］漿膜がひと続きの袋状の構造をとるもので、中に少量の［③　　　　］が入っている。

30 ①臓側 ②壁側 ③漿液

31 ● 漿膜には、［①　　　　］、［②　　　　］、［③　　　　］の3種類がある。

31 ①心膜 ②胸膜 ③腹膜

ステップアップ問題

32 ● 肝臓（肝細胞）は［①　　　　］、耳下腺は［②　　　　］、エクリン腺は［③　　　　］を分泌する。

32 ①胆汁 ②唾液 ③汗

33 ● 生体膜を介する物質の移動には、拡散や濾過や浸透など物理化学の法則に従う受動的なものと、エネルギーを使って自然な流れに逆行させる［　　　　］がある。

33 能動輸送

第2章 生体リズムと恒常性(ホメオスタシス)

Question

1 生体リズム

サーカディアンリズム

1 ● 約［①24、12］時間周期のリズムを［② 　　　］という。

2 ● 成長ホルモンやメラトニンの分泌は［日中、夜間］に増大する。

3 ● 安静状態での体温は［日中、夜間］に増大する。

体内時計

4 ● リズムをつくり出しているのは、［ 　　　］の一部である視交叉上核にある体内時計である。

5 ● 明暗や温度などの変化がない部屋で自由に寝起きすると、体内時計の1周期は正確に24時間ではなく［ 　　　］時間程度であることがわかる。

2 内部環境の恒常性

細胞外液

6 ● 細胞外液には、細胞間隙を埋める［① 　　　］液、［② 　　　］やリンパ液、それに脳脊髄液（髄液）などが含まれる。

7 ● 細胞外液は細胞が生きるための重要な環境で、生体の［ 　　　］環境ともいう。

8 ● 生体内部環境の恒常性のことを［ 　　　］という。

恒常性維持機構

9 ● 身体の中で何らかの変化が起こった際、その変化を打ち消すようにはたらく仕組みを［① 　　　］のフィードバックといい、［② 　　　］維持の基本的メカニズムである。

10 ● 身体の中で何らかの変化が起こった際、その変化を増幅させるようにはたらく機構のことを、［ 　　　］のフィードバックという。女性において排卵時や分娩時にみられる。

Answer

1 ①24 ②サーカディアンリズム（概日リズム）

2 夜間

3 日中

4 視床下部

5 25

6 ①間質 ②血漿

7 内部

8 ホメオスタシス

9 ①負 ②ホメオスタシス

10 正

第3章 運動系

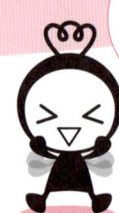

カッコに当てはまる言葉を答えよう！選択式の問題は正しいものを選ぼう！

Question / Answer

1 骨格

骨・軟骨の構造と機能　解答順不同→3

1. 骨質には［①　　　］と緻密質があり、成分は同じであるが構造が異なり、緻密質は［②　　　］構造をとる。
   1 ①海綿質 ②層板

2. 四肢の骨のような長骨において、長さの成長は［①　　　］で、太さの成長は［②　　　］で起こっている。
   2 ①骨端軟骨 ②骨膜

3. 骨の再構築（リモデリング）には［①　　　］細胞と［②　　　］細胞がはたらく。
   3 ①破骨 ②骨芽

4. 関節軟骨の種類は［硝子、線維、弾性］軟骨である。
   4 硝子

代謝障害

5. 骨粗鬆症や骨軟化症の一つの原因として、［①　　　］やビタミン［②A、D］の不足がある。
   5 ①カルシウム ②D

6. 閉経後の女性における［　　　　］の不足は骨粗鬆症を引き起こす要因になる。
   6 エストロゲン

脊柱

7. 脊柱を構成する骨とその数は、頸椎は［①　　］個、［②　　］は12個、腰椎は［③　　］個、［④　　］は5個、尾椎は3〜5個である。
   7 ①7 ②胸椎 ③5 ④仙椎

8. 脊柱は、頸部と腰部では［①前彎、後彎］を示し、胸部と仙骨部は［②前彎、後彎］を示す。
   8 ①前彎 ②後彎

9. 第1頸椎は別名［①　　　］、第2頸椎は別名［②　　　］で、両者の間は環軸関節といい、この関節が頭の回転を可能にしている。
   9 ①環椎 ②軸椎

四肢の骨

10. 前腕の骨のうち、親指側にあるのが［①　　　］、小指側にあるのが［②　　　］である。
    10 ①橈骨 ②尺骨
    親指は「お父さん指」だから「とうこつ（橈骨）」と覚える

11. 下腿の骨で内果（うちくるぶし）をつくるのは、［脛骨、腓骨］である。
    11 脛骨

胸・腹部の骨

12 ● 胸郭は、1個の［①　　　］と［②　　　］対の肋骨と12個の胸椎で構成される。

12 ①胸骨 ②12

13 ● 第1肋骨から第［①　　　］肋骨は胸骨に直接付くことから、［②　　　］とよばれる。

13 ①7 ②真肋

頭頸部の骨

14 ● 下図は新生児と成人の頭蓋骨を示している。これをもとに、A～Dに答えなさい。

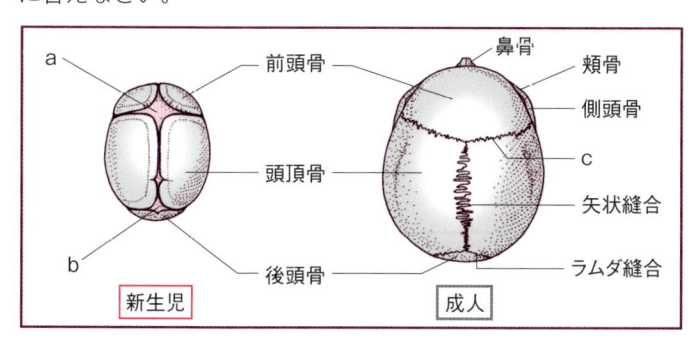

A．頭蓋骨の発生は［　　　　　］骨化（付加骨）であり、新生児の前頭骨と頭頂骨の間（図中 a）、また頭頂骨と後頭骨の間（図中 b）はまだ骨化していない。

B．図中 a は［①　　　］、b は［②　　　］である。

C．図中 a は生後［　　　］ほどで、図中 b は生後3か月ほどで骨化する。

D．図中 c は［　　　］縫合である。

14 A 結合組織性
B ①大泉門 ②小泉門
C 1年半
D 冠状
成長すると骨間は縫合で結合する

15 ● 顎関節は、側頭骨と［　　　　］との間の関節である。

15 下顎骨

骨盤

16 ● 骨盤は左右の［①　　　］、仙骨、尾骨により構成され、形態に性差がみられる。女性の骨盤は骨盤腔が［②浅く、深く］、骨盤上口は［③ハート型、丸型］をしている。

16 ①寛骨 ②浅く ③丸型

2 関節の構造と種類

17 ● 関節は、関節［　　　］と関節窩で形成され、関節包が包んでいる。

17 頭

18 ● 関節包は滑膜と［①　　　　］からなり、滑膜は関節腔を満たす［②　　　　］を分泌する。

18 ①線維膜 ②滑液

関節可動域

19 ● 姿勢は、[　　　]と構え（肢位）の組み合わせである。

20 ● 体位は身体を[①　　　]との関係でとらえる。立位、座位、仰臥位、伏臥位（腹臥位）、側臥位、半座位（[②　　　]）などの種類がある。

21 ● 各関節の基本肢位は[　　]°である。

22 ● 関節を固定するとき、日常生活動作を最も支障なく行うことができる肢位を[①　　　]という。たとえば肘関節では、[②　　]°屈曲して固定されたほうが機能的である。

3 骨格筋の構造

23 ● 骨格筋細胞の核は[①単、多]数存在する。細胞が長いため[②　　　]ともよばれる。

筋収縮の機構　解答順不同→27

24 ● 筋収縮に必要なエネルギーは[　　　]から供給される。

25 ● 酸素が不足する場合、筋は、グルコースを[①　　]に分解する[②　　　]という化学反応でATPを産生する。

26 ● "物を持ち上げようと腕に力を入れても重すぎて腕を曲げられずに持ち上がらない"というような筋運動は[①等張性、等尺性]収縮である。この場合に使用したATPのエネルギーはすべて[②　　]になり、体温を上げることになる。

27 ●（骨格）筋線維には[①　　　]フィラメントと[②　　　]フィラメントによりつくられる横紋がみえる。

28 ● 筋は、[①　　　]イオンと[②　　　]の存在のもと、アクチンフィラメントと[③　　　]フィラメントが相対的に滑り込むことで収縮する。これを滑走説という。

29 ● 筋に発生した活動電位は、[ミトコンドリア、筋小胞体]からCa²⁺を放出させ、アクチンとミオシンが相互作用できる状態にし、筋収縮を引き起こす。

頭部・頸部の筋　解答順不同→31

30 ● 眼輪筋や頬骨筋などの表情筋は[①　　　]ともいわれ、[②　　　]の支配である。

31 ● 咀嚼筋には[①　　]、[②　　　]、内側・外側翼突筋があり、三叉神経の支配である。

---

19 体位

20 ①重力 ②ファーラー位

21 0

22 ①良肢位 ②90

23 ①多 ②筋線維（骨格筋線維）

24 ATP（アデノシン三リン酸）

25 ①乳酸 ②解糖

26 ①等尺性 ②熱

27 ①アクチン ②ミオシン

28 ①カルシウム ②ATP（アデノシン三リン酸）③ミオシン

29 筋小胞体

30 ①皮筋 ②顔面神経

31 ①咬筋 ②側頭筋

Q

胸部・腹部の筋　解答順不同→35

32 ● 胸部浅層には大胸筋があり、[上腕骨、肋骨]を動かす。

33 ● 前腹部には[①　　　]が、側腹部には外側から[②　　　]、[③　　　]、[④　　　]がある。

34 ● 肋骨の間には肋間筋があり、このうち表層にある[①　　　]筋は、肋骨を[②挙上、下制]し、[③吸息、呼息]にはたらく。

35 ● 横隔膜には[①　　　]、[②　　　]、[③　　　]の3つの孔がある。

背部の筋

36 ● 背部深層の筋である固有背筋は脊髄神経[①前枝、後枝]の支配で、[②　　　]筋と横突棘筋がある。

殿部の筋・骨盤底筋

37 ● 殿部の筋肉注射に選ばれるのは[大殿筋、中殿筋、小殿筋]である。

38 ● 大坐骨孔は梨状筋によって上・下に分けられる。梨状筋下孔には[　　　]神経が通る。

39 ● 骨盤底の筋には、[　　　]と肛門挙筋がある。

四肢の筋

40 ● 肘を屈曲する筋は[①　　　]、伸展する筋は[②　　　]、回内する筋は[③　　　]、回外する筋は回外筋である。

41 ● 膝を屈曲する筋は[①　　　]と半腱様筋、半膜様筋、伸展する筋は[②　　　]である。

42 ● 下腿三頭筋は[①　　　]と二頭の[②　　　]よりなる。

4 ▶ 神経系と筋収縮

運動の神経性調節

43 ● 1個の運動ニューロンは、平均して数百個程度の筋細胞を支配する。運動ニューロンと支配される筋細胞群を合わせて[　　　]という。

44 ● 運動ニューロンの細胞体は、脊髄では[①　　　]にあり、脳では脳幹の神経核にある。筋萎縮性側索硬化症([②　　　])では、この運動ニューロンが障害を受ける。

A

32 上腕骨

33 ①腹直筋 ②外腹斜筋 ③内腹斜筋 ④腹横筋
後腹部には腰方形筋がある

34 ①外肋間 ②挙上 ③吸息

35 ①大動脈裂孔 ②食道裂孔 ③大静脈孔

36 ①後枝 ②脊柱起立

37 中殿筋

38 坐骨
梨状筋下孔にはほかにも下殿動・静脈が通る。梨状筋上孔からは、上殿動・静脈が通る

39 尾骨筋

40 ①上腕二頭筋 ②上腕三頭筋 ③円回内筋

41 ①大腿二頭筋 ②大腿四頭筋
膝を屈曲する3つの筋を合わせて「ハムストリング」という

42 ①ヒラメ筋 ②腓腹筋

43 運動単位

44 ①前角(前柱) ②ALS

PART Ⅲ 器官・系統別 おさらい書き込みドリル

Q

45 ● 運動ニューロンを伝わってきた活動電位は、神経筋接合部で神経伝達物質の［①　　　　］を放出する。①は筋の［②　　　　］に結合してイオンチャネルを開き、筋に［③　　　］電位を発生させ、一連の筋収縮反応を引き起こす。

反射

46 ● 対光反射や嚥下反射は［①脳幹、脊髄］レベルで起こる反射である。こういった反射は①が機能しているかどうかの判定に重要である。

47 ● 膝蓋腱反射とは、腱を腱打器で叩くと筋が引き伸ばされて［①　　　　］が刺激され、その情報が［②　　　］線維を通じて脊髄に伝わって起こる［③伸張反射、条件反射］の一つである。

48 ● 膝蓋腱反射は［①単、多］シナプス反射であるのに対し、屈曲反射は［②単、多］シナプス反射である。

49 ● 右図は屈曲反射の様子を模式的に示している。次の①～③に当たる部分を、図中a～dより選択しなさい。
① 感覚ニューロン→［a、b、c、d］
② 運動ニューロン→［a、b、c、d］
③ 屈筋→［a、b、c、d］

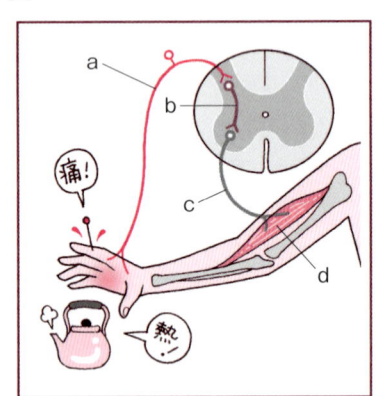

随意運動

50 ● 随意運動は［①　　　　］で発生した［②　　　　］に基づく運動である。

51 ● 随意運動の主な神経経路となるのは［①　　　　］、別名［②　　　　］である。

52 ● 錐体路は［①　　　］の腹側部にある［②　　　　］を通過する。錐体路の大部分は左右が交叉（錐体交叉）するため、脳が障害された場合には障害部位とは［③　　　］側に麻痺を生じる。

53 ● 錐体外路症状は、［　　　　　］の障害による各種の不随意運動をいう。

A

45 ①アセチルコリン ②受容体 ③活動

46 脳幹

47 ①筋紡錘 ②感覚（求心性） ③伸張反射

48 ①単 ②多

49 ①a ②c ③d
図中bは介在ニューロンを示している。屈曲反射は身体に危害を与えるような刺激から逃げる反射である

50 ①大脳皮質 ②意思

51 ①錐体路 ②皮質脊髄路

52 ①延髄 ②錐体 ③反対

53 大脳基底核
「錐体外路」という用語には、論議の余地があるため注意が必要である。PART Ⅱ 第4章参照

182

第3章 運動系

ステップアップ問題 解答順不同→54①②、55②〜④

54 ● 上肢帯の骨は[①　　　]と[②　　　]である。上腕には上腕骨、前腕には親指側に[③　　　]、小指側に[④　　　]がある。

54 ①鎖骨 ②肩甲骨 ③橈骨 ④尺骨
p.9「人体マップ8」参照

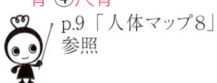

55 ● 下肢帯の骨は[①　　　]である。①は[②　　　]、[③　　　]、[④　　　]が骨結合したものである。

55 ①寛骨 ②腸骨 ③坐骨 ④恥骨
p.9「人体マップ8」参照

56 ● 足根骨には距骨、[　　　]、舟状骨、立方骨、内側・中間・外側楔状骨がある。

56 踵骨
p.9「人体マップ8」参照

57 ● 右図は、ある関節を示している。これをもとに、A、Bに答えなさい。

A. 図が示す関節は[①　　]関節である。関節の種類は[②蝶番、球、車軸]関節で、最も運動範囲の広い[③一軸、二軸、多軸]関節である。

B. 図中aは[①　　　]、図中bは[②　　　]である。

57 A ①肩 ②球 ③多軸
B ①上腕骨 ②肩甲骨

58 ● 関節内靱帯として股関節には[①　　　]靱帯、膝関節には[②　　　]靱帯があり、関節運動を補強している。

58 ①大腿骨頭 ②膝十字

59 ●（骨格）筋線維には、持続的に力を出せるが収縮速度は遅い[①赤筋、白筋]と、持続力はないが瞬発力にすぐれた[②赤筋、白筋]がある。

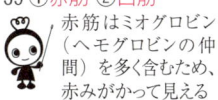

59 ①赤筋 ②白筋
赤筋はミオグロビン（ヘモグロビンの仲間）を多く含むため、赤みがかって見える

60 ● 一つの運動ニューロンに支配される筋細胞の数は、細かい動きをする筋ほど[①多く、少なく]、大雑把な運動をする筋ほど[②多い、少ない]。

60 ①少なく ②多い

61 ● 錐体外路症状を特徴とする疾患のパーキンソン病は、黒質（大脳基底核の一つ）の[　　　]を伝達物質とするニューロンが欠落することによって生じる。

61 ドーパミン（ドパミン）

62 ● 右足でクギを踏みつけ、反射的に右足を引っ込めた。これは[　　　]反射の例である。

62 屈曲
このとき、反対側の左足が無意識に踏ん張る反射を交叉性伸展反射という

183

第4章 神経系

カッコに当てはまる言葉を答えよう！選択式の問題は正しいものを選ぼう！

Question / Answer

1 神経細胞と神経組織

▶ 神経系の分類　解答順不同→2

1. 神経系は、形態的に［①　　　　］と末梢神経系に分けられ、機能的には体性神経系と［②　　　　］に分けられる。
2. 中枢神経系は［①　　　］と［②　　　］からなる。
3. 体性神経系に属する末梢神経系は、脳神経［①　　　］対、脊髄神経［②　　　］対よりなる。

1 ①中枢神経系 ②自律神経系
2 ①脳 ②脊髄
3 ①12 ②31

▶ 神経細胞と神経膠細胞　解答順不同→4、6①②

4. 神経組織は［①　　　　］と［②　　　　］の2種類の細胞からなる。
5. 神経細胞は別名ニューロンとよばれ、一般的な形は［①　　　　］と樹状突起と［②　　　　］からなる。②は長いものでは1mに及び、［③　　　　］とよばれることもある。
6. 中枢神経の神経膠細胞には［①　　　］膠細胞、小膠細胞、上衣細胞、［②　　　］膠細胞があり、末梢神経の神経膠細胞には［③　　　］細胞、衛星細胞がある。

4 ①神経細胞（ニューロン）②神経膠細胞（グリア細胞）
5 ①細胞体 ②軸索 ③神経線維
6 ①星状 ②希突起 ③シュワン

▶ 神経細胞と情報伝導

7. 神経細胞は活動電位を発生［①させる、させない］が、神経膠細胞は発生［②させる、させない］。
8. ニューロンは［　　　　］という電気現象を通信手段として使用する。
9. 活動電位は通常［　　　　］で発生し、軸索終末へ向かって伝わる。
10. 活動電位は、生じるか生じないかのどちらかで、大きな活動電位、あるいは中くらいの活動電位というものは存在しない。このことを［　　　　］の法則という。
11. 有髄線維では、軸索を、絶縁体としての機能をもつ［①　　　　］で取り囲み、①の切れ目（ランビエの絞輪）で活動電位を発生させる［②　　　］伝導という方法をとる。これによって伝導速度が飛躍的に速くなる。

7 ①させる ②させない
8 活動電位
　活動電位を起こしていないニューロンは、静止膜電位（普通−70mV程度）という状態にある
9 細胞体
10 全か無か
11 ①髄鞘 ②跳躍

184

Q	A
12 ● 有髄線維の髄鞘は、中枢神経内では [①] 膠細胞が、末梢神経では [②] 細胞が形成する。	12 ①希突起 ②シュワン
13 ● 軸索終末側のシナプスには [①] が詰まったシナプス小胞がある。シナプス間隙に放出された①が次のニューロンの [②] に結合すると情報が伝わる。	13 ①神経伝達物質 ②受容体

2 ▶ 大脳の構造と機能

中枢神経系

14 ● 大脳表層は [①] とよばれ、ニューロンの [②] が集まり灰白質を形成している。内部は神経線維が密な領域で、髄鞘の色を反映して白く見えるため、[③] という。	14 ①大脳皮質 ②細胞体 ③白質
15 ● 白質の中にも、ニューロンの集団が [ ] という灰白質をつくっている。	15 大脳基底核（核）
16 ● 前頭葉と頭頂葉は [中心、外側] 溝で分けられる。	16 中心
17 ● 中心溝の前（中心前回）に位置する領域は一次 [ ] といい、筋を収縮させる運動の指令を送り出す領域である。	17 運動野
18 ● 中心溝の後ろ（中心後回）は一次 [ ] といい、皮膚感覚などを感じる領域である。	18 体性感覚野
19 ● 一次視覚野は [①] 葉に、一次聴覚野は [②] 葉に存在する。	19 ①後頭 ②側頭

視床と視床下部の構造と機能

20 ● 視床と視床下部を合わせて [ ] という。	20 間脳
21 ● 視床は感覚系の中継核で、末梢からの感覚入力を [ ] に中継する。	21 大脳皮質 嗅覚以外の感覚は視床を通って大脳に伝わる
22 ● 視床下部は自律神経系と [ ] を統合する中枢で、ホメオスタシス維持の中心的役割を担っている。	22 内分泌系

脳幹の構造と機能　解答順不同→23、24

23 ● 脳幹は [①]、[②]、[③] からなり、生命維持に必要な機能が詰まっている。	23 ①中脳 ②橋 ③延髄
24 ● 脳幹には [①] 中枢、[②] 中枢、咳中枢、循環調節中枢、排尿・排便中枢、対光反射中枢などがある。	24 ①呼吸 ②嚥下 対光反射の中枢は中脳に、排尿・排便の中枢は橋に、呼吸・嚥下・咳・循環調節の中枢は延髄にある
25 ● 大脳が機能せず、脳幹のはたらきで生命を維持している状態を [脳死、植物] 状態という。	25 植物

小脳の構造と機能

26 ● 小脳は、中央の虫部と両側の [　　　] に分けられる。

26 小脳半球
　小脳の皮質は3層構造で、プルキンエ細胞という大きな細胞がみられる

27 ● 小脳は [　　] の調節と、その記憶に重要な役割を果たす。

27 運動

脊髄の構造と機能

28 ● 脊髄は長さ約45cmで、上部は [①　　　] に続き、下部は第1～2腰椎の高さで [②　　　] となる。

28 ①延髄 ②脊髄円錐

29 ● 脊髄は上部から順に [①　　]、[②　　　]、[③　　]、[④　　]、[⑤　　] に分けられる。

29 ①頸髄 ②胸髄 ③腰髄 ④仙髄 ⑤尾髄

30 ● 上肢および下肢を支配する神経が出入りしている脊髄領域は、それぞれ [①　　　]、[②　　　] という膨らみを形成する。

30 ①頸膨大部 ②腰膨大部

31 ● 脊髄で運動ニューロンの細胞体が存在する場所は [①　　　] で、感覚神経が入力する場所は [②　　　] である。

31 ①前角（前柱）②後角（後柱）

32 ● 脊髄の髄質は灰白質で、皮質は [　　] である。

32 白質
　白質には前索・側索・後索があり、神経線維が通っている

脊髄反射

33 ● 感覚入力が脊髄に入り、脊髄の中で脳の関与なしに情報処理されて、運動ニューロンを介して骨格筋収縮を引き起こす場合、これを [　　　] という。

33 脊髄反射

髄膜と脳室

34 ● 脳は [①　　　]、脊髄は [②　　　] の中に入っており、ひと続きの膜である [③　　　] に包まれている。

34 ①頭蓋腔 ②脊柱管 ③脳脊髄膜（髄膜）

35 ● 髄膜は、外側から [①　　　]、[②　　　]、[③　　　] の3層になっている。

35 ①硬膜 ②クモ膜 ③軟膜

36 ● 右図をもとに、A～Bに答えなさい。

A．髄液が流れているのは [①a、b、c、d、e] で、ここを [②　　　] という。

B．髄液は、脳室を満たした後、第四脳室からクモ膜下腔へ流れ、[①a、b、c、d、e] から硬膜静脈洞に吸収される。①を [②　　　] という。

36 A ①c ②クモ膜下腔
　B ①e ②クモ膜顆粒
　脳動脈にできた動脈瘤の破裂は、クモ膜下出血を引き起こす

第4章 神経系

感覚・運動の伝導路　解答順不同→37①②、38

37 ● 上行性伝導路は、[①　　　]伝導路、あるいは[②　　　]伝導路といい、上肢や下肢の感覚情報が後根より脊髄に入り、間脳の[③　　　]で中継され、大脳皮質[④　　　]に至る経路である。

37 ①感覚性 ②求心性
③視床 ④感覚野

38 ● 中枢から末梢に向けて情報を送る下行性伝導路は、[①　　　]伝導路、あるいは[②　　　]伝導路という。

38 ①運動性 ②遠心性

39 ● 下行性伝導路の代表は錐体路で、別名[①　　　]という。これは大脳皮質[②　　　]に始まり、脊髄の運動ニューロンに至る随意運動の主経路で、延髄の[③　　　]を通過する。

39 ①皮質脊髄路 ②運動野 ③錐体
下行性伝導路は、その大部分が錐体で交叉し、反対側に投射するのが特徴である

高次脳機能　解答順不同→40②③

40 ● ほとんどのヒトで言語中枢は[①左脳、右脳]にあり、[②　　　]性言語野と[③　　　]性言語野の2領域よりなる。

40 ①左脳 ②運動 ③感覚

41 ● [①　　　]は運動性言語野といい、[②　　　]連合野にある。話すことをプログラムする領域で、障害を受けると運動性[③　　　]になる。

41 ①ブローカ野 ②前頭
③失語症

42 ● 言語の意味を理解する領域である[①　　　]は[②　　　]言語野といい、[③　　　]連合野を中心に存在する。

42 ①ウェルニッケ野 ②感覚性 ③側頭

43 ● 視床下部と連携し、動物の本能行動や情動、記憶などに関与する、古い皮質で構成された脳領域を[①　　　]という。特に記憶に重要な役割を果たしているのは[②　　　]という領域である。

43 ①辺縁系 ②海馬

44 ● 右図は大脳の区分と機能局在を示している。①～⑥に当てはまる名称を答えなさい。

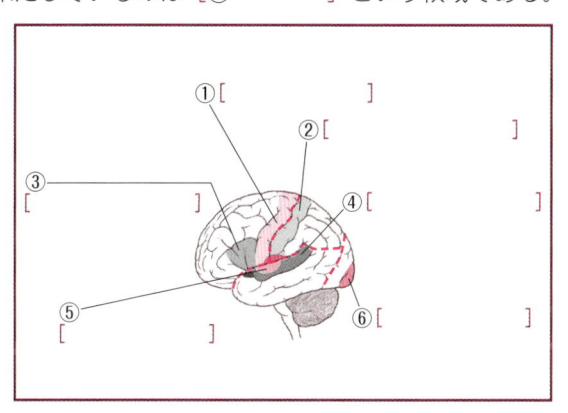

44 ①一次運動野
②一次体性感覚野
③運動性言語野(ブローカ野)
④感覚性言語野(ウェルニッケ野)
⑤一次聴覚野
⑥一次視覚野

覚醒と睡眠

45 ● 脳波は、頭を使うほど細かくて速いβ波という低振幅速波になり、睡眠が深くなるにしたがってθ波やδ波という[　　　]になる。

45 高振幅徐波

46 ● 一晩の睡眠中には、覚醒波に近い脳波を特徴とする[①　　　]睡眠が4～6回出現する。レム睡眠の特徴は、[②　　　]運

46 ①レム ②急速眼球
③筋緊張

187

動、[③　　　　　] 低下、心拍や呼吸の乱れ、陰茎勃起などである。

3 脳神経　解答順不同→48

末梢神経系

47 ● 顔面の知覚は[①　　　　　]、表情筋の運動は[②　　　　　]、咀嚼筋の運動は三叉神経の第3枝である下顎神経が支配している。

47 ①三叉神経 ②顔面神経

48 ● 副交感神経を含む脳神経は、[①　　　　　]神経、顔面神経、舌咽神経、[②　　　　　]神経である。

48 ①動眼 ②迷走

脊髄神経と神経叢

49 ● 脊髄神経の前根は［①運動性、感覚性］、後根は［②運動性、感覚性］であり、これを［③　　　　　］の法則という。

49 ①運動性 ②感覚性 ③ベル・マジャンディー

50 ● 次の①〜④の神経が、どの神経叢の枝に当たるか選択しなさい。
①横隔神経、小後頭神経 → ［頸、腕、腰、仙骨］神経叢
②正中神経、橈骨神経 → ［頸、腕、腰、仙骨］神経叢
③大腿神経、閉鎖神経 → ［頸、腕、腰、仙骨］神経叢
④坐骨神経、陰部神経 → ［頸、腕、腰、仙骨］神経叢

50 ①頸 ②腕 ③腰 ④仙骨

51 ● 胸神経は神経叢をつくらず肋骨の下縁を通って走行し、[　　　　　]神経とよばれる。

51 肋間

52 ● 脊髄の[①　　　　　]に入る感覚神経は特定の皮膚領域を支配する。支配される領域は脊髄／脊椎の分節に対応し、空間的に規則的に配列している。これを[②　　　　　]という。

52 ①後根 ②皮膚分節（デルマトーム）

体性神経系と自律神経系　解答順不同→54①②

53 ● 体性神経系は[①　　　　　]神経系に対する概念で、骨格筋運動や内臓感覚以外の感覚を司り、その活動は意識に［②のぼる、のぼらない］。

53 ①自律 ②のぼる

54 ● 自律神経系は[①　　　　　]と[②　　　　　]よりなり、[③　　　　　]神経系ともいわれ、循環、呼吸、消化・吸収など[④　　　　　]維持機能を司る。

54 ①交感神経 ②副交感神経 ③植物 ④生命

55 ● 自律神経系が支配する筋は、[①　　　　　]や平滑筋などの[②　　　　　]筋である。

55 ①心筋 ②不随意

56 ● 自律神経が支配するほとんどの器官には交感神経と副交感神経の両方が作用する。これを[①　　　　　]といい、交感神経と副交感神経が互いに逆の作用を及ぼすことを[②　　　　　]という。

56 ①二重支配 ②拮抗作用

57 ● 交感神経も副交感神経も、[①　　　　　]で1回ニューロンを乗り換えて目標の臓器・器官に投射する。乗り換え前は[②　　　　　]ニューロン、乗り換え後は[③　　　　　]ニューロンといい、それ

57 ①神経節 ②節前 ③節後 ④線維

Q

それの軸索は節前・節後［④　　　］という。

58 ● 右図は、節前線維が中枢から出てくる様子（矢印部分）を模式的に示したものである。①～③の矢印は、交感神経、副交感神経のいずれに当たるかを選択しなさい。
① ［交感神経、副交感神経］
② ［交感神経、副交感神経］
③ ［交感神経、副交感神経］

（図：脳幹→①、頸髄、胸髄→②、腰髄、仙髄→③）

59 ● 節前線維の放出する伝達物質は、交感神経、副交感神経ともに［　　　］である。

60 ● 節後線維が放出する伝達物質は、副交感神経では［①　　　］、交感神経では［②　　　］である。

ステップアップ問題

61 ● 橈骨神経麻痺は手首の背屈ができず、［下垂手、わし手、さる手］という症状を起こすことがある。

62 ● 正中神経麻痺は母指球が平坦になり、［下垂手、わし手、さる手］という症状を起こすことがある。

63 ● ヒトの意識やこころは［①　　　］に宿る。この問題を読んで脳について考えているのは、脳内の［②　　　］の活動の結果である。

64 ● 右脳の中心前回が壊れると、身体の［①左側、右側］の［②感覚、運動］に障害が現れる。右脳の中心後回が壊れると、身体の［③左側、右側］の［④感覚、運動］に障害が現れる。

65 ● 脳神経の起始核は、ⅢおよびⅣ脳神経では［①　　　］に、Ⅴ～Ⅷ脳神経は［②　　　］に、Ⅸ～Ⅻ脳神経は［③　　　］に存在する。

66 ● 交感神経が亢進すると、瞳孔は［①縮小、拡大］し、心拍数は［②上昇、減少］し、末梢血管は［③収縮、弛緩］して血圧が上がる。

67 ● 副交感神経が亢進すると、瞳孔は［①縮小、拡大］し、消化管運動や排尿排便は［②促進、抑制］される。

68 ● 副腎［①　　　］の細胞は、交感神経節後ニューロンに相当するが、［②　　　］をもたず、［③　　　］やノルアドレナリンを［④　　　］に放出する。

A

58 ①副交感神経
　②交感神経
　③副交感神経

59 アセチルコリン

60 ①アセチルコリン
　②ノルアドレナリン

61 下垂手

62 さる手
　わし手は尺骨神経麻痺で起こる

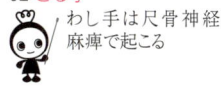

63 ①脳（大脳皮質）
　②ニューロン（神経細胞）

64 ①左側 ②運動 ③左側 ④感覚

65 ①中脳 ②橋 ③延髄

66 ①拡大 ②上昇 ③収縮

67 ①縮小 ②促進

68 ①髄質 ②軸索 ③アドレナリン ④血中

第4章　神経系

189

第5章 感覚器系

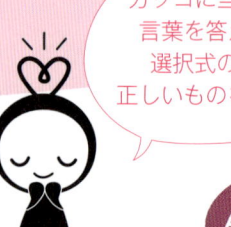

カッコに当てはまる言葉を答えよう！選択式の問題は正しいものを選ぼう！

Question / Answer

1 ▶ 刺激と感覚受容
（体性感覚）

1. 感覚を引き起こす刺激は、その刺激に対応した [　　　] を活性化する。
   1 感覚受容器（センサー）

2. 刺激は持続しているのに感覚がしだいに弱くなることを [　　　] という。
   2 順応

3. 触覚は [①　　　] 的刺激によって生じ、嗅覚や [②　　　] は化学的刺激によって生じる。
   3 ①機械 ②味覚

皮膚感覚の種類と感覚受容器　解答順不同→4

4. 皮膚感覚には触・圧覚、[①　　　]、[②　　　] があり、対応する受容器が皮膚に存在する。
   4 ①痛覚 ②温・冷覚

5. 痛みを起こす刺激を [　　　] 刺激といい、過度の圧や温度、化学物質、皮膚の炎症などが誘因になる。
   5 侵害

6. 痛覚は生体に対する警告信号であることから、原因が取り除かれるまで生体は痛覚に [　　　] しないのが特徴である。
   6 順応

深部感覚の受容器

7. 筋紡錘は筋の [長さ、張力] を感知する。
   7 長さ

8. ゴルジ腱器官は筋の [長さ、張力] を感知する。
   8 張力

9. 伸張反射のときに刺激されるセンサーは [筋紡錘、ゴルジ腱器官] である。
   9 筋紡錘

2 ▶ 眼球の構造
（視覚）

10. 右図は眼球を部分的に示したものである。①〜⑤に当てはまる名称を答えなさい。

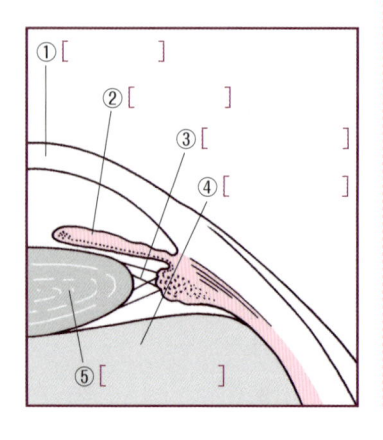

    ① [　　　]
    ② [　　　]
    ③ [　　　]
    ④ [　　　]
    ⑤ [　　　]

    10 ①角膜
    　　②虹彩
    　　③チン小帯（毛様体小帯）
    　　④硝子体
    　　⑤水晶体

第5章 感覚器系

Q

11● 眼球の３層の壁を構成する部位は、外膜（＝線維膜）は［①　　　］および強膜、中膜（＝血管膜）は虹彩と毛様体および［②　　　］、内膜（＝神経膜）は［③　　　］である。

12● 涙液は［①　　　］から分泌され、眼球表面を潤し、余った涙液は［②　　　］を通り、下鼻道に排出される。

視力と視野

13● 近視は正視に比べ、眼球の奥行きが［①深すぎる、浅すぎる］、あるいは水晶体が［②厚すぎる、薄すぎる］ため、網膜の前方に像ができてしまう。このため［③凹、凸］レンズで補正する。遠視は、近視の逆の状態を示す。

14● 老視は［　　　］が硬化し調節が効かなくなった状態である。

15● 白内障は［　　　］が濁ることにより、視力が落ちる状態である。

色覚 解答順不同→16、17①②

16● 網膜の視細胞には［①　　　］と［②　　　］の２種類がある。

17● 錐体には［①　　　］色、緑色、［②　　　］色の光に感度よく応じる３種類があり、網膜の［③　　　］に密に存在する。

18● 錐体でも杆体でも、光を受け取るのは細胞内にある［①　　　］である。①の中ではビタミン［②Ａ、Ｂ、Ｃ］から合成される物質が重要なはたらきをする。

19● 明るい所から暗い所に急に入った際、最初は眼が見えず徐々に見えるようになることを［暗順応、明順応］という。

20● 暗順応は錐体や杆体中の視物質が暗所で徐々に再合成され光に反応するようになる過程である。特に杆体の［　　　］という視物質の再合成が大きく寄与する。

視覚の伝導路

21● 網膜に映った外界の像は、脳の［①　　　］葉にある［②　　　］野に投射される。

22● 視神経は［①全、半］交叉しているため、左側の視野は［②左、右、両］側の後頭葉に映る。

眼球運動

23● 眼球を動かす筋は［　　　］といわれ、上直筋、下直筋、外側直筋、内側直筋、上斜筋、下斜筋の６種類がある。

A

11 ①角膜 ②脈絡膜 ③網膜

12 ①涙腺 ②鼻涙管

13 ①深すぎる ②厚すぎる ③凹

14 水晶体

15 水晶体

16 ①錐体（錐体細胞） ②杆体（杆体細胞）

17 ①赤 ②青 ③中心窩

18 ①視物質 ②Ａ

19 暗順応

20 ロドプシン

21 ①後頭 ②視覚（一次視覚）

22 ①半 ②右

23 外眼筋

PART III 器官・系統別 おさらい書き込みドリル

Q

24 ● 眼球を内側に動かすときは［内側直筋、外側直筋］がはたらく。

眼球に関する反射

25 ● 対光反射は、眼に入る光量を調節する反射で、光によって［①　　　］の大きさが変化する。右目に光を与えると［②左、右、両］眼に反射が起こり、瞳孔が［③大きく、小さく］なる。

26 ● 虹彩中の［①　　　］筋は［②　　　］神経に支配され瞳孔を絞り、［③　　　］筋は［④　　　］神経に支配され瞳孔を開く。

27 ● 対光反射の中枢は［①　　　］に存在し、対光反射の有無は［②大脳、脳幹］機能の状態を反映するため、［③　　　］の判定に用いられる。

28 ● 近くの物（正視者で大体6m以内）を見るときは［①毛様体筋、瞳孔括約筋］がはたらき、毛様体小帯がゆるみ、水晶体が［②厚く、薄く］なって焦点が合う。①は［③交感、副交感］神経の支配である。

29 ● 輻輳反射は、注視した物体が近づいてくると両眼球が［①外側、内側］を向き、水晶体が［②厚く、薄く］なり、瞳孔が［③拡大、縮小］する反射である。

3 耳の構造 解答順不同→30②〜④

聴覚

30 ● 中耳の［①　　　］の中には、［②　　　］、［③　　　］、［④　　　］という耳小骨が存在する。

31 ● 内耳には［①　　］覚を担う蝸牛と、［②　　　］覚を担う前庭がある。

32 ● ［　　　］にはアブミ骨がつながっており、中耳からの音が内耳へ伝わる。

33 ● 下の図1、図2をもとに、A〜Dに答えなさい。

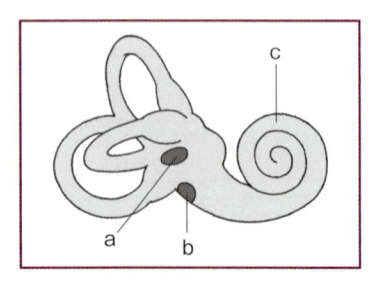

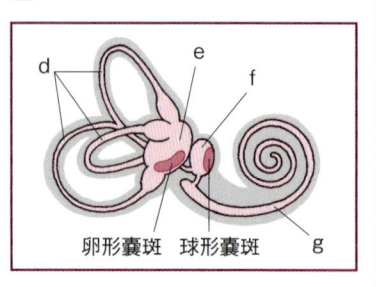

図1　　　　図2

a　b　c　　　d　e　f　g
　　　　　　　卵形嚢斑　球形嚢斑

A. 図1は［①　　　］迷路を示しており、骨の形ではなく側頭骨の中の空洞を表している。図2は［②　　　］迷路を表し、①迷路の中に収まっている。

A

24 内側直筋

25 ①瞳孔 ②両 ③小さく

26 ①瞳孔括約 ②副交感 ③瞳孔散大 ④交感

27 ①中脳 ②脳幹 ③脳死

28 ①毛様体筋 ②厚く ③副交感

29 ①内側 ②厚く ③縮小

30 ①鼓室 ②ツチ骨 ③キヌタ骨 ④アブミ骨

31 ①聴 ②平衡

32 前庭窓（卵円窓）

33 A ①骨 ②膜

第5章 感覚器系

Q

B．次の①〜③に当たる部位を、図1中のa〜cから選択しなさい。
　①卵円窓（前庭窓）→［a、b、c］
　②正円窓（蝸牛窓）→［a、b、c］
　③蝸牛　　　　　　→［a、b、c］

C．次の①〜④に当たる部位を、図2中のd〜gから選択しなさい。
　①蝸牛管→［d、e、f、g］
　②半規管→［d、e、f、g］
　③卵形嚢→［d、e、f、g］
　④球形嚢→［d、e、f、g］

34 ● 聴覚が誘起されると、［　　　］神経を介し脳にその情報が伝わる。

35 ● 一次聴覚野は、大脳皮質の［　　　］にある。

聴覚と聴力

36 ● 聴覚を引き起こすのは［①　　　］の振動（音波）という［②化学的、機械的］刺激である。

37 ● 聴覚は、基底膜上のコルチ器官の中にある［　　　］細胞が振動し、この細胞の毛が刺激されることで誘起される。

38 ● 難聴には、内耳までの音の振動の伝達が障害される［①　　　］難聴と、内耳の感覚受容器や上位の神経系の障害による［②　　　］難聴がある。

4 平衡感覚

平衡器官の構造、平衡覚

39 ● 卵形嚢と球形嚢を［①　　　］器官といい、［②　　　］覚を受け持つ。

40 ● 平衡覚の情報は、［　　　］神経を介して脳に伝わる。

41 ● 聴覚も平衡覚もセンサーは［　　　］細胞である。

42 ● 耳石器官は、頭が傾いたときに［①　　　］によって刺激される。さらには、頭が［②　　　］をもった運動をすると刺激される。

43 ● 半規管は、頭の等速回転を感じるのではなく、［直線、回転］の加速度を感じ取る。

5 味覚

味覚受容器、味覚　解答順不同→45

44 ● 味蕾には感覚細胞として［　　　］細胞がある。

45 ● 味覚には5つの基本味（甘味、塩味、酸味、［①　　　］、［②　　　］）がある。

46 ● 味覚に関与する感覚神経は、舌前3分の2では［①　　　］、舌後3分の1では［②　　　］である。一部は迷走神経を経

A

B ①a ②b ③c
C ①g ②d ③e
　④f

34 蝸牛

35 側頭葉

36 ①空気 ②機械的

37 有毛

38 ①伝音（伝音性）
　②感音（感音性）

39 ①耳石 ②平衡

40 前庭

41 有毛

42 ①重力 ②加速度

43 回転
直線加速度を感知するのは耳石器官である

44 味

45 ①苦味 ②旨味

46 ①顔面神経（鼓索神経）②舌咽神経

193

Q	A
由する。	
47 ● 味細胞からの情報は、感覚神経を通った後、［①　　　］を経由して大脳皮質の［②　　　］野へ至る。	47 ①視床 ②一次味覚

6 嗅覚 ▶嗅覚受容器、嗅覚

Q	A
48 ● 嗅細胞は感覚受容器であり、かつ情報を伝える［ニューロン、平滑筋］である。	48 ニューロン
49 ● 嗅細胞の軸索は第［①　　　］脳神経を形成し、嗅球に入り糸球体という構造をつくり次のニューロンに情報を渡す。その後情報は大脳皮質の［②　　　］野に至る。	49 ①Ⅰ ②嗅覚
50 ● 嗅覚は順応が［速い、遅い］という特徴がある。	50 速い
51 ● 嗅覚は大脳辺縁系と連携し、［情動、良識］に訴える感覚である。	51 情動

7 内臓感覚 ▶内臓感覚の受容器と機能

Q	A
52 ● 空腹感や膨満感、尿意や便意などは臓器感覚といい、臓器からの［①遠心、求心］情報が［②　　　］へ伝えられて生じる。	52 ①求心 ②脳

ステップアップ問題

Q	A
53 ● 感覚は、体性感覚、内臓感覚、［　　　］感覚の3つに大別される。	53 特殊
54 ● 大脳皮質の中心後回は［①　　　］感覚野で、ここに入ってくる感覚情報は［②中脳、間脳］の［③　　　］を経由する。	54 ①体性 ②間脳 ③視床
55 ● 心筋梗塞で左上腕内側と左肩とに痛みを感じた。この痛みは［深部痛、関連痛］である。	55 関連痛
56 ● ビタミンAが不足すると暗順応が障害され、夜間に視力が著しく低下する［　　　］になる。	56 夜盲(とりめ)
57 ● 物を見つめる（注視する）ときに使用する網膜の部位は［①　　　］である。①には［②錐体、杆体］が密に存在し［③錐体、杆体］はほとんど存在しないため、薄暗い場所で注視すると物はよく［④見える、見えない］。	57 ①中心窩 ②錐体 ③杆体 ④見えない
58 ● 加齢に伴い［①感音性、伝音性］難聴が顕著になる。特に［②高い、低い］音が聴こえにくくなる。	58 ①感音性 ②高い
59 ● 筋紡錘やゴルジ腱器官などで感知する深部感覚や、半規管や耳石器管などで感知する［①　　　］覚は、自分の身体の状態を感じることから［②　　　］感覚という種類の感覚に属する。	59 ①平衡 ②固有

第6章 循環系

カッコに当てはまる言葉を答えよう！選択式の問題は正しいものを選ぼう！

Question | Answer

1 心臓の構造
1 心臓

1 ● 心臓は重さ約［①　　　］g、手拳大で、胸腔の中の［②　　　］に存在する。心尖は第［③ 2、5］肋間に位置する。

1 ①250〜300　②縦隔　③5

2 ● 心臓の壁は、内側から［①　　　］、［②　　　］、心外膜の3層構造をとる。心外膜は漿膜性心膜の臓側心膜で、その外側に壁側心膜と線維性心膜が密着し、いわゆる［③　　　（＝心嚢）］を形成する。

2 ①心内膜　②心筋層　③心膜

　心膜腔（袋状をした漿膜性心膜の中）の漿液を心膜液（心嚢液）ということがある

3 ● 右図は心臓の模式図である。①〜⑫に当てはまる名称を答えなさい。

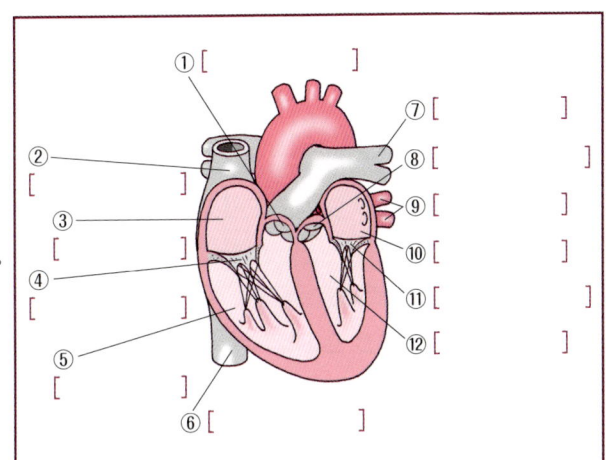

①［　　　］
②［　　　］
③［　　　］
④［　　　］
⑤［　　　］
⑥［　　　］
⑦［　　　］
⑧［　　　］
⑨［　　　］
⑩［　　　］
⑪［　　　］
⑫［　　　］

3 ①肺動脈弁
②上大静脈
③右心房
④右房室弁（三尖弁）
⑤右心室
⑥下大静脈
⑦肺動脈（左肺動脈）
⑧大動脈弁
⑨肺静脈（左肺静脈）
⑩左心房
⑪左房室弁（僧帽弁）
⑫左心室

4 ● 心筋は横紋筋であるが、不随意筋で［　　　］神経の支配を受ける。

4 自律

　骨格筋も横紋筋に属すが、体性神経支配の随意筋である

5 ● 心房の筋細胞同士、また心室の筋細胞同士は［ギャップ、イオン］結合でつながっている。

5 ギャップ

心臓の機能

6 ● 心臓の収縮は、左右の［①　　　］がほぼ同時に収縮し、その後0.2秒程度の間をおいて左右の［②　　　］がほぼ同時に収縮する。

6 ①心房　②心室

7 ● 次ページの心電図と心音図をもとに、A〜Dに答えなさい。
　A．P波は［　　　］収縮の初期に記録される。
　B．心室収縮の初期に記録されるのは［QRS波、ST部分、T波］である。

7 A 心房
　B QRS波

195

C. 心音のⅠ音は［①　　　　］が閉じるときの音で、Ⅱ音は［②　　　　］が閉じるときの音である。
D. 洞房結節は［①P波、Q波、T波］の直前に活動し、房室結節は［②PQ間隔、QT間隔］の時点で活動する。

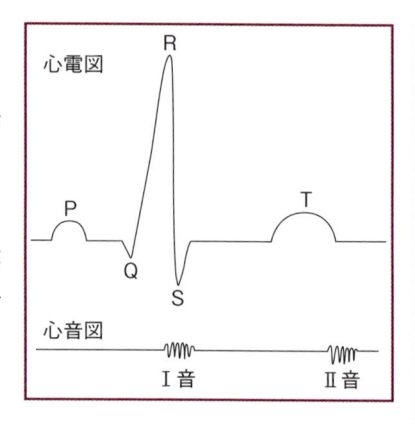

C ①房室弁 ②動脈弁
D ①P波 ②PQ間隔

刺激伝導系

8 ● 刺激伝導系はペースメーカーである［①　　　　　　］に始まり、そこで発生した活動電位が［②　　　］に伝わり②の収縮が起こる。その活動が［③　　　　　］へ伝わり、次いでヒス束、右・左脚、プルキンエ線維、最後に［④　　　］筋へと伝わり④が収縮する。

8 ①洞房結節（洞結節）
　②心房
　③房室結節 ④心室

9 ● 刺激伝導系は［特殊心筋、神経線維］よりなる。

9 特殊心筋

心機能の調節

10 ● 収縮前の心臓内に多くの血液があるほど、次の心収縮での拍出量は［多い、少ない］。

10 多い

11 ● 副交感神経が亢進すると、心拍数は［増える、減る］。

11 減る

12 ● アドレナリンが心臓にはたらくと、心拍数を［増やす、減らす］。

12 増やす

2 血管系　動脈・静脈・毛細血管

13 ● 中膜が厚い血管は［動脈、静脈、毛細血管］である。

13 動脈

14 ● 毛細血管での水や物質の出入りは、血管内外の［①　　　］差と［②　　　　　　］とのバランスで決まる。

14 ①圧力 ②膠質浸透圧

15 ● 毛細血管では、動脈側で血漿の一部が酸素や栄養分とともに［①　　　　］内から［②　　　　］中に滲み出し、静脈側で老廃物などとともに①内に戻るが、一部は［③　　　　　］に入る。

15 ①血管 ②間質（細胞間隙）③リンパ管

16 ● 毛細血管中の水分や物質を外部に出す原動力は、毛細血管の［　　　　］である。

16 血圧

17 ● 毛細血管中に、水分や物質が外部から血圧に逆らって流入する原動力は、［　　　　　］である。

17 膠質浸透圧

18 ● 終動脈は脳や肺、網膜などにみられ、閉塞が生じると壊死が起こり［　　　　］となる。

18 梗塞

第6章 循環系

Q

門脈系 解答順不同→20

19 ● 門脈には［動脈血、静脈血］が流れる。

20 ● 肝門脈は、［①　　　］、［②　　　］、［③　　　］、胃の周囲の静脈が合流して肝臓に入る血管で、栄養素を豊富に含む。

肺循環と体循環 解答順不同→22

21 ● 右心室から［①　　　］が出て肺に行き、左心房に［②　　　］が戻るのを［③　　　］という。左心室から［④　　　］が出て全身に行き、右心房に上・下［⑤　　　］が戻るのを［⑥　　　］という。

22 ● 大動脈弓から直接分岐する動脈は、［①　　　］、［②　　　］、［③　　　］である。

23 ● 下大静脈に直接流入する静脈には［腎静脈、脾静脈、肺静脈］がある。

24 ● 上大静脈は左右の［①　　　］が合流し、下大静脈は左右の［②　　　］が合流し、それぞれ別々に心臓の［③　　　］に流入する。

25 ● 奇静脈は胸壁からの静脈である肋間静脈を集め、［　　　］に流入する。

冠循環

26 ● 右・左冠状動脈は［①　　　］の枝で、心筋梗塞が多く発生する部位は［②　　　］である。

27 ● 下図は、心臓前面と冠状動脈（左図）、心臓後面と冠状静脈（右図）を示している。①〜④に当てはまる名称を答えなさい。

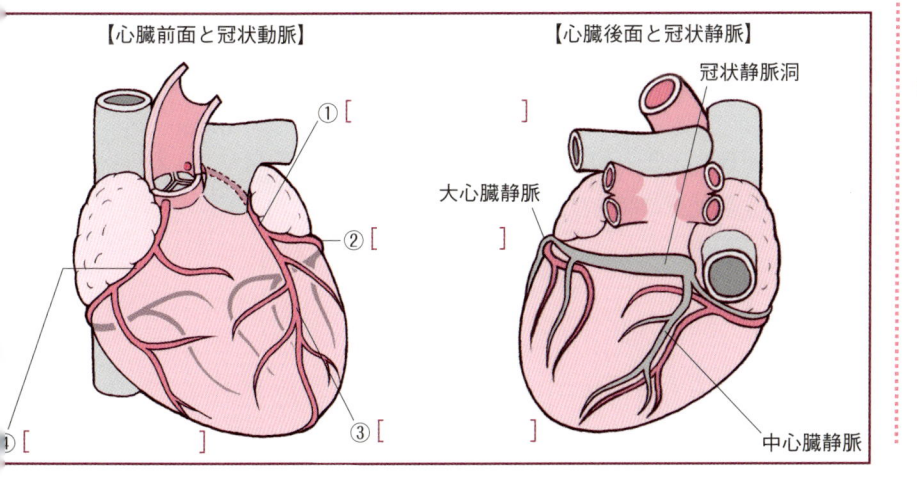

【心臓前面と冠状動脈】　　【心臓後面と冠状静脈】
冠状静脈洞
大心臓静脈
中心臓静脈

A

19 静脈血

20 ①脾静脈 ②上腸間膜静脈 ③下腸間膜静脈

21 ①肺動脈 ②肺静脈 ③肺循環 ④上行大動脈 ⑤大静脈 ⑥体循環
　肺循環を小循環、体循環を大循環ということもある

22 ①腕頭動脈 ②左総頸動脈 ③左鎖骨下動脈

23 腎静脈
　このほか右性腺（精巣・卵巣）静脈、肝静脈、腰静脈が入る

24 ①腕頭静脈 ②総腸骨静脈 ③右心房

25 上大静脈

26 ①上行大動脈 ②前室間枝

27 ①左冠状動脈 ②回旋枝 ③前室間枝（前下行枝）④右冠状動脈
　冠状静脈洞は右心房に直接流入する

脳循環

28 ● 右図は脳に分布する動脈を示している。①〜⑧に当てはまる名称を答えなさい。

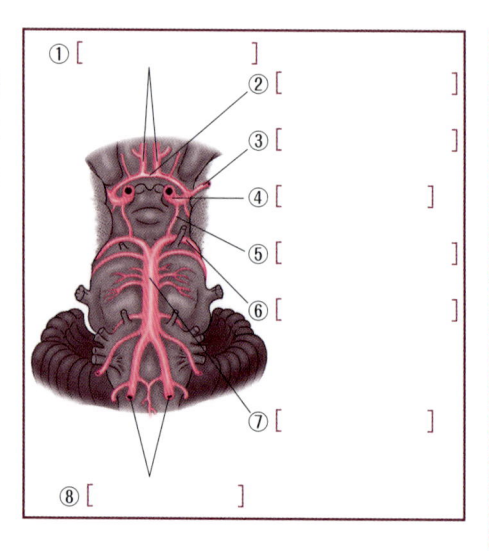

① [　　　　　]
② [　　　　　]
③ [　　　　　]
④ [　　　　　]
⑤ [　　　　　]
⑥ [　　　　　]
⑦ [　　　　　]
⑧ [　　　　　]

28 ①前大脳動脈
②前交通動脈
③中大脳動脈
④内頸動脈
⑤後交通動脈
⑥後大脳動脈
⑦脳底動脈
⑧椎骨動脈

胎児の血液循環

29 ● 胎児循環において、酸素飽和度の最も高い血液が流れているのは［門脈、臍動脈、臍静脈、下大静脈］である。

29 臍静脈

30 ● 胎児循環における部位の名称について、出生後、臍静脈は［①　　　　　］に、［②　　　　　］は動脈管索に変わる。

30 ①肝円索（臍静脈索）
②動脈管（ボタロー管）

末梢循環の調節

31 ● 交感神経の活動は、末梢血管の平滑筋を［①収縮、弛緩］させ、末梢循環を［②促進、抑制］し、血圧を［③上げる、下げる］。

31 ①収縮 ②抑制 ③上げる

32 ● 血管内皮細胞から放出されるエンドセリンや一酸化［①炭素、窒素］は、血管［②　　　　　］を収縮・弛緩させて血流や血圧を調整する。

32 ①窒素 ②平滑筋

脈拍

解答複数選択→33

33 ● 体表から拍動を触知できる血管は、［総頸動脈、外腸骨動脈、橈骨動脈、大腿動脈、足背動脈、浅側頭動脈、尺骨動脈、椎骨動脈、上腕動脈］である（すべて選べ）。

33 総頸動脈、橈骨動脈、大腿動脈、足背動脈、浅側頭動脈、尺骨動脈、上腕動脈
橈骨動脈は、脈拍を数えたり、冠状動脈造影検査で穿刺を行う部位として最も用いられている

34 ● 成人の脈拍数は普通［①40〜50、60〜80］回/分で、100回/分以上を［②徐脈、頻脈］という。乳幼児の脈拍数は成人より［③多い、少ない］。

34 ①60〜80 ②頻脈 ③多い

血圧

35 ● 心室の収縮に対応して最高血圧すなわち［①　　　　　］期血圧が現れ、拡張に対応して最低血圧すなわち［②　　　　　］期血圧が現れる。

35 ①収縮 ②拡張

第6章 循環系

Q	A
36 ● 血圧はむやみに変動しないよう、脳幹の心臓血管中枢（循環調節中枢）を中心に、[　　]のフィードバック機構で調節されている。	36 負
37 ● 聴診法での血圧測定において、聴診器で聴く音は[　　]といい、動脈内の血流が乱されたことによる音と考えられている。	37 コロトコフ音
38 ● 血圧測定時にマンシェットを巻く位置は[①　　]の高さに合わせる。この理由は、血管内の血液の重さ（静水圧）が測定値に加算あるいは減算されるためで、測定部位が10cm上にずれると、測定値は約7mmHg［②増える、減る］。	38 ①心臓 ②減る

3 リンパ、リンパ管の構造と機能

39 ● リンパとは、[①　　]から滲み出して余った組織液を集めたもので、タンパク質の濃度は血漿より［②高い、低い］。	39 ①毛細血管 ②低い
40 ● リンパ管には弁が［①多く、少なく］、途中でリンパ節を経由しながら[②　　]に流入する。	40 ①多く ②静脈
41 ● 胸管は、腸リンパ本幹と腰リンパ本幹が合流する[①　　]から始まり、下半身と左上半身のリンパを集め[②　　]から静脈に入る。腸で吸収された[③　　]の輸送にも関与する。	41 ①乳ビ槽 ②左静脈角 ③脂肪 p.5「人体マップ4」参照

ステップアップ問題

42 ● 上肢に分布する鎖骨下動脈は、[①　　]→[②　　]→橈骨動脈・尺骨動脈と名称を変えて走行する。	42 ①腋窩動脈 ②上腕動脈 p.3「人体マップ2」参照
43 ● 血管抵抗が増えると、血圧は［上がる、下がる］。	43 上がる
44 ● 循環血液量が増えると血圧は［上がる、下がる］。	44 上がる
45 ● 測定部位にマンシェットをゆるく巻くと、計測値は実際より［高く、低く］なる。	45 高く
46 ● 血圧の単位「mmHg（ミリメートル水銀）」の仲間は、［mm（ミリメートル）、hPa（ヘクトパスカル）、kg（キログラム）］である。	46 hPa（ヘクトパスカル）
47 ● 仰臥位で血圧を測る場合、上行大動脈、大静脈、毛細血管のうち、最も高い値が出るのは[①　　]、次いで[②　　]である。	47 ①上行大動脈 ②毛細血管 仰臥位で測ると静水圧の影響を無視できる
48 ● 僧帽弁より[①　　]に入った血流は、[②　　]弁を通過して体循環に入り、右心房に戻って[③　　]弁、[④　　]弁の順に通過して肺循環に入る。	48 ①左心室 ②大動脈 ③右房室（三尖）④肺動脈

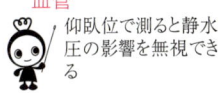

第7章 血液

カッコに当てはまる言葉を答えよう！選択式の問題は正しいものを選ぼう！

Question

1 血液の成分

血液の成分と機能

1. 血液は［①　　　］成分と［②血漿、血清］からなる。
2. 血液中の血球と血漿の体積比は一般に［①45：55、60：40］である。血球の大部分は［②　　　］である。
3. 赤血球数は血液［1μL、1dL］当たり400万〜600万個程度である。
4. 血液の中で赤血球の占める［①重量、容積］の割合を［②　　　］といい、成人男性で［③　　　］%程度である。
5. 右図は各血球成分を示している。①〜③に当てはまる名称を答えなさい。
6. 赤血球には核が［①あり、なく］、血球のうち数が最も［②多い、少ない］。
7. 血清とは、血漿から［　　　］を主とする凝固因子を除いたものである。

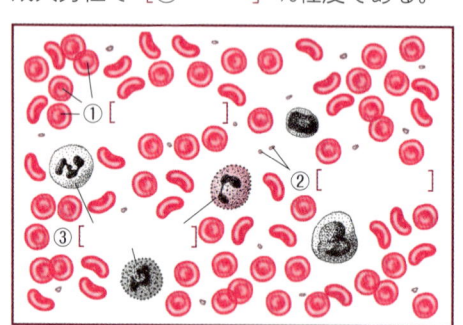

血液の物理化学的特性

8. 全身の血液は一般に約［①5L、10L］あり、体重の約［②　　　］%を占める。
9. 血漿の［①　　　］は約7.4、［②　　　］は約0.28 osmol/L である。

血液のはたらき　解答順不同→18

10. 血球のなかで酸素と二酸化炭素の運搬は［①　　　］が、止血（血液凝固）作用は［②　　　］が、免疫など生体防御に関する機能は［③　　　］が受け持つ。
11. 血液のなかで、栄養、老廃物、ホルモンなどを溶かして運搬するのは［　　　］である。

Answer

1. ①血球 ②血漿
2. ①45：55 ②赤血球
3. 1μL
4. ①容積 ②ヘマトクリット（Ht）③45
5. ①赤血球 ②血小板 ③白血球
6. ①なく ②多い
7. フィブリノゲン（線維素原）
8. ①5L ②8
9. ①pH ②浸透圧（濃度）
10. ①赤血球 ②血小板 ③白血球
11. 血漿

第7章 血液

Q

12 ● 赤血球は炭酸脱水酵素をもち、酸素だけでなく [　　　　] の運搬にも寄与する。

13 ● 血液が赤いのは [①　　　] 中の血色素ともいわれる [②　　　　] の色による。②は4つのサブユニットからなり、そのサブユニットの中心に [③　　　] がある。③の中心には [④　　　] 原子がある。

14 ● [①酸素化（酸化）、脱酸素化（還元）] ヘモグロビンを多量に含む動脈血は [②鮮紅色、暗赤色] を、[③酸素化（酸化）、脱酸素化（還元）] ヘモグロビンの割合が多い静脈血は [④鮮紅色、暗赤色] を呈する。

15 ● 好中球は細菌や異物を [　　　　] するはたらきがある。核がいくつかに分かれているのが特徴である。

16 ● 好塩基球は [①　　　　] やヘパリンを放出して炎症を起こすことにより、また [②　　　　] は寄生虫などを攻撃することにより生体防御に寄与する。

17 ● 単球は組織で [①　　　　] に分化し、異物に強力な [②　　　　] 作用をもたらす。さらに [③　　　　] 提示機能をもち、免疫系でも活躍する。

18 ● リンパ球には [①　　　　] と [②　　　　] があり、免疫系ではたらく。

造血と造血因子　解答順不同→23、24②〜④

19 ● すべての血球は [①　　　　] において、多能性 [②　　　　] から造られる。

20 ● 骨髄には、[①　　　] 骨髄と [②　　　] 骨髄があり、造血は①骨髄で起こる。

21 ● 幼児の骨髄は [①　　　] 骨髄で、成長とともに脛骨や大腿骨などの長骨では [②　　　] 骨髄に変化し、成人では椎骨、胸骨、腸骨などの [③　　　] 骨や短骨が①骨髄として残る。

22 ● 赤血球の造血を促進する [①　　　　　　] は、低酸素が刺激となり [②　　　] で産生される。

23 ● 造血には、鉄のほか [①　　　　] と [②　　　] が必要である。

24 ● [①　　　　] には顆粒球と無顆粒球があり、顆粒球には [②　　　]、[③　　　]、[④　　　] が属する。

25 ● リンパ系幹細胞はT細胞とB細胞に分化する。T細胞は [①

A

12 二酸化炭素

13 ①赤血球 ②ヘモグロビン ③ヘム ④鉄

14 ①酸素化（酸化）②鮮紅色 ③脱酸素化（還元）④暗赤色

15 貪食

16 ①ヒスタミン ②好酸球

17 ①マクロファージ ②貪食 ③抗原

18 ①B細胞 ②T細胞

19 ①骨髄 ②造血幹細胞

20 ①赤色 ②黄色

21 ①赤色 ②黄色 ③扁平

22 ①エリスロポエチン ②腎臓

23 ①ビタミンB_{12} ②葉酸

24 ①白血球 ②好中球 ③好酸球 ④好塩基球
　3種の顆粒球の名前は、酸性色素や塩基性色素に対する染色性の違いからつけられた

25 ①胸腺 ②骨髄

〕で成熟し、B細胞は主に〔②　　　　〕で成熟するとされている。

2 止血機構

血液凝固

26 ● 血液凝固は血小板の関与のもと、可溶性の〔①　　　　　〕が不溶性の〔②　　　　　　〕に変化することで起こる。この反応はプロトロンビンからつくられる〔③　　　　　〕の作用で起こる。

26 ①フィブリノゲン（線維素原）②フィブリン（線維素）③トロンビン

27 ● 血液凝固反応には〔　　　　　〕イオンが必須である。

27 カルシウム

28 ●〔　　　　　〕が不足するとプロトロンビンなどの凝固因子が生成されなくなるため、血液凝固が起こりにくくなる。

28 ビタミンK

29 ●〔①　　　〕病はX染色体上の凝固因子遺伝子の欠損によって生じる〔②　　　　〕遺伝病で、ほぼ男性のみに出現する。

29 ①血友 ②伴性劣性（X連鎖劣性）

線維素溶解

30 ● 線溶とは線維素溶解のこと、つまり凝集した〔①　　　　〕が〔②　　　　〕の作用で分解されることである。

30 ①フィブリン（線維素）②プラスミン

31 ● プラスミンは血液中のタンパク質である〔　　　　　〕が活性化されたものである。

31 プラスミノゲン

3 血液型

ABO式　解答順不同→33

32 ● B型のヒトの血液では、赤血球は〔①　　〕抗原をもち、血漿中には〔②　　〕抗体がある。

32 ①B ②抗A

33 ● O型のヒトの血漿中には〔①　　　〕抗体と〔②　　　〕抗体が存在する。

33 ①抗A ②抗B

34 ● O型のヒトにB型の赤血球を輸血すると、O型のヒトの血漿中の〔①　　　　〕が、外来の赤血球の〔②　　　　〕を異物とみなして攻撃し、凝集させる。

34 ①抗B抗体 ②B抗原

35 ● 日本人の血液型で最も多いのは〔　　　〕型である。

35 A

Rh式

36 ● 血漿中の抗A抗体や抗B抗体は乳児期に自然に産生されるのに対し、〔①　　　　〕は、Rh陰性のヒトの血中にRh〔②　　〕のヒトの赤血球が入ると産生される。

36 ①抗Rh抗体 ②陽性

37 ● 抗A抗体や抗B抗体は〔①IgE、IgG、IgM〕で胎盤をほとんど通過しないが、抗Rh抗体は〔②IgE、IgG、IgM〕で胎盤を通過する。

37 ①IgM ②IgG

38 ● Rh〔①陽性、陰性〕の母親がRh〔②陽性、陰性〕の胎児を妊娠すると、Rh不適合で胎児に問題が起こることがある。

38 ①陰性 ②陽性

Q	A
39 ● Rh陰性の母親の体内にRh陽性の血球が入った場合、母親の免疫系が［①　　　］をつくりだす前に外部から［②　　　］を投与すれば、次回の妊娠も安全に行うことができる。	39 ①抗Rh抗体　②抗Rh抗体
40 ● 日本人の99.5％はRh［　　］性である。	40 陽

ステップアップ問題

Q	A
41 ● ヘモグロビンは約［① 1g、5g、15g］が［② 1dL、1μL］の血液中に含まれている。	41 ①15g　②1dL この値は血色素量（Hb）という血液検査項目の基準値である。小さすぎると低色素性貧血が考えられる
42 ● 体内の鉄が不足すると、赤血球中の［　　　　　］量が少なくなり、酸素の運搬に支障が生じる。	42 ヘモグロビン これを鉄欠乏性貧血という
43 ● ヘムが破壊されると、ポルフィリン環は［①　　　　］となり、［②　　　］で処理され、胆汁や便の色のもとになる。	43 ①ビリルビン　②肝臓
44 ● ヘムが破壊されると、［　　　］は再利用のため回収され、組織ではタンパク質と結合しフェリチンという形態で貯蔵される。	44 鉄
45 ● 造血に必要なビタミン［①　　　］を腸で吸収するためには、胃から放出される［②　　　］が必要である。このため、胃の摘出手術後は［③　　　］が起こりやすくなる。	45 ①B_{12}　②内因子　③貧血
46 ● 抗凝固薬ワルファリンカリウムはビタミンKの作用に拮抗し、［　　　］因子の産生を抑え血液を凝固しにくくする。	46 凝固 ワルファリンカリウム服用中には納豆などのビタミンKの豊富な食物は摂らない
47 ● A型のヒトにB型の赤血球を輸血すると、A型のヒトの血漿中の［①　　　］が、外来の赤血球の［②　　　］を異物として攻撃し、凝集させる。	47 ①抗B抗体　②B抗原
48 ● 被験者の血球を抗A・抗B抗体を含む血清と混合した結果、図のような状態を示した。被験者の血液型は［A型、B型、AB型、O型］である。	48 A型 図では、抗A抗体では凝集し、抗B抗体では凝集がみられない 抗A抗体を含む血清とA型血清とは意味が異なる。A型血清は抗B抗体を含む
49 ● 被験者の血清をA型赤血球とB型赤血球の2種と混合して凝集反応を調べたところ、A型赤血球とのみ凝集反応がみられた。この場合、被験者の血液型は［　　］型である。	49 B

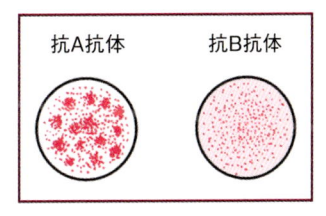

第8章 体液

カッコに当てはまる言葉を答えよう！選択式の問題は正しいものを選ぼう！

Question / Answer

1 ▶ 体液の区分

体液の構成

1. ヒトの身体に占める水分の割合は、成人男性では約 [①　　] ％で、成人女性では脂質が多いぶん少なくなり約 [②　　] ％である。新生児では80％にもなる一方で、高齢者では50％ほどになることもある。

   1 ①60 ②55

2. 細胞内液はヒトの体重の約 [①　　] ％を占め、細胞外液は約 [②　　] ％を占める。細胞外液の4分の3は、細胞の周囲を満たす [③　　] である。

   2 ①40 ②20 ③間質液（組織液）

体液の組成

3. 電解質とは、水に溶けて [　　] に分かれる物質のことである。

   3 イオン

4. Na^+ と Cl^- は細胞 [①外、内] の濃度が高く、K^+ は細胞 [②外、内] の濃度が高い。

   4 ①外 ②内

5. 右図の①〜③に「Na^+」「K^+」「ATP」のいずれかを書き入れ、「Na‐Kポンプ」という能動輸送の模式図を完成させよ。

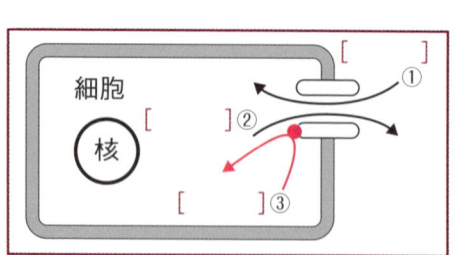

   5 ①K^+ ②Na^+ ③ATP

2 ▶ 酸塩基平衡

体液の調節

6. ヒトの体液のpHは [①　　] ± [②　　] の範囲で調整されている。

   6 ①7.4 ②0.05

7. pHが正常範囲より小さい方向に向かう傾向を [①　　] といい、大きい方向に向かう傾向を [②　　] という。

   7 ①アシドーシス ②アルカローシス

8. アシドーシスにもアルカローシスにも、[①　　] に原因がある場合と、腎機能などの [②　　] に原因がある場合とがある。

   8 ①呼吸 ②代謝系

浸透圧調節

9. 浸透圧の異なる溶液が接すると、浸透圧の小さいほうから大きいほうに [　　] が移動する。

   9 溶媒（水）

10. 生理食塩水はヒトの体液と比べると [低張、等張、高張] である。

    10 等張

Q

11 ● ヒトの体液の浸透圧濃度は0.28［①osmol、osmol/L］程度、浸透圧に換算すると7［②　　　］程度である。

12 ● 膠質浸透圧は別名［①　　　　］浸透圧ともいい、ヒトの体液では［②　　　　　］というタンパク質が大きく寄与する。

13 ● 血液の膠質浸透圧が低下すると、水分を［①血管内に引きつける、血管外に排出する］力が弱まり、［②浮腫、内出血］の原因となる場合がある。

ステップアップ問題

14 ● 中性の水溶液のpHは［　　］である。

15 ● 中性の水溶液より水素イオン（H$^+$）濃度が増加すると、［酸、アルカリ］性になる。

16 ● モル（mol）とは、［①　　　　］量の単位である。分子量の異なる物質Aと物質Bがそれぞれ1 molあるとき、両物質で等しいのは分子の［②総数、総重量］である。

17 ● グルコースの分子量は180である。グルコース90gは0.5［　　　］という物質量である。

18 ● 食塩2 molを水に溶かして総量0.5Lの溶液にした。この食塩水のモル濃度は［0.5、1、2、4］mol/Lである。

19 ● 同じモル濃度の食塩水とグルコース溶液がある。浸透圧は［①同じである、食塩水のほうが大きい］。その理由は、浸透圧に寄与する粒子数が［②同じである、イオンに分かれたぶんだけ多い］からである。

20 ● 赤血球をその細胞内液よりも浸透圧の高い溶液、すなわち［①低、等、高］張液に浸すと、水分は［②細胞外から内、細胞内から外］へ移動するので、赤血球は［③膨らむ、しぼむ］。

A

11 ①osmol/L ②気圧

12 ①コロイド ②アルブミン

13 ①血管内に引きつける ②浮腫

14 7

15 酸

16 ①物質 ②総数

17 mol
グルコース180 g ＝ 1 molであるので、「180：90 ＝ 1：x」よりx ＝ 0.5となる

18 4
モル濃度（mol/L＝mol÷L）を求める問題。2mol÷0.5L＝ 4 mol/L

19 ①食塩水のほうが大きい ②イオンに分かれたぶんだけ多い

20 ①高 ②細胞内から外 ③しぼむ

第9章 生体の防御機構

カッコに当てはまる言葉を答えよう！選択式の問題は正しいものを選ぼう！

Question / Answer

1 特異的防御と非特異的防御

1. 特定の異物に反応して防御機構がはたらくことを [①　　　] 防御あるいは後天的防御といい、異物の種類にかかわらず防御機構がはたらくことを [②　　　] 防御あるいは先天的防御という。

   1 ①特異的 ②非特異的

2. 流行しているインフルエンザに罹患し抗体ができるのは [　　　] 防御の例である。

   2 特異的

自然免疫と獲得免疫

3. マクロファージや好中球による [①　　　] 作用は非特異的防御の例で、[②自然、獲得] 免疫に分類される。

   3 ①貪食 ②自然

4. [　　　] 免疫は特異的防御に属するいわゆる「免疫」のことで、能動免疫と受動免疫に分けられる。

   4 獲得

胸腺、脾臓、リンパ組織

5. 胸腺や [①　　　] はリンパ性器官である。このほか、咽頭周囲の [②　　　] や腸管の [③　　　] もリンパ性組織である。

   5 ①脾臓 ②扁桃 ③パイエル板（集合リンパ小節）

6. [①　　　] は胸骨の裏側に存在する組織で、[②　　　] 細胞が成熟する場である。

   6 ①胸腺 ②T

7. 脾臓は [①左、右] 上腹部に存在し、脾臓の静脈は [②　　　] に合流し肝臓に運ばれる。

   7 ①左 ②門脈

8. 脾臓には脾髄という領域があり、その85%は [①黄、白、赤] 脾髄で、古くなった [②　　　] の破壊が行われる。残りがリンパ小節からなる [③黄、白、赤] 脾髄で、リンパ球や樹状細胞やマクロファージなどが集まっている。

   8 ①赤 ②赤血球 ③白

9. [　　　] はリンパ管の途中にあり、リンパ液を濾過、血液循環系に細菌や異物が混入するのを防いでいる。

   9 リンパ節

10. リンパ節の内部のリンパ [①　　　] には、B細胞とB細胞から分化した [②　　　] が存在し [③　　　] を産生する。

    10 ①小節 ②形質細胞 ③抗体

206

2 皮膚の構造と防御機構

非特異的生体防御機構

11 ● 皮膚の角質層は強固な［①　　　］的防御を行い、分泌される皮脂は［②　　］性で化学的防御を形成し、表面の常在菌はほかの外来菌の増殖を抑制する［③　　　］的防御を果たす。

11 ①物理 ②酸 ③生物学

12 ● 皮膚の［①　　　　　］は、メラニン色素を表皮の細胞に分配し、有害な［②　　　］線から身体を守る。

12 ①メラノサイト（メラニン色素産生細胞） ②紫外

13 ● 皮膚や粘膜のランゲルハンス細胞は［①　　　　］の一種で、抗原［②分泌、提示、分解］機能をもつ。

13 ①樹状細胞 ②提示

粘膜の構造と防御機構

14 ● 気道の表面は［①　　　］で覆われ、粘液や線毛が細菌や異物をとらえて［②　　　］や鼻汁とともに体外に排出する。

14 ①粘膜 ②喀痰

15 ● 胃酸や腟分泌物は強い［酸、アルカリ］性で、細菌の侵入を阻む。

15 酸

16 ● 唾液や涙液に含まれる［①　　　　　］という［②抗体、酵素］は細菌を破壊する。

16 ①リゾチーム ②酵素

食細胞とサイトカイン

17 ●［　　　　］細胞は、ウイルス感染細胞やがん化した細胞などをみつけて破壊する。

17 NK（ナチュラルキラー、食）

18 ● 体内に異物が侵入すると、好中球や［①　　　　　　］、また傷害を受けた細胞から［②抗体、抗原、サイトカイン］が放出される。

18 ①マクロファージ ②サイトカイン

19 ●［　　　　　　］はホルモンの一種で、好中球やマクロファージを集めたり、炎症反応を起こしたり、視床下部にはたらき体温を上昇させる。

19 サイトカイン

3 特異的生体防御反応（免疫系）

20 ● インフルエンザの予防接種は［①　　　］免疫を誘起する手段であり、乳児が母乳中の抗体で守られるのは［②　　　］免疫である。

20 ①能動 ②受動

免疫系の細胞　解答順不同→21

21 ● T細胞には、［①　　　　　］T細胞、［②　　　　　］T細胞、それに制御性T細胞がある。

21 ①ヘルパー ②キラー（細胞傷害性）

抗原と抗体　解答順不同→25

22 ● 体内で抗体産生や各種免疫反応を引き起こす物質を総称し［　　］という。

22 抗原

23 ● 抗原に特異的に結合するタンパク質で免疫［①アルブミン、サイトカイン、グロブリン］からなるものを［②　　　　］という。

23 ①グロブリン ②抗体

Q

24 ● [①] を産生するのは、B細胞や [②] である。

25 ● 抗体には5つのクラス、IgA、IgD、[①]、[②]、[③] がある。

26 ● 下図は抗体の形を表す。①〜③に当たる名称を答えなさい。

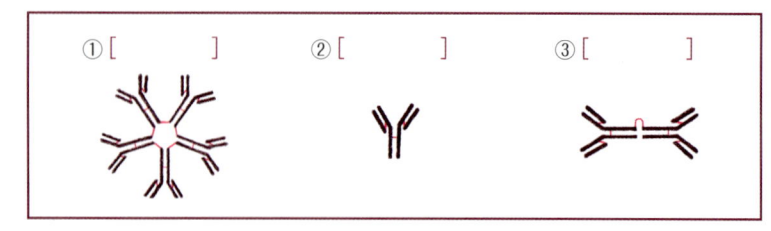

① [　　　] ② [　　　] ③ [　　　]

27 ● 抗体や補体が結合することで貪食作用を促進する「味付け」という意味をもつ効果を [　　　] 効果という。

液性免疫と細胞性免疫

28 ● 抗体を用いて防御する免疫機構を [①] 免疫、別名抗体媒介性免疫という。キラーT細胞やマクロファージなどの白血球がはたらく免疫を [②] 免疫、別名細胞媒介性免疫という。

アレルギー反応

29 ● アレルギー反応は、免疫系の異常や [①反応不足、過剰反応] による現象で、[②] つあるいは4つの型に分類できる。

30 ● 花粉症や食物アレルギーは [①] 型アレルギー反応にあたり、関与する抗体は [②] である。

31 ● [①] 型アレルギーは遅延型過敏性反応というT細胞が関与する [②液性、細胞性] 免疫反応で、ツベルクリン反応が典型例である。

ステップアップ問題　解答複数選択→32

32 ● 貪食を行う細胞は [単球、赤血球、好中球、Tリンパ球、Bリンパ球、巨核球、形質細胞] である（2つ選べ）。

33 ● [　　　] 細胞は免疫系の司令塔的存在で、B細胞やキラーT細胞を使い分ける。

34 ● 抗原がIgEと結合して起こり得るのは [接触皮膚炎、血液型不適合輸血、全身性エリテマトーデス、アナフィラキシーショック] である。

35 ● 細胞性免疫の低下で起こりやすいのは [細菌性赤痢、多発性硬化症、食道カンジダ、急性糸球体腎炎] である。

A

24 ①抗体 ②形質細胞

25 ①IgE ②IgG ③IgM

26 ①IgM ②IgD、IgG、IgE ③IgA

27 オプソニン

28 ①液性 ②細胞性

29 ①過剰反応 ②5

30 ①Ⅰ ②IgE

31 ①Ⅳ ②細胞性

32 単球、好中球

33 ヘルパーT

34 アナフィラキシーショック
　アナフィラキシーショックに即効性のある薬品はアドレナリンである

35 食道カンジダ
　食道カンジダは日和見感染によって誘発される

第10章 呼吸器系

カッコに当てはまる言葉を答えよう！選択式の問題は正しいものを選ぼう！

Question

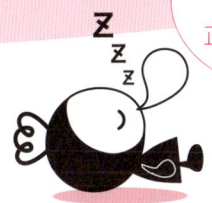

Answer

1 気道

1● 右図の①〜⑦に当てはまる名称を答えなさい。

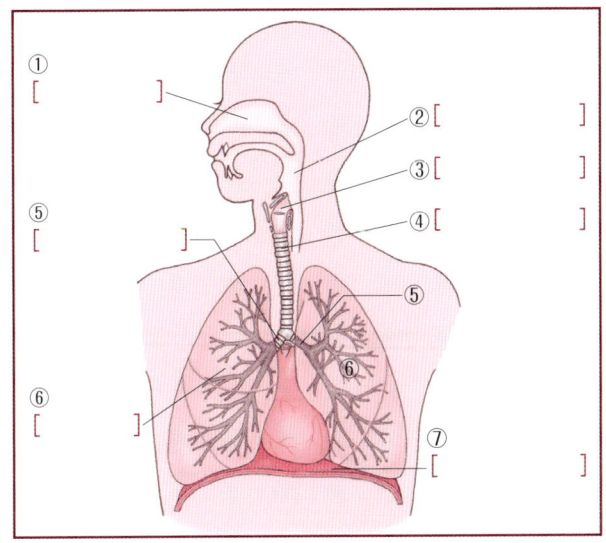

① [　　]
② [　　]
③ [　　]
④ [　　]
⑤ [　　]
⑥ [　　]
⑦ [　　]

1 ①鼻腔 ②咽頭 ③喉頭 ④気管 ⑤気管支（主気管支） ⑥肺 ⑦横隔膜

気道の構造と機能　解答順不同→3、4①②、4③④、5

2● 鼻腔の入り口には鼻毛があり、[①　　　　　]の部位は血管に富み、出血を起こしやすい場所である。鼻腔の最上部は嗅神経が分布する[②　　]部で、それ以外の部位は呼吸部といわれ、空気を適度に加温・加湿している。

2 ①キーゼルバッハ ②嗅

3● 副鼻腔には[①　　　　]、篩骨洞、[②　　　　]、[③　　　　]があり、鼻粘膜の続きが内腔を覆い、鼻腔に開いている。

3 ①前頭洞 ②蝶形骨洞 ③上顎洞

4● 咽頭は呼吸器系の一部として[①　　　　]、[②　　　　]と、消化器系の一部として[③　　　　]、[④　　　　]と連絡するほか、中耳（鼓室）とも連絡している。

4 ①鼻腔 ②喉頭 ③口腔 ④食道
　咽頭鼻部に耳管咽頭口があり、中耳と連絡する耳管（オイスタヒ管）が開口する

5● 咽頭は上・中・下咽頭、あるいは咽頭鼻部、[①　　　　]、[②　　　　]に分けられる。

5 ①咽頭口部 ②咽頭喉頭部

6● 喉頭は軟骨で骨組みされ、最も大きい軟骨は[①　　　　]で、特に男性が成長すると[②　　　　]となり、前方に隆起してくる。

6 ①甲状軟骨 ②喉頭隆起
　喉頭の軟骨はこのほか、喉頭蓋軟骨、輪状軟骨、披裂軟骨、楔状軟骨、小角軟骨、麦粒軟骨がある

209

Q

7 ● 気管は長さ約 [①　　　] cmで、[②　　　　　] の高さで主気管支に分かれる。

8 ● 気管や気管支には軟骨があり、後部の [①　　　] に接する側は軟骨のない [②　　　　] となっている。

9 ● 右気管支は左気管支に比べ [①太く、細く] [②長く、短く]、垂直に近い走行経過をとる。

10 ● 右気管支は [①　　] 本、左気管支は [②　　] 本に分かれる。

声帯と発声

11 ● 喉頭の内腔には左右それぞれ外側から [①　　　　]、[②　　　　] があり、これらの隙き間を [③　　　] といい、空気を吐き出すときに発声が起こる。

12 ● 迷走神経の分枝である [　　　] 神経に麻痺をきたすと嗄声を生じる。

2 肺 ▶ 肺の構造　解答順不同→14、16

13 ● 気管支は肺に入ると順に [①　　　] 気管支、[②　　　] 気管支、細気管支と分岐していき、最後は肺胞となる。

14 ● 肺胞には [①　　　　　]、[②　　　　　] の2種類の細胞がある。

15 ● Ⅰ型肺胞上皮細胞は [①　　　　] を行い、Ⅱ型肺胞上皮細胞は [②　　　　] を分泌する。

16 ● 肺門には [①　　　]、[②　　　]、[③　　　] と、肺の栄養血管である気管支動・静脈、リンパ管、神経が通る。

17 ● 肺胞は周囲を肺動脈からの [①　　　　] で覆われており、[②　　　　] 関門（呼吸膜）とよばれるガス交換の場となる。

18 ● 右肺は [①2、3、4] 葉に、左肺は [②2、3、4] 葉に分かれている。

19 ● 左肺は [水平裂、斜裂] によって上葉と下葉に分かれている。

20 ● 左右の肺で大きい（重い）のは [右肺、左肺] である。

胸膜・縦隔の構造

21 ● 肺の表面は漿膜である [①　　　] が覆い、①と周囲の壁との隙き間（胸膜腔）には少量の漿液があり、これを [②　　　] という。

22 ● 縦隔は左右を [①　　　]、下を [②　　　　]、前を [③　　　]、後ろを胸椎で囲まれた領域をいう。

A

7 ①10 ②第4〜5胸椎

8 ①食道 ②膜性壁

9 ①太く ②短く
誤嚥性肺炎は右肺下葉に起こりやすい

10 ①3 ②2

11 ①前庭ヒダ ②声帯ヒダ ③声門

12 反回

13 ①葉 ②区域

14 ①Ⅰ型肺胞上皮細胞 ②Ⅱ型肺胞上皮細胞

15 ①ガス交換 ②界面活性剤（サーファクタント）

16 ①気管支 ②肺動脈 ③肺静脈

17 ①毛細血管 ②空気血液

18 ①3 ②2

19 斜裂

20 右肺

21 ①胸膜 ②胸水

22 ①肺（縦隔胸膜）②横隔膜 ③胸骨

3 呼吸筋と呼吸運動　解答順不同→24、25

23 ● 肺には自動能がないため、呼吸筋が胸腔の容積を広げると肺が受動的に拡大して肺胞内が［①陽、陰］圧になり、空気を吸い込む。胸腔を狭めれば肺胞内が［②陽、陰］圧となり、空気を吐き出す。

23 ①陰 ②陽

24 ● 安静呼吸では、［①　　　］や［②　　　　］が収縮し息を吸う。これらの筋が活動をやめれば、胸腔および肺が元に戻り息を吐く。

24 ①横隔膜 ②外肋間筋

25 ● 積極的に息を吐く場合や呼吸亢進時には、［①　　　　］や［②　　　　　］といった呼息筋も収縮する。

25 ①内肋間筋 ②腹筋

26 ● 主に横隔膜や腹筋がはたらくときは［①　　　］呼吸、主に外・内肋間筋がはたらくときは［②　　　］呼吸という。

26 ①腹式 ②胸式

27 ● 横隔膜は［①　　　］神経に、肋間筋は［②　　　］神経に支配される。

27 ①横隔 ②肋間

換　気

28 ● 肺で酸素を体内に取り入れ、二酸化炭素を排出するガス交換のことを［①　　　　］という。毛細血管で組織に酸素を供給し二酸化炭素を受け取るガス交換を［②　　　　］という。

28 ①外呼吸 ②内呼吸

29 ● 呼吸の目的は、細胞内の［①　　　　　　］で［②　　　　］を産生することである。

29 ①ミトコンドリア ②ATP

30 ● 肺で取り入れた酸素は［①　　　　　　　］で使用され、肺で排出される二酸化炭素も①で産生される。

30 ①ミトコンドリア

31 ● 酸素や二酸化炭素などのガスは、ガス分圧の［①大きい、小さい］ほうから［②大きい、小さい］ほうへ移動する。

31 ①大きい ②小さい

32 ● 肺では、［①酸素、二酸化炭素］が肺胞内空気から血液中に移動し、［②酸素、二酸化炭素］は血液中から肺胞内空気に移動する。

32 ①酸素 ②二酸化炭素

33 ● 組織の酸素分圧は、動脈血の酸素分圧より［高い、低い］。

33 低い

34 ● ヘモグロビン1分子に酸素は［　　］分子が結合できる。

34 4

35 ● ヘモグロビンと酸素は、酸素の分圧が［①大きい、小さい］ほど結合しやすく、［②大きい、小さい］ほど離れやすい。

35 ①大きい ②小さい

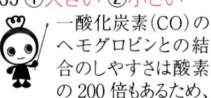

一酸化炭素（CO）のヘモグロビンとの結合のしやすさは酸素の200倍もあるため、容易に一酸化炭素中毒が起こる

Q

36 ● 右図は酸素解離曲線である。これをもとに答えなさい。
a点の値は［①肺、組織］や動脈血に、b点の値は［②肺、組織］や静脈血に対応する。

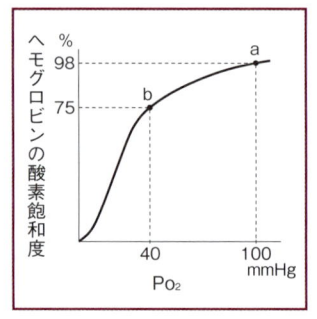

37 ● 二酸化炭素が血漿に溶けるとどうなるか、下の化学反応式を完成させなさい。
$CO_2 + H_2O \Leftrightarrow H_2CO_3 \Leftrightarrow$ ［①　　　］＋［②　　　］

38 ● 二酸化炭素の多くは［　　　］イオンの形で血中を運搬される。

39 ● 呼吸により体液のpHが適正値より酸性に向かうことを［①　　　］、アルカリ性に向かうことを［②　　　］という。

40 ● 腎臓などのはたらきで体液が酸性やアルカリ性に向かうことを、それぞれ［①　　　］と［②　　　］という。

呼吸調節　解答順不同→44②③

41 ● 呼吸中枢は呼吸の自律的［　　　］をつくり、内部環境に応じて最適のガス交換が行われるよう、呼吸筋の収縮を調節する。

42 ● 呼吸中枢は［　　　］と橋にある。

43 ● 呼吸中枢の死は［①　　　］呼吸の停止につながり、［②　　　］の判定基準の一つである。

44 ● 呼吸中枢には、［①　　　］受容器から、血中の［②　　　］の濃度や［③　　　］の濃度の情報がもたらされる。

45 ● 中枢化学受容器は延髄内にあり、［　　　］化学受容器は大動脈小体と頸動脈小体にある。

呼吸機能

46 ● 一般に肺活量は［①2L、4L、8L］程度だが、吐ける空気をすべて吐ききっても1L程度の空気が肺内に残る。これを［②　　　］という。

47 ● 呼吸機能検査で、％肺活量が80％未満である場合は［①　　　］換気障害、1秒率が70％未満の場合は［②　　　］換気障害と判定される。

A

36 ①肺 ②組織

酸素解離曲線は、実際は図のように固定しているわけではなく、二酸化炭素濃度などに依存して左方や右方にシフトし、効率よく酸素の受け渡しを行う

37 ①H^+ ②HCO_3^-

38 重炭酸

39 ①呼吸性アシドーシス ②呼吸性アルカローシス

40 ①代謝性アシドーシス ②代謝性アルカローシス

41 リズム

42 延髄

43 ①自発 ②脳死

44 ①化学 ②酸素 ③二酸化炭素

45 末梢

46 ①4L ②残気量

47 ①拘束性 ②閉塞性

Q

48 ［①　　　　　］症候群には、呼吸中枢に異常があり睡眠時に呼吸運動が止まる場合と、［②　　　　　］が閉塞し息が詰まる場合とがある。

ステップアップ問題

49 下の化学反応式をもとに、A〜Dに答えなさい。

$$CO_2 + H_2O \Leftrightarrow H_2CO_3 \Leftrightarrow H^+ + HCO_3^-$$

A．呼吸不足でCO_2が増えれば化学反応が右方に進んで血液は［①　　　　　］性になり、反対に過呼吸でCO_2が減れば化学反応は左方に進んで血液は［②　　　　　］性に向かうことがわかる。

B．嘔吐により、胃酸の成分である［①H_2O、H^+、HCO_3^-］が体内から失われると代謝性［②　　　　　］になる。

C．ケトアシドーシスは、ケトン体から［①H_2O、H^+、HCO_3^-］が供給されて起こる［②　　　　　］である。

D．下痢では膵液に豊富な［①H_2O、H^+、HCO_3^-］が失われ、化学反応が右方に進んで［②H_2O、H^+、HCO_3^-］が増え、［③　　　　　］になる。

50 血液が［①酸、アルカリ］性になると、呼吸中枢が刺激されて呼吸が促進され、肺からの［②　　　　　］の排出が促進される。

51 サーファクタントの主成分レシチンは胎生［①　　　　　］か月頃から産生される。低出生体重児ではこの成分が十分でなく、肺が広がらず、［②　　　　　］症候群を起こすことがある。

52 ヘモグロビンは［①　　　　　］つのサブユニットからできているが、成人型（HbA）より酸素と結合しやすいサブユニットを組み込んでいるのが［②　　　　　］ヘモグロビン（HbF）である。逆に、サブユニットに異常（HbS）がある遺伝病では、赤血球が鎌状に変形して酸素運搬能力が落ち、重度の［③　　　　　］を起こす。

53 酸素が不足するとグルコースを［①　　　　　］に分解する反応でATPを産生するが、この化学反応を［②好気、嫌気］的解糖という。

54 無呼吸の後に1回換気量が漸増し、また漸減して無呼吸に至るという周期を繰り返す異常呼吸を［　　　　　］呼吸という。

A

48 ①睡眠時無呼吸　②気道

49 A ①酸　②アルカリ
　　B ①H^+　②アルカローシス
　　C ①H^+　②代謝性アシドーシス
　　D ①HCO_3^-　②H^+　③代謝性アシドーシス

50 ①酸　②二酸化炭素

51 ①7　②新生児呼吸窮迫

52 ①4　②胎児型　③貧血

53 ①乳酸　②嫌気

54 チェーン・ストークス

第11章 消化器系

カッコに当てはまる言葉を答えよう！選択式の問題は正しいものを選ぼう！

Question / Answer

1 歯・口腔の構造と機能　解答順不同→2、3

咀嚼・嚥下

1 ● 歯のうち、歯肉から出ている歯冠部の表層は［　　　　］といい、人体で最も硬い部分とされる。

1 エナメル質

2 ● 口腔内では、咽頭の鼻部と口部を取り囲むように［①　　　　］、咽頭扁桃、［②　　　　］が集まり、外界からの病原体から生体を保護している。

2 ①口蓋扁桃 ②舌扁桃
口蓋扁桃、咽頭扁桃、舌扁桃はワルダイエルの咽頭輪を形成する

3 ● 唾液は、大唾液腺である［①　　　　］、［②　　　　］、［③　　　　］の3対の唾液腺からの唾液と、小唾液腺である口唇腺や舌腺などからの唾液が混合したものである。

3 ①耳下腺 ②顎下腺 ③舌下腺

咽頭の構造と機能

4 ● 咽頭は鼻腔に続く［①　　　　］、口腔に続く［②　　　　］、喉頭と食道に分かれる［③　　　　］の3部に分かれ、それぞれを上・中・下咽頭ともいう。

4 ①鼻部 ②口部 ③喉頭部

食道の構造と機能　解答順不同→6

5 ● 食道は、長さ約［　　　　］cm程度で、頸部・胸部・腹部食道に分けてとらえることもある。

5 25
胸部は縦隔に位置する

6 ● 食道は、起始部、［①　　　　］部、［②　　　　］部の3か所で狭窄している。

6 ①気管分岐 ②横隔膜貫通

7 ● 食道の上部3分の1は［①　　　　］筋、下部3分の1は［②　　　　］筋でできており、中間部3分の1は①筋と②筋の移行部である。

7 ①横紋 ②平滑

咀嚼

8 ● 唾液には、デンプン（炭水化物）を分解する［　　　　］や、粘液であるムチンが含まれている。

8 アミラーゼ（プチアリン）

嚥下

9 ● 食物は、咽頭に入ると［①随意的、反射的］に食道に送り込まれ、食道の［②　　　　］運動によって胃へ送られる。

9 ①反射的 ②蠕動

214

第11章 消化器系

Q	A
10 嚥下運動の過程は順に、[①　　　]相、[②　　　]相、[③　　　]相の3相に分けられる。①は随意運動で、②および③は自動的・反射的に進行する。	10 ①口腔 ②咽頭 ③食道 口腔相を嚥下の第1相、咽頭相と食道相を第2相ということもある
11 嚥下運動は脳幹の[①　　　]にある[②　　　]中枢によって制御される。	11 ①延髄 ②嚥下
12 嚥下のとき延髄の障害や、咽頭・喉頭の筋群やそれらの運動を制御するニューロンの障害があると、[　　　]を引き起こす。	12 誤嚥
13 嚥下の瞬間には、食物が気管に入らないよう[①　　　]が気道を閉鎖し、[②　　　]も停止する。	13 ①喉頭蓋 ②呼吸

2 胃の構造と機能

消化と吸収

14 右図は胃の構造を示している。①〜⑥に当てはまる名称を答えなさい。

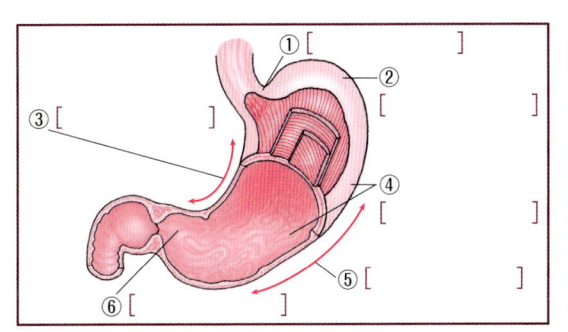

14 ①噴門 ②胃底 ③小彎 ④胃体 ⑤大彎 ⑥幽門

15 胃底腺（固有胃腺）には、主細胞（[①　　　]を分泌）、[②　　　]細胞（塩酸と内因子を分泌）、副細胞（粘液を分泌）の3種類がある。

15 ①ペプシノゲン ②壁

16 食道から胃へ送られた食物は、胃底腺から分泌される胃液と混和されてび粥状になり、少量ずつ[　　　]へ送り込まれる。

16 十二指腸

17 食物が幽門付近に達し、胃壁にある[①　　　]を刺激すると、[②　　　]という消化管ホルモンが放出され、胃液の分泌を促進する。

17 ①G細胞 ②ガストリン

十二指腸の構造と機能

解答順不同→19①②

18 右図の①〜⑥に当てはまる名称を答えなさい。

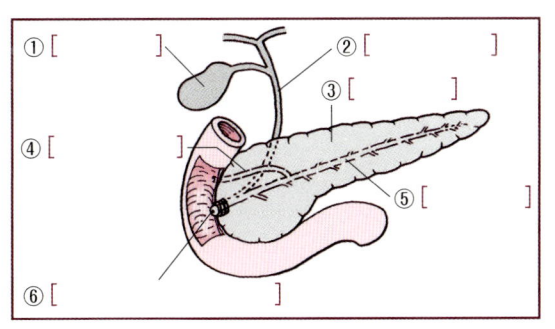

18 ①胆嚢 ②総胆管 ③膵臓 ④副膵管 ⑤膵管 ⑥大十二指腸乳頭（ファーター乳頭）

19 十二指腸に食物が達すると、[①　　　]と[②　　　]という消化管ホルモンが十二指腸壁の細胞より[③　　　]

19 ①セクレチン ②コレシストキニン ③血液

PART III 器官・系統別 おさらい書き込みドリル

Q

] 中に分泌される。

20 ● セクレチンはHCO₃⁻に富んだ [①   ] を分泌させ、胃液とともに送り込まれたび粥を [②酸性化、アルカリ性化、中和] し、[③   ] を刺激して胆汁産生を促進させる。

21 ● コレシストキニンは [①胆嚢、肝臓] を収縮させ、オッディ括約筋を [②   ] させて胆汁を放出させるとともに、膵臓を刺激し消化酵素に富んだ [③   ] を分泌させる。

空腸・回腸の構造と機能 解答順不同→22①②、23①②

22 ● 小腸は、十二指腸のほか、[①   ]、[②   ] に区分され、全体で [③1〜2、5〜6] mほどの長さがある。

23 ● 十二指腸からのび粥は、腸管の [①   ] 運動および [②   ] 運動によって空腸、回腸と送られる過程で、腸管壁から栄養素が吸収され、残りは [③   ] に送り込まれる。

結腸・虫垂の構造と機能 解答順不同→26

24 ● 大腸は盲腸、[①   ]、直腸に区分され、[②1.5、3] mほどの長さをもつ。

25 ● 盲腸の下端には虫垂がぶら下がっており、粘膜に [   ] 小節が多数ある。

26 ● 大腸の漿膜面（外側面）には小腸にはみられない結腸膨起、[①   ]、[②   ] がみられる。

27 ● 回腸から大腸へ送り込まれたび粥は、順に [①   ]、[②   ] 結腸、[③   ] 結腸、[④   ] 結腸と送られ、この過程で小腸で消化・吸収された残りからさらに [⑤   ] が吸収され、その残りが便のもととなって [⑥   ] 結腸に貯えられる。

直腸・肛門の構造と機能

28 ● 直腸の下端を [   ] という。

29 ● 肛門には、平滑筋（内臓筋）の [①   ] と横紋筋（骨格筋）の [②   ] がある。排便を我慢するときに随意的に収縮させるのは②である。

30 ● 直腸は通常は空の状態だが、[①   ] から便が送り込まれることで腸壁が伸展し、[②   ] が起こる。

31 ● 坐薬は直腸から吸収され、[   ] を経由せずに体循環中に入る。

A

20 ①膵液 ②中和 ③肝臓

21 ①胆嚢 ②弛緩 ③膵液

22 ①空腸 ②回腸 ③5〜6

23 ①蠕動 ②分節 ③大腸

24 ①結腸 ②1.5

25 リンパ

26 ①結腸ヒモ ②腹膜垂

27 ①盲腸 ②上行 ③横行 ④下行 ⑤水分 ⑥S状

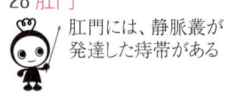

28 肛門
肛門には、静脈叢が発達した痔帯がある

29 ①内肛門括約筋 ②外肛門括約筋

30 ①S状結腸 ②便意

31 門脈（肝臓）

216

第11章 消化器系

肝臓と胆嚢・胆道の構造と機能　解答順不同→33、34②～④、35

32 ● 肝臓は重さ［①0.5～0.8、1～1.3］kgで、［②　　　］を分泌する人体で最大の外分泌腺である。

32 ①1～1.3 ②胆汁

33 ● 肝門には、固有肝動脈、［①　　　］、［②　　　］が通る。

33 ①門脈 ②総胆管（左右の肝管）
肝門には神経やリンパ管も通っている

34 ● 肝臓には小葉が多数あり、小葉同士の間の小葉間結合組織は別名［①　　　］とよばれ、小葉間［②　　　］、小葉間［③　　　］、小葉間［④　　　］が通る肝三つ組みがみられる。

34 ①グリソン鞘 ②動脈 ③静脈 ④胆管

35 ● 肝臓では様々な物質の［①　　　］、［②　　　］、［③　　　］などを行う。

35 ①分解 ②合成 ③貯蔵

36 ● 小腸内で絨毛の毛細血管に吸収された栄養素は、上腸間膜静脈から［　　　］を経由して肝臓へ運ばれる。

36 門脈

37 ● 小腸内で絨毛の中心乳ビ管に吸収された脂肪類は順に、リンパ管、乳ビ槽、［①　　　］を経由し、［②動脈、静脈］から体循環に入る。

37 ①胸管 ②静脈
水や電解質、水溶性ビタミンは毛細血管に吸収され、脂溶性ビタミン（ビタミンA・D・E・K）は脂肪と同様に吸収される

38 ● 胆嚢はナス型をした袋で、［　　　］の貯蔵と濃縮を行う。

38 胆汁

39 ● 胆汁の排出経路は、肝臓から順に［①　　　］、［②　　　］肝管、胆嚢管、そして胆嚢に至り、濃縮・貯蔵され、次いで［③　　　］、総［④　　　］を通り、大十二指腸乳頭から十二指腸へ注ぐ。

39 ①肝管 ②総 ③胆嚢管 ④胆管

40 ● 胆汁には胆汁色素、［　　　］、コレステロールを含む。

40 胆汁酸（胆汁酸塩）
胆汁色素は黄色を呈する。ヘモグロビンの代謝産物であるビリルビンが主成分である

膵臓の構造と機能

41 ● 膵臓には、膵液を分泌する外分泌部と、ホルモンを分泌する内分泌部である［　　　］がある。

41 膵島（ランゲルハンス島）

42 ● 膵液中に含まれる消化酵素で、糖質を分解するのは［①　　　］、脂肪を分解するのは［②　　　］、タンパク質を分解するのは［③　　　］とキモトリプシンである。

42 ①アミラーゼ ②リパーゼ ③トリプシン

消化管運動と反射　解答順不同→46

43 ● 腸内容物を口側から肛門側に送るのは［　　　］運動である。

43 蠕動

44 ● 腸管運動は、腸管壁中の［①　　　］の調和のとれた収縮と弛緩によって引き起こされるが、それを制御するのは腸管［②　　　］系である。

44 ①平滑筋 ②神経

45 ● 腸管運動は自律神経活動に影響され、促進するのは［　　　］

45 副交感

217

神経である。

46 ● 排便時にいきむのは、[① 　　　]や[② 　　　]を収縮させることで腹圧をかけ、排便を促進させるためである。

46 ①横隔膜 ②腹筋

腹 膜　解答順不同→48

47 ● 腹膜はひと続きの漿膜であるが複雑に折り返しており、胃や空腸は[①すべて、一部分]を、肝臓や上行結腸は[②すべて、一部分]を、腹膜で包まれている。

47 ①すべて ②一部分

48 ● 腹膜に包まれていない、いわゆる後腹膜器官は、[① 　　]、[② 　　]、[③ 　　]、[④ 　　]をいう。

48 ①腎臓 ②副腎 ③十二指腸 ④膵臓

ステップアップ問題

49 ● 食べ物は口から入り消化管を運搬され、必要な栄養素が[① 　　]中に取り込まれ、残りが[② 　　]として排出される。

49 ①血液 ②便

50 ● 食物は胃や消化管の運動によって移動するが、その運動は、胃壁や消化管壁の[　　　]が調和のとれた収縮をするために起こる。

50 平滑筋

51 ● 唾液腺は[　　　]神経の支配により、粘性の強い唾液や消化酵素を多く含む漿液性の唾液を出す。

51 自律

52 ● 食道の粘膜と口腔粘膜の組織は同じ形態をしており、[　　　]上皮である。

52 重層扁平

53 ● 下図は小腸内部の構造を示したものである。これをもとにA、Bに答えなさい。

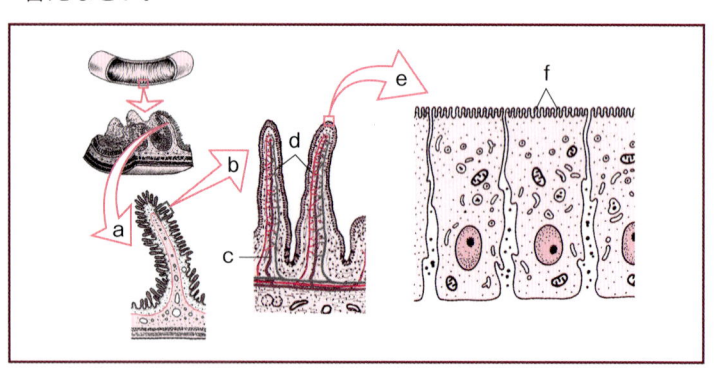

A. 糖類とアミノ酸は吸収上皮細胞を介して毛細血管へと吸収され、脂質は[① 　　　　]に組み込まれ、中心乳ビ管から[② 　　]に吸収されて運ばれる。

B. 次の①～⑥に当たる部位を、図中a～fより選択しなさい。
　①輪状ヒダ　　→[a、b、c、d、e、f]
　②絨毛　　　　→[a、b、c、d、e、f]
　③吸収上皮細胞　→[a、b、c、d、e、f]

53 A ①カイロミクロン（キロミクロン）
　　②リンパ管
B ①a
　②b
　③e
　④f
　⑤c
　⑥d

④刷子縁（微絨毛）→［a、b、c、d、e、f］
⑤中心乳ビ管　　→［a、b、c、d、e、f］
⑥毛細血管　　　→［a、b、c、d、e、f］

54 ● 血液に溶けにくいコレステロールや［　　　］脂肪などは、リポタンパク質という小球構造に組み込まれて体内を運搬される。

55 ● リポタンパク質には、脂質の運搬のうち、［①　　　　］から肝臓までを担当するカイロミクロン（キロミクロン）、肝臓から組織までを担当する低比重（密度）リポタンパク質（［②LDL、HDL］）、組織から肝臓までを担当する高比重（密度）リポタンパク質（［③LDL、HDL］）などがある。

56 ● 胆嚢は［　　　　　　　］の作用で収縮し、胆汁を排出する。

57 ● 腹膜が2枚合わさった所を間膜といい、空腸、回腸では［　　　］といい、血管や神経の通路となる。

58 ● 下図は正中矢状断の模式図である。これをもとに、A～Eに答えなさい。

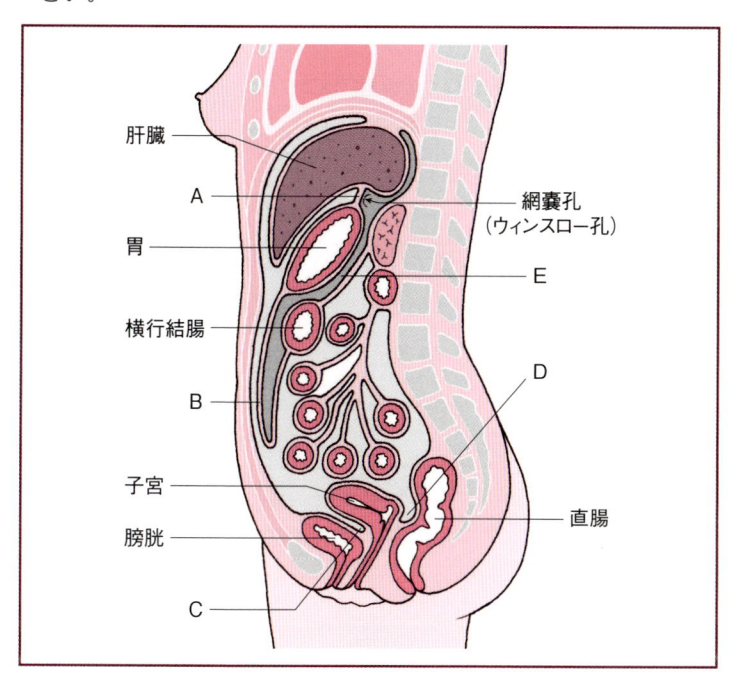

A．肝臓と胃の小彎の間にある膜の名称は［小網、大網］である。
B．胃の大彎から横行結腸にある膜の名称は［小網、大網］である。
C．膀胱と子宮の間のくぼみは［膀胱子宮窩、直腸子宮窩］である。
D．子宮と直腸の間のくぼみは［膀胱子宮窩、直腸子宮窩］である。
E．胃の後部にある腹膜の続きの空所（暗く網がけしている部分）は［網嚢、腸管膜根］である。

---

54 中性

55 ①消化管 ②LDL ③HDL
LDLやHDLを構成するコレステロール成分を、LDLコレステロール、HDLコレステロールという。それぞれを俗に悪玉・善玉コレステロールということもある

56 コレシストキニン

57 腸間膜

58 A 小網
B 大網
C 膀胱子宮窩
D 直腸子宮窩
E 網嚢
網嚢は小網と大網の後ろ、胃の後ろの空間で網嚢孔（ウィンスロー孔）によって胃の前の腹膜腔とつながっている

第12章 代謝

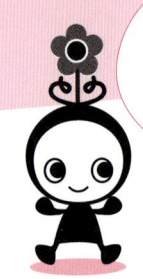

カッコに当てはまる言葉を答えよう！選択式の問題は正しいものを選ぼう！

Question / Answer

1 栄養とエネルギー代謝

▶栄養所要量

1 ● 三大栄養素の1g当たりの熱産生量は、脂質が [①　] kcal、タンパク質と炭水化物が [②　] kcalである。
　1 ①9 ②4

▶基礎代謝

2 ● 基礎代謝とは、[①通常の生活をしている、安静に横たわっている] ときの代謝をいう。このとき必要とされるエネルギーは [②　] とよばれ、成人男性で1日当たり1400kcal程度である。
　2 ①安静に横たわっている ②基礎代謝量

2 物質代謝

▶同化作用と異化作用

3 ● 代謝の対象である物質は、合成されるか分解されるかのどちらかで、前者を [①　] 作用、後者を [②　] 作用という。
　3 ①同化 ②異化

▶酵素

4 ● 生体内で化学反応を促進させる（触媒作用）物質で、タンパク質でできているものを [　　] という。
　4 酵素

5 ● 腸管内で食物の分解を助ける酵素は [　　] 酵素という。
　5 消化

▶炭水化物の代謝

6 ● グルコースは [①　] 糖ともよばれ、肝臓や筋では [②　] として貯蔵される。
　6 ①ブドウ ②グリコーゲン

7 ● グルコースをピルビン酸に変換する化学反応系を [　　] 系という。
　7 解糖

8 ● TCA回路とは、細胞内小器官の [　　] で起こる化学反応である。
　8 ミトコンドリア

9 ● 酸素が不足している [①好気的、嫌気的] 条件では、ピルビン酸を [②乳酸、脂肪酸] に変化させる化学反応を利用して、解糖系からATPを得る。
　9 ①嫌気的 ②乳酸

10 ● 酸素が利用できる [①好気的、嫌気的] 条件では、TCA回路と [②　] 系がはたらき、効率よく大量のATPを産生する。
　10 ①好気的 ②電子伝達

第12章 代 謝

脂肪の代謝

11 ● （中性）脂肪は［①　　　　］と［②　　　　］に分解される。①は解糖系に入り、②はミトコンドリアへ運ばれ代謝される。

11 ①グリセリン ②脂肪酸

タンパク質の代謝

12 ● アミノ酸は［①　　　　］合成の素材であり、糖新生において［②　　　　］合成にも利用される。

12 ①タンパク質 ②グルコース

13 ● タンパク質は約［①　　］種のアミノ酸の組み合わせでできている。そのうち8～9種は体内でまかなうことができない［②　　　　］である。

13 ①20 ②必須アミノ酸

14 ● アミノ酸の代謝の結果生じる［①　　　　］は、肝臓の尿素回路で無毒化され、［②　　　　］として尿中に排泄される。

14 ①アンモニア ②尿素

核酸の代謝

15 ● 核酸の構成要素は［①　　　　］といい、五炭糖、リン酸および［②　　　　］からなる。五炭糖にはリボースとデオキシリボースの2種があり、リボースは［③　　　　］に、デオキシリボースは［④　　　　］に含まれる。

15 ①ヌクレオチド ②塩基 ③RNA ④DNA

16 ● ヌクレオチドが分解されると［①　　　　］ができる。尿酸が関節などに結晶として蓄積され、激しい痛みをきたす病気を［②　　　　］という。

16 ①尿酸 ②痛風

ビタミン・ミネラルの代謝　解答順不同→17①②

17 ● 水溶性ビタミンはビタミン［①　　］とビタミン［②　　］で、その他のビタミンは［③　　］性である。

17 ①B ②C ③脂溶

18 ● 鉄は［　　　　　］の素材で、不足すると鉄欠乏性貧血をきたす。

18 ヘモグロビン

ステップアップ問題

19 ● 食物においてエネルギー供給源となるのは［①　　　　］で、エネルギーの貯蔵の役割を果たすのは［②　　　　］である。

19 ①炭水化物 ②脂肪

20 ● 飢餓時や糖尿病の場合、肝臓は脂肪を分解して［①　　　　］をつくり血中に供給する。全身の細胞は①をアセチルCoAという物質を経由して利用する。①は酸性物質であるため、飢餓時や糖尿病では［②　　　　］性アシドーシスを起こす。

20 ①ケトン体 ②代謝
ケトン体には揮発性のアセトンも含まれるため、呼気からアセトン臭がすることがある

21 ● 亜鉛は細胞分裂に不可欠であり、欠乏は新陳代謝がさかんな細胞に影響を与え、［味覚、視覚］障害などを引き起こす。

21 味覚

221

第13章 泌尿器系

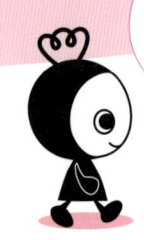

カッコに当てはまる言葉を答えよう！選択式の問題は正しいものを選ぼう！

1 腎臓の構造と機能

尿の生成

1 ● 右図の①〜⑦に当てはまる名称を答えなさい。

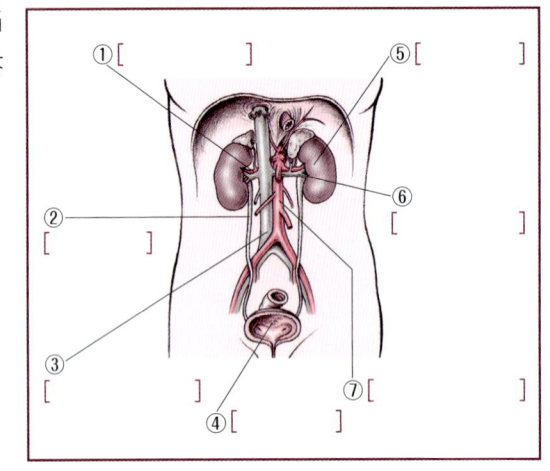

1 ①腎動脈
②尿管
③下大静脈
④膀胱
⑤腎臓
⑥腎静脈
⑦腹大動脈

2 ● 腎臓は重さ［①50、130、250］ｇほどで、腎門には前から［②　　　］、［③　　　］、［④　　　］が通る。

2 ①130 ②腎静脈 ③腎動脈 ④尿管

3 ● 右腎臓は左腎臓よりもやや［高い、低い］位置にある。

3 低い

4 ● 腎臓の最小の機能単位を［①　　　］または腎単位といい、腎小体と［②　　　］からなる。①は1つの腎臓に約［③　　　］万個存在する。

4 ①ネフロン ②尿細管 ③100

5 ● 腎小体は［①　　　］という毛細血管のかたまりと、［②　　　］よりなる。

5 ①糸球体 ②ボウマン嚢

6 ● 尿細管は腎小体側から順に［①　　　］、［②　　　］、遠位尿細管となり、［③　　　］に流入する。

6 ①近位尿細管 ②ヘンレのループ ③集合管

濾過

7 ● 尿生成の方式は、糸球体で老廃物も必要物もいったん水と一緒に［①尿細管側、血管側］に濾過し、その後、尿細管で必要なものを［②尿細管内、血管内］に再吸収するという方式である。

7 ①尿細管側 ②血管内

8 ● 濾過の駆動力は、糸球体毛細血管の［①　　　］と［②　　　］、そしてボウマン嚢内圧の圧力差である。

8 ①血圧 ②膠質浸透圧
血圧は、高すぎても低すぎても尿生成に支障が出るため、適度の血圧が必要である

222

第13章　泌尿器系

Q

9 ● 1日に糸球体で濾過される量は150L程度で、その99％は［①　　　］されるため、最終的に尿として排出されるのは濾過量の1％に相当する［②　　］L程度である。

再吸収と分泌

10 ● 腎臓での再吸収は尿細管と集合管でなされる。尿細管のうち、［①　　　　　］では水やグルコース、アミノ酸、ビタミンなどの大部分が再吸収され、［②　　　　　］と集合管ではNa⁺や水が再吸収される。

11 ● ［　　　　　］やイヌリンは、糸球体で濾過された後、再吸収も分泌もほとんどされない。

12 ● 薬物とその代謝物、また尿酸などは、糸球体濾過に加えて［①　　　　　］から［②　　　　　］に積極的に分泌される。

2 抗利尿ホルモンの作用

（体液量の調節）

13 ● 下垂体後葉から分泌される［①　　　　　　　］は、主に集合管にはたらいて水の再吸収を促進させ、結果として尿量を減らすことから、［②　　　　　］ホルモン（ADH）とよばれる。

14 ● バソプレシンの分泌に影響を与えるのは、体液の［浸透圧、pH］である。

15 ● 抗利尿ホルモンは体液（血液）の水分量を増減させるため、結果として［　　　］も増減させる。

レニン・アンギオテンシン・アルドステロン系

16 ● アルドステロンは、［①　　　　　］から放出されるホルモンで、［②　　　　　］コルチコイドといわれる。集合管の主細胞に作用し、Na⁺の再吸収を促進させることで体液の浸透圧を増加させ、それに伴う水の再吸収を増加させて尿量を［③増加、減少］させる。

17 ● アルドステロンの分泌が減れば、尿量は［①増加、減少］し、血圧は［②上がる、下がる］。

18 ● 腎への血流が減少して血圧が下がると、傍糸球体細胞が［①　　　　　］という酵素を輸入細動脈中に放出する。①は血中のアンギオテンシノゲンを［②　　　　　　　　　］に変換する。

19 ● アンギオテンシンⅠは血管内皮細胞などにあるアンギオテンシン変換酵素（ACE）によって［①　　　　　　　　］に変換され、［②

A

9 ①再吸収　②1.5

10 ①近位尿細管　②遠位尿細管

11 クレアチニン
クレアチニンやイヌリンは、糸球体濾過量（GFR）の測定などの腎機能検査に用いられる

12 ①血管　②尿細管

13 ①バソプレシン　②抗利尿

14 浸透圧

15 血圧

16 ①副腎皮質　②電解質（鉱質）　③減少

17 ①増加　②下がる

18 ①レニン　②アンギオテンシンⅠ

19 ①アンギオテンシンⅡ

223

PART Ⅲ 器官・系統別 おさらい書き込みドリル

Q

　　　　　]にはたらいてアルドステロンの分泌を増加させる。

20 ● アンギオテンシンⅡは血管を［①　　　］させる作用があるため、アルドステロンの体液を［②増加、減少］させる作用と相まって、血圧は上昇する。

3 排尿

尿管の構造と機能

21 ● 尿管は長さ約［①10〜15、25〜30、45〜50］cmで、尿を腎臓から［②　　　］に運ぶ管である。

22 ● 尿管壁には平滑筋があり、尿を送るために［　　　　］運動を行う。

膀胱・尿道の構造と機能

23 ● 膀胱は、男性では［①　　　］の前に、女性では［②　　　］の前に位置し、尿を500〜800mL溜めることができる。

24 ● 尿道の長さには性差があり、男性は［①3〜4、16〜18］cm、女性は［②3〜4、10〜15］cmである。

25 ● 右図の①〜③に当てはまる名称を答えなさい。

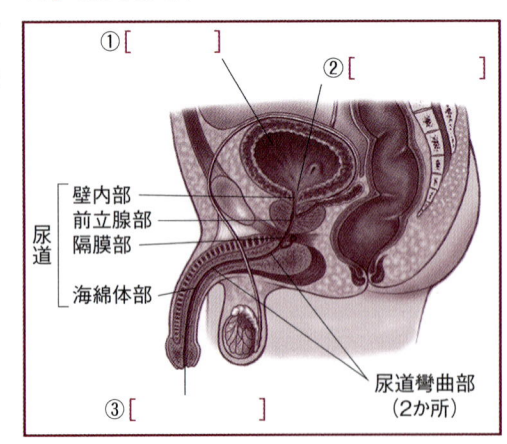

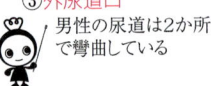

①［　　　］
②［　　　］
壁内部／前立腺部／隔膜部／海綿体部（尿道）
尿道彎曲部（2か所）
③［　　　］

排尿反射と蓄尿反射　解答複数選択→30B①

26 ● 尿が膀胱に溜まると膀胱壁のセンサーを刺激し、感覚情報が［①　　　］に伝わり［②　　　］が発生する。

27 ● 排尿するためには、外尿道括約筋と内尿道括約筋を［①　　　］させ、排尿筋を［②　　　］させて膀胱内の尿を押し出す。排尿を抑えるには、両方の括約筋を収縮させて排尿筋を弛緩させる。

28 ● 膀胱に尿が少々溜まっても漏れないようにはたらく反射を［①　　　］反射という。この反射では［②　　　］筋が弛緩し、［③　　　］筋と外尿道括約筋は収縮する。

29 ● 排尿中枢は［①　　　］および脳幹（橋）にある。排尿は、排尿中枢を中心に［②　　　］神経系と自律神経系との共同作業で起こる。

A

②副腎皮質

20 ①収縮 ②増加

21 ①25〜30 ②膀胱

22 蠕動

23 ①直腸 ②子宮

24 ①16〜18 ②3〜4

25 ①膀胱 ②内尿道口 ③外尿道口
男性の尿道は2か所で彎曲している

26 ①脳（大脳皮質） ②尿意

27 ①弛緩 ②収縮

28 ①蓄尿 ②排尿 ③内尿道括約

29 ①脊髄 ②体性

224

Q

30 ● 右図は、膀胱周囲の排尿にかかわる筋を示している。これをもとにA〜Dに答えなさい。

a 排尿筋
b 内尿道括約筋
c 外尿道括約筋

A．図中［a、b、c］は横紋筋で、自分の意思で収縮させて排尿を我慢することができる。

B．平滑筋に当たる筋は図中［①a、b、c］で、［②体性、自律］神経によって支配されている。（①は２つ選べ）

C．排尿は副交感神経によって［①促進、抑制］される。そのとき図中［②a、b、c］は収縮し、図中［③a、b、c］は弛緩する。

D．交感神経は排尿を［①促進、抑制］する。そのとき図中［②a、b、c］は収縮し、図中［③a、b、c］は弛緩する。

ステップアップ問題

31 ● 尿は腎臓で［　　　］から生成される。

32 ● 水を大量に飲むと血漿の浸透圧が［①上がり、下がり］、それを視床下部のセンサーが感知するとバソプレシンの分泌が［②増加、低下］し、尿量が増える。

33 ● 塩分の高いものを飲食すると、血漿の浸透圧が［①上がり、下がり］、バソプレシンの分泌が［②増加、低下］して尿量を減らすとともに、喉が渇いて水分を摂りたくなる。

34 ● 尿として水分を体外へ排出すると、体液の浸透圧は［高く、低く］なる。

35 ● 腎臓への血流は体循環（7500L）の20％程度で、１日当たり1500L程度である。その10％の150L程度が糸球体から濾過される。このことから、［　　　］は、約100〜120mL/分になる。

36 ● 通常、［①　　　］で濾過されたグルコースはすべて［②　　　］で再吸収される。すなわちグルコースは血漿から清掃されないため、グルコースのクリアランスは［③　　　］mL/分である。

37 ● クレアチニンは糸球体で濾過後、再吸収も分泌もされないため、クレアチニンのクリアランスは［　　　］に等しい。

38 ● 男性の尿道は［①　　　］を貫通しているため、加齢などによって①が肥大すると尿道が狭窄し、尿の出が悪くなることがある。

A

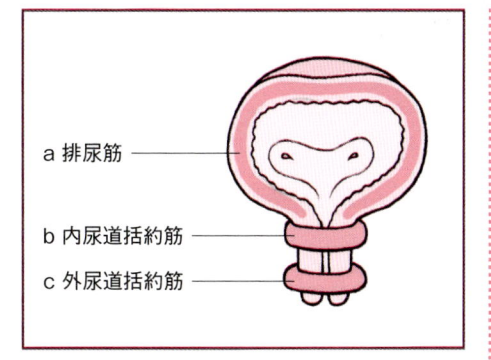

30 A c
 B ①a、b ②自律
 C ①促進 ②a ③b
 D ①抑制 ②b ③a

31 血液（血漿）

32 ①下がり ②低下

33 ①上がり ②増加

34 高く

35 糸球体濾過量（GFR）

36 ①糸球体 ②尿細管 ③0

37 糸球体濾過量（GFR）

38 ①前立腺

第14章 体温調節

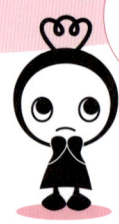

カッコに当てはまる言葉を答えよう！選択式の問題は正しいものを選ぼう！

Question

1 ▶ 体温の成り立ち

[体温]

1 ● ヒトの身体の中心部の温度は［　　　］℃弱に保たれている。
2 ● 身体の中で起こる様々な化学反応は体温の影響を［大きく受ける、ほとんど受けない］。

核心温度と外殻温度

3 ● 脳も含め、身体の中心部の温度を［①　　　］温、周辺部の温度を［②　　　］温という。
4 ● 腋窩温、口腔温、直腸温のなかで最も核心温に温度が近いのは［　　　］である。

2 ▶ 熱放散と熱産生

[体温の調節]

5 ● 人体のサーモグラフィは、体表から［①輻射、伝導、気化］される電磁波（主に［②赤外線、紫外線］）を分析し画像化したものである。
6 ● 同じ体重のやせ型のヒトと肥満型のヒトでは、熱の出入りする表面積が大きいのは［やせ型、肥満型］のヒトである。
7 ● 身体の熱は［①　　　］（放射）、伝導、それに水分の蒸発に伴う［②　　　］で体表より放出される。
8 ● ATPを使って運動をすると身体は熱を［産生、吸収］する。
9 ● 筋をふるえさせる（等尺性収縮）のは、熱の［産生、放散］の有効な手段である。

体温調節中枢

10 ● 体温を一定に保つ機構は［正、負］のフィードバックである。
11 ● 体温調節の中枢は脳の［　　　］にある。
12 ● インフルエンザなどにかかり発熱するのは、［①　　　］中枢が［②　　　］温の目標値（セットポイント）を高く設定するためである。その発熱の過程で悪寒がするのは実際の体温がセットポイントより［③高い、低い］ときである。

Answer

1 37
2 大きく受ける

3 ①核心 ②外殻
4 直腸温

5 ①輻射 ②赤外線
6 やせ型
7 ①輻射 ②気化熱
8 産生
9 産生

10 負
11 視床下部
12 ①体温調節 ②核心 ③低い

第15章 内分泌系

カッコに当てはまる言葉を答えよう！選択式の問題は正しいものを選ぼう！

Question / Answer

1 ホルモンの化学的性質　解答順不同→2

1. ホルモンは、内分泌細胞によって [①　　　] 中に分泌され、体内を循環して標的細胞に到達し、細胞表面あるいは細胞内に存在する [②　　　] に結合し、その細胞に様々な反応を起こす。

   1 ①血液 ②受容体

2. ホルモンは化学構造から、アミン型ホルモン、[①　　　] ホルモン、[②　　　] ホルモンの3種に分類できる。

   2 ①ステロイド ②ポリペプチド

3. ステロイドホルモンには、副腎皮質ホルモンと [　　　] が属する。

   3 性腺ホルモン

4. ステロイドホルモンと甲状腺ホルモンは [①脂溶性、水溶性] ホルモンで、ほかはすべて [②脂溶性、水溶性] である。

   4 ①脂溶性 ②水溶性

ホルモンの受容体

5. [①　　　] ホルモンの受容体は標的細胞の細胞膜表面上にあり、[②　　　] ホルモンの受容体は細胞内にある。

   5 ①水溶性 ②脂溶性

2 ホルモン分泌の調節、フィードバック機構　解答複数選択→7D

6. 甲状腺、性腺、副腎皮質などにおけるホルモン分泌は [①　　　] ホルモンの制御を受け、①ホルモンは [②　　　] ホルモンの制御を受けるという階層構造をしている。

   6 ①下垂体前葉 ②視床下部

7. 右図は視床下部 - 下垂体前葉によるホルモン分泌の調節を模式的に示したものである。これをもとに、A〜Dに答えなさい。

   A. 視床下部ホルモンの流れを表すのは、図中 [ⓐ、ⓑ、ⓒ、ⓓ] の矢印である。

   B. 下垂体前葉ホルモンの流れを表すのは、図中 [ⓐ、ⓑ、ⓒ、ⓓ] の矢印である。

   C. 負のフィードバックをかけるホルモンの流れを表すのは、図中 [ⓐ、

   7 A ⓐ
   　B ⓑ
   　C ⓓ

227

PART III 器官・系統別 おさらい書き込みドリル

　　　ⓑ、ⓒ、ⓓ］の矢印である。

　D．図中ｘに当てはまる内分泌腺は、［膵臓、精巣、上皮小体、甲状腺、副腎皮質］である。（3つ選べ）

D 精巣、甲状腺、副腎皮質

3 視床下部　解答順不同→8

8 ● 視床下部は内分泌系の最上位に位置し、［①　　　　　］ホルモンおよび［②　　　　　］ホルモンを産生する。

8 ①視床下部 ②下垂体後葉

9 ● 視床下部のホルモン分泌細胞は、細胞体を視床下部にもつ［①　　　　　］で、軸索末端からホルモンを血中に放出する。これを［②　　　　　］という。

9 ①ニューロン ②神経分泌

下垂体　解答順不同→13①②

10 ● 下垂体前葉はラトケ嚢から発生した［①　　　］下垂体で、脳に付着しているが、脳との神経連絡はない。下垂体後葉は脳の一部で、［②　　　］下垂体といわれる。

10 ①腺 ②神経

11 ● 下垂体前葉から放出されるホルモンは、［①　　　　　］を経由する［②　　　　　］ホルモンの調節を受ける。

11 ①下垂体門脈 ②視床下部

12 ● 次の6種類の略語に対応する、下垂体前葉ホルモンの名称を答えなさい。

　① ［FSH=　　　　　　　　］　② ［LH=　　　　　　　　］
　③ ［GH=　　　　　　　　］　④ ［PRL=　　　　　　　　］
　⑤ ［ACTH=　　　　　　　　］
　⑥ ［TSH=　　　　　　　　］

12 ①卵胞刺激ホルモン ②黄体形成ホルモン ③成長ホルモン ④プロラクチン ⑤副腎皮質刺激ホルモン ⑥甲状腺刺激ホルモン

13 ● 下垂体後葉ホルモンは［①　　　　　］と［②　　　　　］の2種で、ともに［③　　　　　］の細胞体で合成される。

13 ①バソプレシン ②オキシトシン ③視床下部

甲状腺

14 ● 甲状腺は重さ［①15〜20、50〜60］gで、右葉と左葉と［②　　　　　］があり、②から錐体葉が伸びる場合がある。

14 ①15〜20 ②峡部

15 ● 甲状腺の機能的単位は［①　　　　　］である。濾胞腔には、甲状腺ホルモンの原料である［②サイログロブリン、ガンマグロブリン］を主とする［③　　　　　］が含まれ、また生成されたホルモンも一時的に貯蔵される。

15 ①濾胞（小胞） ②サイログロブリン ③コロイド（膠質）

16 ● 甲状腺ホルモンには、サイロキシン（T_4）とトリヨードサイロニン（T_3）の2種類があり、ともに［鉄、ヨウ素］を含んでいる。

16 ヨウ素

17 ● ［①　　　　　］は、ほぼ全身の組織・細胞に作用し、新陳代謝や［②　　　　　］代謝を亢進させる。

17 ①甲状腺ホルモン ②エネルギー

Q

18 ● 甲状腺の傍濾胞細胞（別名 [①　　　] 細胞）から分泌される [②　　　] は、上皮小体ホルモンとともに血中のCa²⁺の調節に関与する。

19 ● カルシトニンはCa²⁺を骨に沈着させるなどして血中のCa²⁺濃度を [上げる、下げる] 方向にはたらく。

上皮小体（副甲状腺）

20 ● 上皮小体（副甲状腺）は米粒ほどの大きさで、甲状腺の後外縁に通常 [①　　] 個接着して存在し、主細胞から上皮小体ホルモン（[②　　　]）を分泌する。

21 ● 血中のCa²⁺濃度が [①上がる、下がる] とパラソルモンが放出され、破骨細胞を活性化して骨からもCa²⁺を取り出すなど、血中のCa²⁺濃度を [②上げる、下げる] 方向にはたらく。

膵島

22 ● 膵臓の内分泌部を [①　　　　　] といい、①のA細胞からは [②　　　　]、B細胞からは [③　　　　] が分泌される。

23 ● 血中グルコース濃度が上がると [①　　　　] が放出され、全身の細胞、特に肝臓や筋の細胞に [②　　　　] を取り込ませて血糖値を下げる。①は肝臓や筋の細胞内で [③　　　　] 生成を促進する。

副腎皮質、副腎髄質

24 ● 副腎皮質は球状帯、[①　　　　]、網状帯の3層構造をとり、[②　　　　] ホルモンを分泌する。

25 ● 右図は副腎皮質ホルモンの分泌調節を模式的に示したものである。これをもとに、A〜Dに答えなさい。

　A．ⓐに当たるホルモンは [①　　　　　　]、ⓑに当たるホルモンは [②　　　　　　] である。

A

このため甲状腺機能亢進症・低下症では、発汗、体温、脈拍、食欲などに異常がみられるようになる

18 ①C ②カルシトニン

19 下げる

20 ①4 ②パラソルモン

21 ①下がる ②上げる

22 ①ランゲルハンス島（膵島） ②グルカゴン ③インスリン

23 ①インスリン ②グルコース ③グリコーゲン

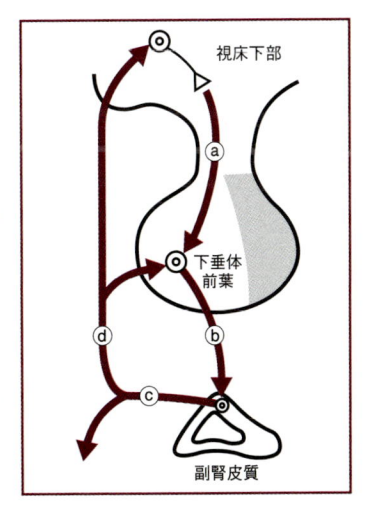

24 ①束状帯 ②ステロイド

25 A ①副腎皮質刺激ホルモン放出ホルモン（CRH） ②副腎皮質刺激ホルモン（ACTH）

B．ⓐのホルモンは［　　　　　　］という静脈を経由して作用する。
C．ⓒのホルモンは［アミン型、ステロイド］ホルモンである。
D．ⓓの矢印は、負の［　　　　　　］制御を表す。

B 下垂体門脈
C ステロイド
D フィードバック

26 ● アルドステロンは［腎臓、心臓］に作用し、Na^+の再吸収を通じて水の再吸収を促進する。体液を増やして血圧を上げる作用がある。

26 腎臓

27 ● アルドステロン分泌は、［①　　　］からレニンが放出されることに始まる一連の反応の結果産生される［②　　　　　］で刺激される。

27 ①腎臓 ②アンギオテンシンⅡ
p.140、141 参照

28 ● Na^+摂取不足時などにもアルドステロンが分泌され、体液中の［Na^+、K^+］を保持する。

28 Na^+

29 ● 糖質コルチコイドの主な作用は［①　　　　］産生（糖新生）の促進で、結果として［②　　　］値を上げる。

29 ①グルコース ②血糖

30 ● 糖質コルチコイドには［①　　　　　］上昇作用のほか、免疫［②　　　］作用、抗炎症作用がある。

30 ①血糖（値）②抑制

31 ● 糖質コルチコイドは各種のストレス負荷時にその分泌が亢進するため、抗［　　　　　］作用も機能の一つと考えられる。

31 ストレス

32 ● 副腎皮質から分泌されるアンドロゲンの主成分は［①テストステロン、デヒドロエピアンドロステロン］である。このホルモンは女性でも分泌され、特に閉経後には［②　　　　　　］がこのアンドロゲンを経由して生成される。

32 ①デヒドロエピアンドロステロン ②エストロゲン

33 ● 副腎髄質は交感神経節前線維からの指令を受け、［①　　　　］やノルアドレナリンを分泌し、分泌物は［②　　　］によって運ばれる。

33 ①アドレナリン ②血液

消化管ホルモン

34 ● 胃から分泌される［　　　　　　］は胃酸とペプシノゲンの分泌を促進する。

34 ガストリン

35 ● 十二指腸からは、アルカリ性の膵液分泌を促進させる［①　　　　］、胆汁および消化酵素に富んだ膵液を分泌させる［②　　　　］が分泌される。

35 ①セクレチン ②コレシストキニン

腎臓のホルモン

36 ● ［①高、低］酸素状態が刺激となり、腎臓から［②　　　　　　］が放出され、赤血球産生が促進される。

36 ①低 ②エリスロポエチン

37 ● 血圧・血流の低下が刺激となって腎臓から放出される酵素［①　　　　　］は、［②　　　　　　］産生を介し［③　　　　　　］の分泌を亢進させ、体液の増加や血圧上昇を促す。

37 ①レニン ②アンギオテンシン ③アルドステロン

第15章 内分泌系

性腺ホルモン

38 ● 性腺ホルモンは、男性では［①　　　］から、女性では［②　　　］から、それぞれ分泌される。

39 ● 女性ホルモンには［①　　　　　］と［②　　　　　］があり、①にはエストロン（E1）、［③　　　　　］（E2）、エストリオール（E3）といった化学構造の異なる3種がある。

40 ● エストロゲンは［①　　　］の膜を形成する細胞から分泌される。排卵後は［②　　　］から分泌され、妊娠時には［③　　　］からも分泌される。

41 ● ［①　　　　　　　］は、排卵と［②　　　　］の形成を促進し、プロゲステロンは②から分泌される。

42 ● プロゲステロンは［①　　　　］の体温調節中枢にはたらき、［②　　　　　］を上昇させる。

43 ● 男性ホルモンのことを［①　　　　　　］といい、このうちの一つに、精巣の［②　　　　　］細胞（間質細胞）から分泌される［③　　　　　］がある。

44 ● 下垂体からの［　　　　　　　］は、テストステロンの分泌を促進する。

ステップアップ問題

45 ● 心房性ナトリウム利尿ペプチド（ANP）というホルモンは［①腎臓、心臓］から分泌され、利尿を促進して体液量を減らし、また血管を拡張させるなどして血圧を［②上げる、下げる］ように作用する。このはたらきは、副腎皮質から分泌される電解質（鉱質）コルチコイドとよばれる［③　　　　　　　］の作用に拮抗する。

46 ● 腎臓は［①　　　　　］を活性型に変化させる。活性型の①はホルモンのようにはたらき、［②　　　　　］イオンの血中への取り込みを増加させる。上皮小体ホルモン（［③　　　　　　］）が、腎臓のこのはたらきを促進する。これらに対し、甲状腺からの［④　　　　　　　］は拮抗する。

47 ● 低血糖状態では、視床下部から［①　　　　　　　　］および下垂体から［②　　　　　　　　　　］が分泌され、［③　　　　　　　］から糖質コルチコイドの分泌を引き起こすことで血糖値を上昇させる。

---

p.140、141 参照

38 ①精巣 ②卵巣

39 ①エストロゲン ②プロゲステロン ③エストラジオール

40 ①卵胞 ②黄体 ③胎盤

41 ①黄体形成ホルモン（LH）②黄体

42 ①視床下部 ②基礎体温

43 ①アンドロゲン ②ライディッヒ ③テストステロン

44 黄体形成ホルモン（LH）

45 ①心臓 ②下げる ③アルドステロン
ANPは、心不全の治療薬として用いられる

46 ①ビタミンD ②カルシウム ③パラソルモン ④カルシトニン
活性型ビタミンDは脂溶性ホルモンである

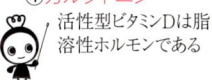

47 ①副腎皮質刺激ホルモン放出ホルモン（CRH）②副腎皮質刺激ホルモン（ACTH）③副腎皮質

第16章 生殖と老化

カッコに当てはまる言葉を答えよう！選択式の問題は正しいものを選ぼう！

Question / Answer

1 女性の生殖器系

卵巣の構造と機能

1 ● 卵巣は子宮の両脇に左右1対ある母指頭大の器官で、成人で15万個程度の[①　　]を含み、[②　　]ホルモンを分泌する。

1 ①卵胞 ②女性

2 ● 卵胞は[①　　]細胞と卵胞上皮細胞からなり、女児では胎生7か月頃には保有するようになる。この頃の卵胞は[②　　]卵胞といわれ、思春期になると月経周期の初めに発育を始める。

2 ①卵母 ②原始

3 ● 排卵は、卵胞の膜が破裂して、卵母細胞が卵巣外（[　　]）へ飛び出ることをいう。

3 腹膜腔

卵管・子宮・腟の構造と機能　解答順不同→8 ①〜③

4 ● 右図は女性の生殖器とその周囲の様子を示している。①〜⑦に当てはまる名称を答えなさい。

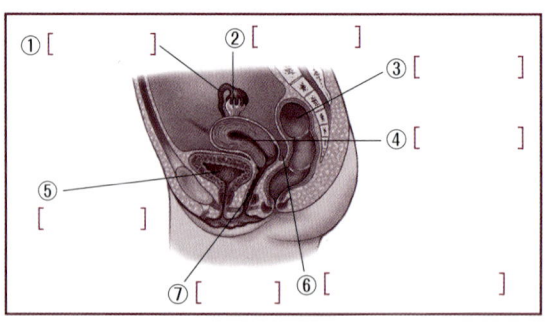

①[　　] ②[　　] ③[　　] ④[　　] ⑤[　　] ⑥[　　] ⑦[　　]

4 ①卵管
②卵巣
③直腸
④子宮
⑤膀胱
⑥直腸子宮窩（ダグラス窩）
⑦腟

5 ● 卵管は長さ約[① 5〜7、7〜15]cmで、卵管[②　　]と卵管峡部に分けられる。

5 ①7〜15 ②膨大部

6 ● 卵管采は卵管の末端部で、[　　]に開き、排卵された卵子を卵管内に取り込む。

6 腹膜腔

7 ● 卵管壁の粘膜上皮には線毛細胞と[①　　]細胞があり、線毛運動によって受精卵を卵管膨大部から[②　　]へ運んでいる。

7 ①粘液 ②子宮

8 ● 子宮は、子宮[①　　]、子宮[②　　]、子宮[③　　]を区別し、受精卵を着床させて胎児を育てる。胎児が成熟すると収縮して[④　　]を起こす。

8 ①底 ②体 ③頸 ④分娩

臨床の産科領域では、子宮体と子宮頸の移行部を子宮峡部、あるいは子宮下部とよぶ場合がある

9 ● 腟は、尿道の[① 前、後ろ]、直腸の[② 前、後ろ]に位置する。

9 ①後ろ ②前

外陰部・会陰　解答順不同→11

10 ● 女性の外陰部には、前（腹側）から順に[①　　]、[②　　]

10 ①尿道 ②腟 ③肛門

232

第16章　生殖と老化

Q

］、［③　　　］が開口する。

11 ● 女性の会陰は［①　　　］と［②　　　　］の間を指す。

性周期

12 ● 女性における約［①　　　］日の性周期は、女性の［②　　　］と各種ホルモンがつくり出す。

13 ● 性周期で変化する下垂体前葉からのホルモンは、FSH（［①　　　　］ホルモン）と［②　　　　］（黄体形成ホルモン）である。

14 ● 右図は女性における性周期を示している。次の①〜④のホルモンに当たるものを、図中a〜dより選択しなさい。
①FSH　　　　→［a、b、c、d］
②LH　　　　→［a、b、c、d］
③エストロゲン→［a、b、c、d］
④プロゲステロン→［a、b、c、d］

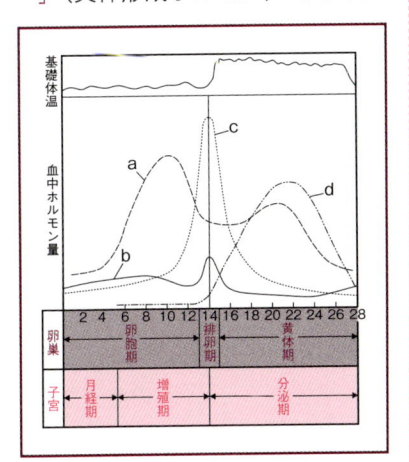

15 ● LHやFSHの急激な増加の約1日後に［　　　］が起こる。

16 ● プロゲステロンは［①　　　　］の体温調節中枢に作用し、基礎体温を［②上昇、低下］させる。

17 ● 排卵後の卵胞の膜は黄体となり、引き続き［①　　　　］、新たに［②　　　　］を分泌する。これらの女性ホルモンは子宮内膜の分泌を進め、着床の準備を行う。

18 ● 妊娠が成立しない場合は、［①　　　　］が退化し、エストロゲンとプロゲステロンの分泌が減少して子宮内膜の脱落が起こり、［②　　　　］が始まる。

19 ● 卵巣で起こる性周期を［①　　　］周期、それに対応して子宮内膜に起こる性周期を［②　　　］周期という。

妊娠・分娩・産褥　解答順不同→22

20 ● 分娩が開始され胎児が下降するにしたがって、子宮体部の平滑筋が収縮し、子宮頸が［①伸展、収縮］され、その刺激が脳に伝わり［②　　　　］を放出させる。このとき、②は子宮収縮を増強し、さらに子宮頸が①されるという［③　　　］のフィードバック機構がはたらく。

21 ● 分娩後、母体が生理的な復旧過程を経て出産以前の状態に回復する

A

11 ①腟 ②肛門

12 ①28 ②脳

13 ①卵胞刺激 ②LH

14 ①b ②c ③a ④d

15 排卵

16 ①視床下部 ②上昇

17 ①エストロゲン ②プロゲステロン

18 ①黄体 ②月経

19 ①卵巣 ②月経

20 ①伸展 ②オキシトシン ③正

233

段階のことを［①卵巣、産褥］期といい、その期間は［②2か月、6か月］程度である。

22 ● 授乳期間中は［①　　　　　］や［②　　　　　］が性周期の再開を遅らせる。

乳房

23 ● 右図は、乳汁分泌の仕組みを示している。これをもとにA～Cに答えなさい。

A. 乳頭への吸引刺激は神経情報として図中の経路のうち［①a、b、c］を介して母親の脳の［②　　　　　］に至り、［③伝達物質、ホルモン］を分泌させる。

B. 下垂体前葉より乳腺へ送られる（図中bの経路）ホルモンは［①　　　　　］で、［②　　　　　］の産生を促進する。

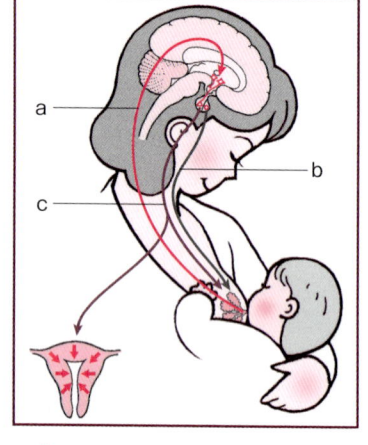

C. 下垂体後葉より乳腺および子宮へ送られる（図中cの経路）ホルモンは［①　　　　　］で、乳管周囲の［②　　　　　］筋（筋上皮細胞）を収縮させ、［③　　　　　］を起こす。

2 精巣・精巣上体の構造と機能　　男性の生殖器系

24 ● 精巣（睾丸）は、精巣上体とともに［①　　　　　］中に存在する約8～10gの左右一対の器官で、［②　　　　　］を形成し、［③　　　　　］ホルモンを分泌する。

25 ● 精巣は胎生期の初めは体腔の背側壁に位置し、発生が進むにつれて下方に向かい、［①精、鼠径］管を通って陰嚢中に下降する。陰嚢内は腹腔よりも温度が2～5℃［②高く、低く］、精子の産生に適した環境となっている。

精子の形成

26 ● 思春期以降の精巣では精母細胞の［①　　　　　］分裂が常時進行し、毎日数千万～1億個の［②　　　　　］が形成され続ける。

27 ● 精子は精巣の［　　　　　］内で形成される。

28 ● 精細管の内壁には、精祖細胞や精母細胞などの精細胞と、精子形成を支持・栄養する［　　　　　］細胞が存在する。

---

21 ①産褥 ②2か月

22 ①プロラクチン
　②オキシトシン
　授乳中でもないのにプロラクチンの濃度が高いと、性周期の異常・無月経などが起こる（高プロラクチン血症）

23 A ①a ②視床下部
　　③ホルモン
　B ①プロラクチン
　　②乳汁
　C ①オキシトシン
　　②平滑 ③射乳

24 ①陰嚢 ②精子 ③男性

25 ①鼠径 ②低く

26 ①減数 ②精子

27 精細管

28 セルトリ

Q / A

29 ● 精子形成は、下垂体前葉から分泌される［①　　　　　］、および精巣から分泌される［②　　　　　］によって促進される。
29 ①卵胞刺激ホルモン（FSH）②テストステロン

30 ● 精子の頭部は遺伝物質である［①　　　　］を含み、尾部は［②蠕動、鞭毛］運動の仕組みをもち、中部には多量の［③　　　　］を保持してエネルギーを供給する。
30 ①DNA ②鞭毛 ③ミトコンドリア

付属生殖腺および外生殖器の構造と機能　解答順不同→31

31 ● 男性の付属生殖腺には、［①　　　］、［②　　　］、［③　　　　］がある。
31 ①精嚢 ②前立腺 ③尿道球腺（カウパー腺）

32 ● 陰茎動脈の拡張（勃起）は［①　　　］神経のはたらきで起こるのに対し、射精は主に［②　　　］神経のはたらきで起こる。
32 ①副交感 ②交感

3 ▶ 受 精

33 ● 精子は、1回の射精で［①1万～4万、1億～4億］個が放出され、射精後［②12、48］時間程度、女性性器内で生存する。
33 ①1億～4億 ②48

34 ● 卵（卵母細胞）は排卵後［①　　　］時間程度、卵管内で生存する。卵は通常［②　　　　　］で、射精された精子と出会う。
34 ①24 ②卵管膨大部

35 ● 精子が卵母細胞に貫入すると、卵母細胞を包む［①　　　］の性質が瞬時に変化し、それ以降の精子の侵入は阻止される。このとき精子と卵子の核が合体し、［②　　　　］となる。
35 ①膜 ②受精卵

胎児の発生

36 ● 受精卵は細胞分裂を繰り返しながら、数日かかって［　　　］にたどり着き、着床する。
36 子宮

37 ● 受精卵（胚子）の栄養膜は絨毛膜（胚子絨毛膜）を形成し、［①　　　］（ヒト絨毛性ゴナドトロピン）の分泌を開始する。①は［②　　　］の退化を防ぎ、月経を阻止して妊娠を成立させる。
37 ①hCG ②黄体

38 ● 着床後、胚子絨毛膜は子宮側の膜と協力して［①　　　　］を形成する。妊娠の経過とともに黄体からのプロゲステロンと［②　　　　］は①から放出されるようになる。
38 ①胎盤 ②エストロゲン

39 ● 受精卵の性は、［①精子、卵子］由来の性染色体によって決定される。卵子が［②　　　］染色体をもつ精子と受精すると女、［③　　　］染色体をもつ精子と受精すると男になる。
39 ①精子 ②X ③Y

40 ● ［①　　　］染色体上にあるSRYという領域のはたらきで、ヒトは［②男性、女性］化する。SRY領域がなければ、ヒトは［③男性、女性］化する。
40 ①Y ②男性 ③女性

4 成長と老化

組織および臓器の加齢変化

41 ● 成長と老化の道筋は［①　　　　］に組み込まれている。この道筋に影響を与えるのは、ホルモンや健康状態などの［②　　　　］要因と、栄養や生活環境などの［③　　　　］要因である。

41 ①遺伝子 ②内部 ③外部

42 ● 思春期を発現させるのは、［①　　　　］からの［②　　　　　　　　］ホルモンの分泌開始である。このホルモンによって下垂体から［③　　　　　　］が分泌され、男女とも性腺から［④　　　　　］が分泌される。

42 ①視床下部 ②性腺刺激ホルモン放出 ③性腺刺激ホルモン ④性ホルモン

43 ● 性ホルモンは生殖器を発達・成熟させるとともに、男女の［　　　　　］を出現させる。

43 二次性徴

44 ● 45～50歳頃に月経が停止することを［　　　　］という。

44 閉経

45 ● 閉経後の女性では、卵巣からのホルモンである［①　　　　　］分泌が激減し、様々な［②　　　　　］障害の症状が出現する。

45 ①エストロゲン ②更年期

代謝機能の加齢変化

46 ● 成人の基礎代謝量は年齢とともに［①増加、減少］するが、その要因は筋肉や内臓など各臓器の［②　　　　　］使用量が［③増加、減少］するためである。

46 ①減少 ②エネルギー ③減少

47 ● 人体を構成する水は細胞［①内、外］に最も多く含まれているので、加齢に伴う［②　　　　］の数の減少で身体の水分が減少する。

47 ①内 ②細胞

48 ● 加齢に伴う消化管運動の減弱は、［①下痢、便秘］の要因であり、嚥下機能の衰えは［②誤嚥、胃炎］の要因である。

48 ①便秘 ②誤嚥

ステップアップ問題

49 ● 性腺とは女性では［①　　　　］、男性では［②　　　　　］をいう。①から分泌される性腺ホルモンを総称して［③　　　　］ホルモンといい、②からのものは［④　　　　］ホルモンという。

49 ①卵巣 ②精巣 ③女性 ④男性

50 ● 思春期を迎えた女性では、月経周期の初めに複数の原始卵胞が［①　　　　　］卵胞へと発育を始め、その中の一つが成熟し、月経周期の半ば頃に［②　　　　］を起こす。

50 ①一次 ②排卵

51 ● 減数分裂の結果、1個の一次精母細胞からは4個の精子ができ、1個の一次卵母細胞から1個の生殖能力のある卵子と3個の［　　　　］ができる。

51 極体

52 ● 精子は精巣から［①　　　　　　］→精管→射精管と運ばれ、［②　　　　　］を通って射精される。

52 ①精巣上体（精巣上体管）②尿道

53 ● 成人女性の腟はデーデルライン桿菌の存在により［酸性、アルカリ性］に保たれ、殺菌作用がある。

53 酸性

INDEX 索引

PART II「器官・系統別 解剖生理BOOK」から、重要ワードを抽出しています。

〈欧文〉

ABO型	90
ACE	141
ACTH	152
ADH	140
ALS	38
ATP	32、111、145
ATP合成酵素	132
ATP分解酵素	132
A（α）細胞	154
BBB	50
BMI	131
B細胞	86、100
B（β）細胞	154
Ccr	139
COPD	116
CRH	151
CSF	50、88
DNA	16、135
D（δ）細胞	154
FSH	152、167
GFR	139
GH	152
GHIH	151
GHRH	151
GnRH	151、171
G細胞	121
H^+	113
Hb	86
hCG	164、169
HCO_3^-	112
Ht	84
IgA	101
IgD	101
IgE	101
IgG	101
IgM	101
IL	88
iPS細胞	103
IVH	77
Kチャネル	43
LH	152
LHRH	151
MHC	103
MHC分子	103
mol	93
mol/L	93
mRNA	18
Na-Kポンプ	93
Naチャネル	43
NK細胞	100
non-REM	52
pH	85、94
PIH	151
PRH	151
PRL	152
REM	52
Rh型	90
Rh不適合	91
RNA	135
ROM	30
SIDS	116
SRY	170
S状結腸	124
T_3	153
T_4	153
TCA回路	132
TCR	101
TRH	151
tRNA	18
TSH	152
T細胞	86、100
T細胞受容体	101
X染色体	170
Y染色体	170

〈和文〉

あ行

アクチンフィラメント	15、32
アシドーシス	94
アセチルCoA	132
アセチルコリン	38、56
圧力覚	58
アデニン	16、135
アデノシン三リン酸	32、145
アドレナリン	156
アポクリン腺	20、164
アミノ酸	134
アミラーゼ	119、127
アミン型ホルモン	148
アランチウス管	80
アルカローシス	94
アルドステロン	140、155
アルブミン	95
アレルギー反応	103
アンギオテンシンII	141
アンギオテンシン変換酵素	141
アンドロゲン	156、157
アンモニア	134
胃	120
胃液	121
異化作用	132
異常呼吸	116
胃体	120
一次運動野	46
一次体性感覚野	46
一次卵母細胞	160
1秒率	115
胃底	120
胃底腺	121
遺伝子	16
イヌリン	139
陰茎	168
インスリン	127、154
インターロイキン	88、100
咽頭	106、118
咽頭相	119
ウィリスの動脈輪	79
ウェルニッケ野	51
右脚	73
右心室	71
右心房	71
うつ熱	147
ウラ試験	90
ウラシル	135
運動性言語野	51
運動単位	38
運動ニューロン	38
永久歯	117
栄養素	130
会陰	37、162
液性免疫	102
エクリン腺	20
壊死	78
エストロゲン	158、160、163
エナメル質	117
エネルギー代謝	131
エリスロポエチン	88、157
塩基	135
嚥下	118、119
嚥下中枢	119
嚥下反射	128
遠視	61
延髄	47、114
横隔膜	35、110
横行結腸	123
黄色骨髄	87
黄体	163
黄体期	163
黄体形成ホルモン	152
黄体ホルモン	160
黄斑	61
オキシトシン	153、164、165
オッディ括約筋	122
オプソニン効果	102
オモテ試験	90
温覚	58

か行

外因系	89
外陰部	162
外殻温	144
外眼筋	62
外肛門括約筋	125
外呼吸	110
外耳	64
回旋枝	78
咳嗽	107
回腸	122
解糖系	132
外尿道括約筋	143
海馬	51
灰白質	45
外分泌部	127
海綿質	25
外肋間筋	110
化学的防御	99
蝸牛	64
蝸牛神経	65
核	15
拡散	108
核酸	135
核小体	15
核心温	144
覚醒	52
喀痰	107
拡張期血圧	81
獲得免疫	96、97
下行結腸	123
下行性伝導路	50
下肢	27
下肢の筋	37
下垂体	151
下垂体後葉ホルモン	151、153
下垂体前葉ホルモン	152
下垂体門脈	152
ガス交換	111
ガストリン	121、157
滑走説	34
活動電位	34、38、43
花粉症	104
構え	30
カルシトニン	154
感音（性）難聴	66
感覚性言語野	51
換気	110
眼球	59
間質液	23
間質細胞	158、167
冠状動脈	78
肝静脈	125
肝小葉	125
関節	29
関節可動域	30
関節軟骨	26
肝臓	125
杆体	62
眼底検査	60
眼動脈	60
間脳	47
顔面神経	67
肝門脈	76
関連痛	69
キーセルバッハの部位	106
気化熱	146
器官	19
気管	106
器官系	19
気管支	106
気管支喘息	107、116
奇静脈	78
基礎体温	158、163
基礎代謝	131
基礎代謝量	131
拮抗ホルモン	150
気道	106
機能的肢位	32
キモトリプシン	127
ギャップ結合	71
嗅覚	69
嗅細胞	68
急速眼球運動	52

237

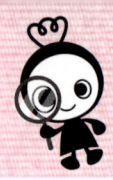

橋	47	高温相	163	固有感覚	59	シトシン	16、135
胸郭	27	後角	48	ゴルジ腱器官	59	シナプス	44
胸管	83	交感神経	55	ゴルジ装置	15	視物質	62
凝固	88	好気的代謝	32	コルチ器官	64、66	脂肪	132、134
胸骨	27	口腔	117	コルチゾル	156	脂肪酸	132、134
胸式呼吸	110	口腔相	119	コレシストキニン	122、157	視野	61
胸髄	48	抗原	101	コロイド浸透圧	95	縦隔	109
胸腺	98	抗原提示機能	86	コロトコフ音	82	収縮期血圧	81
胸膜	108	抗原提示細胞	101	コロニー刺激因子	88	重炭酸イオン	112
巨核芽球	88	後根	53	混合性換気障害	115	終動脈	75
キラー（細胞傷害性）T細胞	101	好酸球	85、86			十二指腸	122
筋萎縮性側索硬化症	38	後枝	53	**さ行**		絨毛膜	169
近視	61	後室間枝	78	サーカディアンリズム		主気管支	106
筋収縮	32	鉱質コルチコイド	155		22、52、158	主細胞	121
筋組織	18	膠質浸透圧	75、86、95	サーモグラフィ	145	樹状突起	19、42
筋紡錘	59	高次脳機能	50	再吸収	139	受精	168
筋ポンプ	74	甲状腺	153	最高血圧	81	受精卵	168
グアニン	16、135	甲状腺刺激ホルモン	152	臍静脈	79	受動免疫	100
空気血液関門	108	甲状腺刺激ホルモン放出ホルモン		臍帯	79	主要組織適合遺伝子複合体	103
空腸	122		151	最低血圧	81	シュワン細胞	42
クーパー靱帯	164	甲状腺ホルモン	153	臍動脈	79	順応	57
屈曲反射	39、49	酵素	132	サイトカイン	100	漿液	21
クモ膜	50	梗塞	75	細胞	14	消化	120
グリア細胞	42	拘束性換気障害	115	細胞外液	23、92	消化管ホルモン	157
クリアランス	139	抗体	101	細胞質	14	消化酵素	132
グリオーマ	42	好中球	85、86	細胞性免疫	102	松果体	158
グリコーゲン	132	高張	94	細胞体	42	小臼歯	117
グリセリン	132	喉頭	106	細胞内液	92	上行結腸	123
グリソン鞘	125	後頭葉	46	細胞内小器官	14	上行性伝導路	50
グルカゴン	127、154	更年期	171	細胞膜	14	上肢	27
グルコース	132	更年期障害	171	サイロキシン	153	上肢の筋	37
グルコース産生	156	後腹膜器官	136	サイログロブリン	153	脂溶性ビタミン	135
クレアチニン	139	硬膜	50	左脚	73	脂溶性ホルモン	148
クレアチニン・クリアランス	139	硬膜静脈洞	79	左心室	71	常染色体	16
クロマチン	16	肛門	125	左心房	71	小泉門	28
形質細胞	102	抗利尿ホルモン	95、140	嗄声	107	小腸	122
頸神経叢	54	誤嚥性肺炎	172	酸塩基平衡	94、113	小脳	47
頸髄	48	呼吸運動	110	産褥期	164	上皮小体	154
頸動脈小体	114	呼吸音	116	酸素化（酸化）ヘモグロビン	86	上皮小体（副甲状腺）ホルモン	154
血圧	81	呼吸機能	114	酸素解離曲線	112	上皮組織	18
血液	84	呼吸機能障害	115	肢位	30	小胞体	15
血液脳関門	50	呼吸筋	110	子宮	161	漿膜	21
血球	84	呼吸商	111	糸球体濾過量	139	静脈	74
月経	163	呼吸性アシドーシス	113	軸索	19、42	静脈管	80
月経期	163	呼吸性アルカローシス	113	刺激	57	食道	119
月経周期	163	呼吸中枢	114	刺激伝導系	73	食道静脈瘤	76
血色素	86	呼吸調節	114	止血	88	食道相	119
血漿	84、86	呼吸ポンプ	74	視交叉	62	食道裂孔	35、119
血小板	85、86	鼓室	64	自己免疫疾患	103	植物状態	47
血清	85	五炭糖	135	視細胞	62	女性ホルモン	158
結腸	123	骨格筋	18、32	支持組織	18	触覚	58
ケトン体	133	骨質	25	脂質	130、134	自律神経	41
ゲノム	16	骨髄	25、87	思春期	171	自律神経系	55
嫌気的解糖	132	骨粗鬆症	26	視床	47	視力	61
嫌気的代謝	32	骨軟化症	26	視床下部	47、151	仁	15
言語中枢	51	骨盤	29	視床下部ホルモン	151	心音	72
犬歯	117	骨盤底筋	36	耳小骨	64	心外膜	71
剣状突起	27	骨膜	25	耳石器官	64、66	心筋	18、71
減数分裂	17	骨迷路	64	自然免疫	97	心筋梗塞	78
好塩基球	85、86	鼓膜	64	膝蓋腱反射	39、49	心筋層	71

238

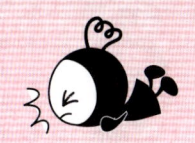

用語	ページ	用語	ページ	用語	ページ	用語	ページ
神経膠細胞	19、42	成長ホルモン放出ホルモン	151	代謝機能	172	ツベルクリン反応	104
神経膠腫	42	成長ホルモン抑制ホルモン	151	代謝性アシドーシス	113	低温相	163
神経細胞	19、42	精嚢	168	代謝性アルカローシス	113	低張	94
神経節	56	正のフィードバック		大十二指腸乳頭	122	デオキシリボ核酸	16
神経叢	54		24、163、164	体循環	77	テストステロン	158、167
神経組織	19	生物学的防御	99	帯状回	51	デルマトーム	55
神経伝達物質	44	生理的狭窄部	119	大静脈孔	35	転移RNA	18
腎小体	136	赤色骨髄	87	体性感覚	57	伝音（性）難聴	66
心臓	70	脊髄	41、48	体性神経	41	電解質	93
腎臓	136	脊髄神経	52	体性神経系	55	電解質（鉱質）コルチコイド	
心電図	72	脊髄反射	39、48	大泉門	28		140、155
心内膜	71	脊柱	26	大殿筋	36	電子伝達系	132
心嚢	72	セクレチン	122、157	大動脈小体	114	転写	18
真皮	20	舌咽神経	67	大動脈裂孔	35	伝導	146
深部感覚	59	赤血球	85、87	体内時計	22	頭蓋骨	28
深部体温	144	節後ニューロン	56	大脳基底核	40、45	同化作用	132
心膜	72	切歯	117	大脳髄質	45	洞結節	73
随意運動	39	節前ニューロン	56	大脳動脈輪	79	糖質	130
膵液	127	セットポイント	147	大脳皮質	45	糖質コルチコイド	156
髄液	50	セメント質	117	大脳辺縁系	51	等尺性収縮	33
膵管	127	線維素	85	胎盤	79、169	糖新生	132、156
髄鞘	44	線維素原	85	対流	146	等張	94
膵臓	127	線維素溶解	88、89	唾液	118	等張性収縮	33
錐体	62	前角	48	多シナプス反射	49	頭頂葉	46
膵体	127	前根	53	脱酸素化（還元）ヘモグロビン	86	洞房結節	73
錐体外路系	40	前枝	53	脱水	94	動脈	74
錐体外路症状	40、50	前室間枝	78	多尿	138	動脈管	81
錐体路	39、50	染色質	15	多能性造血幹細胞	87	特異的防御	96
膵頭	127	染色体	16	単球	85、86	特殊感覚	57
膵島	127、154	仙髄	48	炭酸脱水酵素	86、112	トリプシン	127
膵尾	127	前庭	64	単シナプス反射	49	トリヨードサイロニン	153
髄膜	50	前庭神経	65	胆汁	125	トロンボポエチン	88
睡眠	52	蠕動運動	119、123、127	炭水化物	130、132	貪食作用	100
睡眠時無呼吸症候群	116	前頭葉	46	男性ホルモン	156、158		
水溶性ビタミン	135	線溶	88、89	胆道	125	**な行**	
水溶性ホルモン	148	前立腺	168	胆嚢	125	内因系	89
スカルパの三角	38	臓器感覚	69	タンパク質	130	内肛門括約筋	125
スターリングの心臓の法則	74	ゾウゲ質	117	遅延型過敏性反応	104	内呼吸	111
ステロイドホルモン	148	増殖期	163	蓄尿反射	143	内耳	64
スパイログラム	115	臓側心膜	72	智歯	117	内臓感覚	69
スパイロメータ	114	側角	48	腟	162	内臓痛覚	69
精管	166	即時型過敏性反応	104	緻密質	25	内尿道括約筋	142
制御性T細胞	101	側頭葉	46	チミン	16、135	内部環境	24
精子	167	側副循環	75	着床	169	内分泌部	127
静止（膜）電位	43	側副循環路	76	中隔核	51	ナトリウム利尿ペプチド	141
静止電位	34	咀嚼	119	中耳	64	軟骨	25
性周期	162	咀嚼筋	35	中心窩	61	軟膜	50
星状膠細胞	42	ソマトスタチン	154	中心小体	15	二次性徴	171
性腺刺激ホルモン	152			中心静脈栄養法	77	二次卵母細胞	161
性腺刺激ホルモン放出ホルモン		**た行**		虫垂	124	日内変動	144
	151、171	体位	30	虫垂炎	124	日本人の食事摂取基準	130
性染色体	16	体温	144	中隔核	51	乳歯	117
性腺ホルモン	157	体温調節中枢	147	中枢神経	41	乳汁	165
精巣	166	体格指数	131	中性脂肪	134	乳腺	164
精巣上体	166	大臼歯	117	中脳	47	乳ビ槽	83
精巣ホルモン	167	大胸筋	35	跳躍伝導	44	乳房	164
声帯	107	対光反射	63	腸腰筋	36	乳房提靱帯	164
生体防御	96	体細胞分裂	17	直腸	125	乳幼児突然死症候群	116
成長	170	胎児循環	80	椎骨	27	ニューロン	42
成長ホルモン	152	代謝	130	中枢化学受容器	114	尿管	142
				痛覚	58		

239

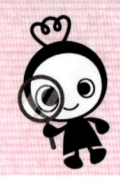

尿細管	136
尿酸	135
尿道球腺	168
妊娠	169
ヌクレオソーム	16
ヌクレオチド	16、135
熱産生	145
熱放散	145
ネフロン	136
粘膜	21
脳	41
脳幹	47
脳幹反射	39
脳室	50
脳循環	79
脳神経	52
脳脊髄液	50
脳脊髄膜	49
能動免疫	100
脳波	52
ノルアドレナリン	56、156
ノンレム睡眠	52

は行

％肺活量	115
肺	108
肺活量	114
肺循環	77
排尿筋	142
排尿反射	143
肺胞	108
排卵	160
排卵期	163
白質	45
白内障	61
バソプレシン	95、140、153
白血球	85、86、88
発声	107
パラソルモン	154
反回神経麻痺	107
半規管	64、66
反射	39
皮下組織	20
鼻腔	106
皮質脊髄路	40、50
尾髄	48
ヒス束	73
ヒストン	16
脾臓	98
ビタミン	135
ビタミンK	89
ビタミンB_{12}	88
左静脈角	83
必須アミノ酸	134
非特異的防御	96
ヒト絨毛性ゴナドトロピン	164
皮膚	20
皮膚感覚	57
皮膚分節	55
肥満細胞	104

表情筋	35
表皮	20
貧血	86
頻尿	138
ファーター乳頭	122
フィブリノゲン	85、89
フィブリン	85、89
不感蒸泄	146
腹腔	129
副交感神経	55
副甲状腺	154
副細胞	121
腹式呼吸	110
輻射	145
副腎髄質	156
副腎皮質	155
副腎皮質刺激ホルモン	152
副腎皮質刺激ホルモン放出ホルモン	151
副膵管	127
輻輳反射	63
腹直筋	35
副鼻腔	106
腹膜	129
浮腫	75
プチアリン	119
物質代謝	132
物理的防御	99
負のフィードバック	24、150
プラスミノゲン	89
プラスミン	89
プルキンエ線維	73
ブローカ野	51
プロゲステロン	158、160、163
プロラクチン	152
プロラクチン放出ホルモン	151
プロラクチン抑制ホルモン	151
分節運動	123、128
分泌	139
分泌期	163
分娩	164
噴門	120
平滑筋	18
閉経	171
平衡覚	66
閉塞性換気障害	115
ペースメーカー	73
壁細胞	121
壁側心膜	72
ペプシノゲン	121
ペプシン	121
ヘマトクリット	84
ヘム	86
ヘモグロビン	86、112
ヘルパーT細胞	101
ベル-マジャンディーの法則	53
変形性膝関節症	26
扁桃体	51
膀胱	142
膀胱括約筋	142

膀胱利尿筋	142
放散痛	69
房室結節	73
放射	145
乏尿	138
補体	102
ボタロー管	81
歩調取り	73
ホメオスタシス	24、144
ポリペプチドホルモン	148
ホルモン	148
ホルモンの受容体	149
翻訳	18

ま行

膜迷路	64
マクロファージ	86
マックバーネーの圧痛点	124
末梢化学受容器	114
末梢循環	81
末梢神経	41
慢性閉塞性肺疾患	116
ミオシンフィラメント	15、32
右静脈角	83
右リンパ本幹	83
ミトコンドリア	15、111
ミネラル	135
脈拍	81
味蕾	67
無尿	138
メタボリックシンドローム	172
メッセンジャーRNA	17
メドゥサの頭	76
メラトニン	158
メラノサイト	99
免疫	96
免疫グロブリン	101
毛細血管	74
網状赤血球	87
盲腸炎	124
モル	93
モル濃度	93
門脈	75、78

や行

ヤコビー線	50
有糸分裂	17
有髄線維	44
幽門	120
葉酸	88
腰神経叢	54
羊水	170
腰髄	48
ヨウ素	153
羊膜	170

ら行

ライディッヒ細胞	158、167
ラ音	116

卵円窩	71
卵円孔	80
卵管	161
卵管峡部	161
卵管采	161
卵管膨大部	161、168
ランゲルハンス細胞	99
ランゲルハンス島	127、154
卵子	160
卵巣	160
卵巣周期	163
卵胞	160
卵胞期	163
卵胞刺激ホルモン	152
卵胞ホルモン	160
リソソーム	15
リパーゼ	127
リボソーム	15
リボソームRNA	15
良肢位	32
緑内障	61
リンパ液	83
リンパ管	83
リンパ球	85、86、100
リンパ小節	97
リンパ性器官	97
リンパ節	97
冷覚	58
レニン	141、157
レニン-アンギオテンシン-アルドステロン系	140
レム睡眠	52
連合野	46
老化	171
老視	61
老人性難聴	66
濾過	138
肋間筋	35
肋骨	28
ロドプシン	62

わ行

腕神経叢	54

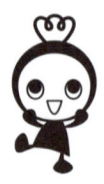

看護学生のための よくわかる BOOKs
看護学生のための解剖生理

2011年　5月20日　第1版第1刷発行	定価（本体2,600円＋税）
2014年12月15日　第2版第1刷発行	
2025年　2月28日　第2版第10刷発行	

編　著　　江連和久　村田栄子©　　　　　　　　　　　　　　　＜検印省略＞

発行者　　亀井　淳

発行所　　株式会社メヂカルフレンド社

〒102-0073　東京都千代田区九段北3丁目2番4号
麹町郵便局私書箱48号　電話(03)3264-6611　振替00100-0-114708
https://www.medical-friend.jp

Printed in Japan　　落丁・乱丁本はお取り替えいたします　　DTP／タクトシステム(株)　　107131-117
ISBN978-4-8392-1580-4　C3347　　　　　　　　　　　　印刷・製本／シナノ書籍印刷(株)

●本書に掲載する著作物の著作権の一切〔複製権・上映権・翻訳権・譲渡権・公衆送信権（送信可能化権を含む）など〕は、すべて株式会社メヂカルフレンド社に帰属します。
●本書および掲載する著作物の一部あるいは全部を無断で転載したり、インターネットなどへ掲載したりすることは、株式会社メヂカルフレンド社の上記著作権を侵害することになりますので、行わないようお願いいたします。
●また、本書を無断で複製する行為（コピー、スキャン、デジタルデータ化など）および公衆送信する行為（ホームページの掲載やSNSへの投稿など）も、著作権を侵害する行為となります。
●学校教育上においても、著作権者である弊社の許可なく著作権法第35条（学校その他の教育機関における複製等）で必要と認められる範囲を超えた複製や公衆送信は、著作権法に違反することになりますので、行わないようお願いいたします。
●複写される場合はそのつど事前に弊社（編集部直通 TEL03-3264-6615）の許諾を得てください。